广州呼吸健康研究院
国家呼吸医学中心　疑难病例分析系列

嗜酸性粒细胞增多相关性肺疾病鉴别诊断

主　审　钟南山　陈荣昌　李时悦

主　编　谢佳星　李　靖　张清玲

副主编　张筱娴　王春燕　叶珊慧　鄞孟洁

人民卫生出版社
·北京·

图书在版编目（CIP）数据

嗜酸性粒细胞增多相关性肺疾病鉴别诊断/谢佳星，李靖，张清玲主编. —北京：人民卫生出版社，2021.9
　　ISBN 978-7-117-31761-0

　　Ⅰ.①嗜⋯　Ⅱ.①谢⋯②李⋯③张⋯　Ⅲ.①嗜酸粒细胞增多症-肺疾病-鉴别诊断　Ⅳ.①R563.04

　　中国版本图书馆 CIP 数据核字（2021）第 118840 号

| 人卫智网　www.ipmph.com | 医学教育、学术、考试、健康，购书智慧智能综合服务平台 |
| 人卫官网　www.pmph.com | 人卫官方资讯发布平台 |

嗜酸性粒细胞增多相关性肺疾病鉴别诊断
Shisuanxing Lixibao Zengduo Xiangguanxing
Feijibing Jianbie Zhenduan

主　　编：谢佳星　李　靖　张清玲
出版发行：人民卫生出版社（中继线 010-59780011）
地　　址：北京市朝阳区潘家园南里 19 号
邮　　编：100021
E - mail：pmph @ pmph.com
购书热线：010-59787592　010-59787584　010-65264830
印　　刷：廊坊一二〇六印刷厂
经　　销：新华书店
开　　本：710×1000　1/16　印张：20
字　　数：381 千字
版　　次：2021 年 9 月第 1 版
印　　次：2021 年 9 月第 1 次印刷
标准书号：ISBN 978-7-117-31761-0
定　　价：180.00 元

打击盗版举报电话：010-59787491　E-mail：WQ @ pmph.com
质量问题联系电话：010-59787234　E-mail：zhiliang @ pmph.com

编　委 （以姓氏汉语拼音为序）

编　者 （以姓氏汉语拼音为序）

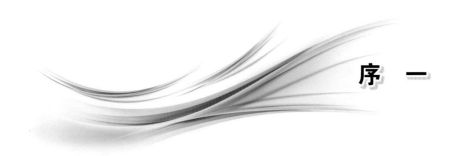

序 一

嗜酸性粒细胞是人固有的免疫细胞，与中性粒细胞、淋巴细胞等其他免疫细胞相比数量通常很少，以前认为其主要参与过敏与寄生虫感染，近年来发现其具有多种重要的功能，参与多种疾病或在多种疾病中起重要作用，嗜酸性粒细胞增多相关性肺疾病在临床中越来越多见，其病因组成复杂，涉及呼吸科、变态反应科、血液科、风湿科、感染科等多个学科，诊断及治疗困难，也成为近年来广州呼吸健康研究院院士大查房的主要病种之一，嗜酸性粒细胞在新型冠状病毒肺炎中的作用也引起了广泛的关注。

对于嗜酸性粒细胞在肺部的浸润，我们在日常防治工作中，常遇到三种情况：一是原发性嗜酸性粒细胞增多性肺疾病，嗜酸性粒细胞在发病机制中起主导作用，如嗜酸性肉芽肿性多血管炎，对于这类情况嗜酸性粒细胞是重要的治疗靶点；二是继发性嗜酸性粒细胞增多性肺疾病，此时需要积极寻找引起嗜酸性粒细胞浸润的病因，如寄生虫感染、药物等；三是其他可能伴有嗜酸性粒细胞增多的疾病，这类疾病嗜酸性粒细胞只是可能伴有增高，只是旁观者，不起主导作用，如恶性肿瘤引起的嗜酸性粒细胞增多。国内外文献有一些嗜酸性粒细胞增多相关性肺疾病的病例报道，但未有系统的整理归纳及分析。广州呼吸健康研究院张清玲教授带领的哮喘与呼吸免疫（过敏）专业组积累了较多的嗜酸性粒细胞增多相关性肺疾病病例，在本书拟通过联合多个学科（呼吸科、变态反应科、血液科、风湿科、感染科、儿科、中医科、微生物科、放射科、病理科、检验科、肺功能及气管镜专业组等）选取其中36个有代表性的病例，展示其发病过程、检验及影像等辅助检查结果，进行讨论、分析及总结。

本书是哮喘与呼吸免疫（过敏）专业组推出的，也是广州呼吸健康研究院/国家呼吸医学中心疑难病例分析系列的第二本书，第一本书《喘息样发作疾病鉴别诊断》很受欢迎，编委们均是广州呼吸健康研究院的中青年医生，我很鼓励他

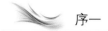

们的钻研精神,希望本书对呼吸界的同道们有所裨益,并得到同道们的批评与指导。

以本书为契机,我们也同时在进行中国首个嗜酸性粒细胞增多相关性肺疾病诊疗专家共识的撰写工作,提高我国对这类疾病的诊治水平。

中国工程院院士
国家呼吸系统疾病临床医学研究中心主任
国家呼吸医学中心名誉主任
2021 年 5 月 8 日

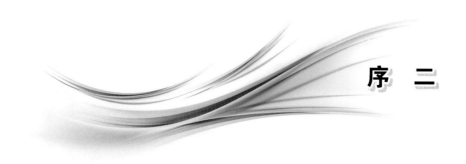

序 二

嗜酸性粒细胞增多相关性肺疾病是指以气道和/或肺（实质、间质、肺泡）和/或胸膜腔嗜酸性粒细胞增多为特征的一组异质性临床疾病，伴有或不伴有外周血嗜酸性粒细胞增多。由于目前广大临床医师对这类疾病了解不多，肺部嗜酸性粒细胞浸润的发现需要比较专科的检查，因此常被忽略，迫切需要提高广大一线临床医师对这类疾病的认识水平。我们对这类疾病首先要提高警惕，对外周血嗜酸性粒细胞增多并有肺部表现的患者就要引起重视；其次是病因复杂，诊断思路极为重要，而不同病因的治疗方向大相径庭，它也是近年广州呼吸健康研究院院士大查房的主要病种之一。近年来医学发展日新月异，分子诊断、精准医疗飞速发展，如针对克隆性嗜酸性粒细胞增高有世界上第一个小分子靶向药伊马替尼，针对其他病因的嗜酸性粒细胞增高有美泊利单抗、贝纳利单抗等多种新的生物靶向药。

张清玲教授带领的哮喘与呼吸免疫（过敏）团队在临床工作中发现了很多嗜酸性粒细胞增多相关性肺疾病的患者，开展了此类疾病的临床诊治与研究工作，专门开设了嗜酸性粒细胞增多相关性肺疾病多学科诊疗（multi-disciplinary team，MDT）门诊，联合多个学科对这类疾病进行诊治，已经积累了大量不同类型的嗜酸性粒细胞增多相关性肺疾病的病例资源库。在此选择了一些有代表性的病例进行总结，比对相关的文献与指南，汇总成书，与大家共同分析其病因，分享诊治思路、失败教训和成功经验。

本书共分为6章，分别为感染及胸膜疾病相关、变态反应相关、风湿相关、血液及肺部肿瘤相关与其他病因相关的嗜酸性粒细胞增多性肺疾病，以及院士大查房病例。最后一章精选了4例院士及国际大查房病例，并配有大量彩色图片及视频，以再现此类疾病诊治过程中的困惑与思考，交流临床思维方式，为广大临床医师提供借鉴和参考，促进对此类疾病患者诊治水平的提高。

本书病例,大多经历了钟南山院士等专家所主持大查房的多次讨论;包含了大量医务人员(实习生、研究生、进修生和各级医师和护士)的努力与付出,以及相关专业的本院及外院专家(呼吸科、变态反应科、血液科、风湿科、感染科、儿科、中医科、微生物科、放射科、病理科、检验科、肺功能及气管镜专业组等)为疾病诊治作出的贡献,本书的出版填补了国内此类著作的空白。

在此,再次对参与和支持此书出版的所有人员致以衷心的感谢!

深圳市呼吸疾病研究所所长
中华医学会呼吸病学分会前任主任委员
广州呼吸健康研究院前任院长
2021 年 5 月 8 日

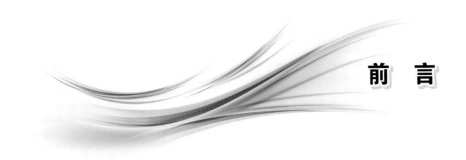

前　言

　　嗜酸性粒细胞增多相关性肺疾病（eosinophilic pulmonary diseases，EPD）可以是单发于肺，也可以是系统性病变的一部分。具体包括三大类疾病。①原发性嗜酸性粒细胞增多性肺疾病：单纯性肺嗜酸性粒细胞增多症、急性嗜酸性粒细胞性肺炎、慢性嗜酸性粒细胞性肺炎、嗜酸性肉芽肿性多血管炎、特发性嗜酸性粒细胞增多综合征、变应性支气管肺曲霉病、支气管中心性肉芽肿病、嗜酸性粒细胞细支气管炎；②继发性嗜酸性粒细胞增多性肺疾病：药物、寄生虫、病原体（细菌、结核、真菌、肺孢子菌等）继发；③其他可能伴有嗜酸性粒细胞增多症的疾病：间质性肺疾病、过敏性肺炎、结节病、肺部肿瘤、淋巴瘤、肺朗格汉斯细胞组织细胞增生症、机化性肺炎、风湿病、肺移植、骨髓移植等。

　　目前临床上遇到的嗜酸性粒细胞相关性肺疾病逐年增多，该疾病常累及呼吸系统、血液系统及风湿系统等多个系统。患者常因不同临床表现就诊于不同的科室，但实际上由于疾病表现的非特异性及疾病的复杂性，其诊治需要多学科的合作，才能得到精准的诊治策略。为此，广州医科大学附属第一医院、广州呼吸健康研究院的哮喘与呼吸免疫（过敏）团队在钟南山院士、陈荣昌院长等的指导下，联合全国风湿学组、血液学组、感染学组、病理学组、影像学组及耳鼻喉学组启动了"中国多学科嗜酸性粒细胞增多相关性肺疾病诊疗专家共识"的撰写。与此同时，率先在全国启动了由变态反应科、呼吸科、风湿科、血液科和病理科等多科室参与的嗜酸性粒细胞增多MDT门诊，在嗜酸性粒细胞相关性疾病诊治等方面积累了丰富的临床诊治经验。

　　在广州医科大学附属第一医院、广州呼吸健康研究院及深圳市呼吸疾病研究所各临床亚专业组的大力支持下，深圳市医疗卫生三名工程（项目编号SZSM201412019）、广州市中医名科建设项目"中西医结合呼吸专科"的资助下，本书将从感染及胸膜疾病相关、变态反应相关、风湿相关、血液及肺部肿瘤相关、其他病因相关的肺部嗜酸性粒细胞浸润,院士大查房病例等 6 个章节为各位同道展示我院典型嗜酸性粒细胞增多相关性肺疾病(EPD)多学科合作模式下规范诊断、评估、治疗及随访管理的过程,本书共收集了 36 个病例,每个病例的标题为该病例的主要临床特征,开头的"导读"中附有病例特点描述,在读者阅读病例全文之前起到思维引导的作用,如:"病例 1 长期吸烟,胸痛、气促,胸腔积液",对于长期吸烟的患者出现胸痛及胸腔积液,常见的病因为肿瘤,但作为 EPD 病例,诊断应如何考虑? 期望通过本书的出版能够协助提高全国在该领域疾病的诊疗水平,以早期诊断 EPD,并降低 EPD 误诊率,敬请各位同道批评指正!

谢佳星　张清玲

广州医科大学附属第一医院　国家呼吸医学中心

广州呼吸健康研究院

2021 年 5 月 8 日

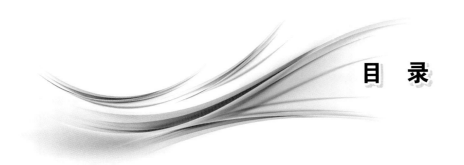

目 录

11

第一章 感染及胸膜疾病相关的嗜酸性粒细胞增多性肺疾病

病例 1 长期吸烟,胸痛、气促,胸腔积液

导读:中年男性患者,有长期吸烟史,左侧胸腔积液经抗感染治疗无缓解,外院气管镜与胸腔镜病理均未获得阳性结果,为进一步诊治来我院,我院进一步检查发现患者外周血、组织均有嗜酸性粒细胞增多,应该如何进一步诊治?

病 历 摘 要

患者男性,50 岁。因"左侧胸痛半年,气促 2 个月余"于 2015 年 7 月 13 日入院。

患者半年前无明显诱因开始出现左上胸部间断性隐痛,无向其他部位放射,无发热、盗汗、乏力、胸闷、心悸、咳嗽、咳痰及咯血,无眼干、口干,无光过敏、脱发,无关节肿痛、晨僵等不适,未予治疗。2 个多月前出现活动后气促,上 5 层楼梯或平路行走 500 米气促明显,休息后缓解,仍无特殊处理。

半个月前到当地医院就诊,查 B 超提示:左侧胸腔积液。行胸腔镜检查并放置胸腔引流管引流胸腔积液。住院期间先后予"美洛西林钠-舒巴坦钠、依替米星、美罗培南、左氧氟沙星"等抗感染,患者胸腔积液未见减少,为进一步明确胸腔积液病因收入我科。患者自起病以来,精神、睡眠、食欲可,大小便正常,体重无明显变化。

【外院检查】

气管镜:左上支气管开口、左下支气管开口黏膜增粗(肿瘤可能性大),黏膜

1

病理符合炎性改变。

胸腔镜病理:胸膜病理考虑为增生的间皮细胞与肿瘤细胞鉴别,前者可能性大,免疫组化符合增生间皮细胞。

全身正电子发射计算机体层显像(PET/CT)未见肿瘤征象。

【既往史】

有乙肝病毒携带病史;2014年8月27日因"心律失常:阵发性心房扑动、心房颤动"行射频消融术,术后予"华法林"治疗,今年5月自行停药。

【个人史、家族史】

长期居住在广东省鹤山市,为水库工作人员。无进食鱼生史,无进食生猪肉、生牛肉史。吸烟史20年,1包/d,已戒1年;无饮酒史。家族成员无哮喘及鼻炎等病史。

【入院查体】

生命体征平稳。左肩胛骨下停留胸腔引流管接水封瓶,左胸稍膨隆,左肺触觉震颤减弱,叩诊呈浊音,左肺呼吸音低,右肺呼吸音清,两肺未闻及干湿啰音。

【辅助检查】

血常规:白细胞$7.33×10^9$/L,嗜酸性粒细胞比率11.9%(绝对值$0.87×10^9$/L)。总IgE 42.3kU/L。血总蛋白63.1g/L。乳酸脱氢酶188.0U/L。D二聚体1 237ng/ml。

肺肿瘤五项:正常[神经元特异性烯醇化酶(NSE)13.13ng/ml,癌胚抗原(CEA)0.70ng/ml,CA125 22.29U/ml,CA153 5.48U/ml,非小细胞肺癌相关抗原1.34ng/ml]。

胸腔积液生化:总蛋白30.9g/L,乳酸脱氢酶346.0U/L(根据Light标准,胸腔积液性质为渗出液),腺苷脱氨酶(ADA)8.2U/L,葡萄糖4.67mmol/L。胸腔积液肿瘤指标:NSE 23.68ng/ml,CEA 0.28ng/ml,CA125 268.50U/ml,CA153 4.78U/ml,非小细胞肺癌相关抗原47.16ng/ml。

粪便常规:正常,未发现寄生虫虫卵。寄生虫相关抗体均为阴性(包括肝吸虫、囊虫等抗体)。

胸部CT平扫+增强(图1-1):①左侧少量胸腔积液伴气胸,左肺压缩5%~10%;②左肺门周围间质弥漫性增厚、强化,性质待定,炎性改变与新生物鉴别;③左肺散在感染灶。

左侧胸膜病理活检:左侧胸膜慢性炎症改变,伴嗜酸性粒细胞浸润,未见结核及肿瘤。超声引导下经支气管针吸活检(EBUS-TBNA)病理(图1-2):[11L(为纵隔淋巴结定位编号,余同)]送检物为破碎的支气管黏膜及软骨组织,周围有大量中性粒细胞及嗜酸性粒细胞渗出。

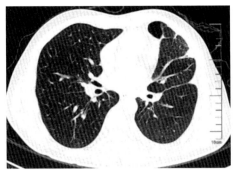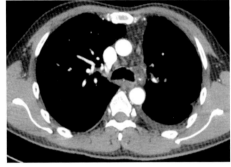

图 1-1　2015-07-15 胸部 CT 平扫+增强

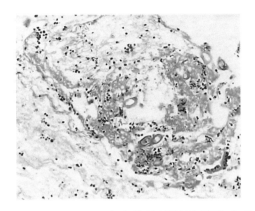

图 1-2　2015-07-15 经气管镜 EBUS-TBNA 病理

思维引导：

　　患者为中年男性,胸痛、气促、胸腔积液,外周血、气管镜活检组织、胸膜组织均有嗜酸性粒细胞增多,但患者未进食鱼生等食物,大便未找到寄生虫虫卵,寄生虫抗体阴性,根据目前检查结果仍未能明确诊断,对于诊断应该如何考虑?患者胸腔积液 CA125 高,肺门增大,吸烟指数 400,是否仍然考虑恶性肿瘤?但外院 PET/CT 已经基本排除恶性肿瘤。

【诊治经过】

　　针对患者职业为水库工作人员,进一步详细询问,患者长期负责管理水库水闸,经常接触闸门的水库水,仍然高度怀疑寄生虫感染可能,因此再次复查粪便常规。复查粪便常规(2015-07-22):发现华支睾吸虫卵。给予"吡喹酮片 1.2g 3 次/d 口服"(3 天),并予"甲泼尼龙 40mg 静脉滴注 1 次/d"一周,出院予"泼尼松片 20mg/d"治疗一周,患者胸闷、气促缓解。

【最终诊断】

1. 寄生虫相关性肺

2. 胸膜疾病(华支睾吸虫)

【随访】

随诊患者胸闷、气促消失。3个月后当地医院复查胸部CT提示左侧胸腔积液明显减少,气胸完全吸收。

分析与讨论

本例患者主要特点为:血常规提示嗜酸性粒细胞增多,有胸腔积液和肺内病灶,胸膜及肺门淋巴结病理提示嗜酸性粒细胞浸润,粪便常规发现华支睾吸虫卵,诊断较为明确,考虑寄生虫相关性肺、胸膜疾病(华支睾吸虫)。

寄生虫相关性肺、胸膜疾病是少见病,诊断较为困难,肺及胸膜的表现往往缺乏特异性,血清、体液或病理提示嗜酸性粒细胞增多时,要注意其可能性。体液、组织发现寄生虫虫卵、虫体,血清寄生虫相关抗体阳性、皮内试验阳性时,可确诊。但诊断上要结合流行病学史、辅助检查综合判断。

流行病学史对寄生虫感染的诊断非常重要。然而,某些情况下,流行病学史并非非常明确,患者可能并未直接接触疫水或进食未煮熟的牛肉、猪肉或是鱼虾。但是,污染了的水源、水流,碗碟容器和案板、菜板等,亦都有可能引起寄生虫感染。华支睾吸虫是因人吞食了含有囊蚴的鱼、虾而引起感染,故是否进食鱼生对诊断华支睾吸虫感染非常重要,进食未煮熟的蟹也易感染吸虫病。加工鱼所致的感染也是另一个重要的感染途径,在加工鱼过程中吃东西、拿熟食、用同一块菜板处理生的和熟的食物,都可能造成感染机会。洗过鱼的水、农贸市场上的储鱼用水、所用的鱼筐和鱼刀,甚至鱼摊附近的苍蝇,也都检查出华支睾吸虫囊蚴。本例患者并无进食鱼生等流行病学史,但我们注意到,患者为水库工作人员,经常接触闸门的水库水,有经口接触被污染水源的可能,这也可能是患者感染华支睾吸虫囊蚴的途径。经过再次粪便常规发现寄生虫虫卵,因此,对于怀疑寄生虫感染的患者应做多次粪便常规检查,提高阳性率。

(沈盼晓　汪金林)

专 家 评 析

曾运祥主任医师:寄生虫相关性肺、胸膜疾病是罕见疾病,缺乏对该疾病的认识更容易漏诊、误诊。胸腔积液患者,合并或不合并肺部病变的患者,若外周血嗜酸性粒细胞增多、胸腔积液嗜酸性粒细胞增多、胸膜病理嗜酸性粒细胞浸润,要考虑寄生虫相关性肺、胸膜疾病的可能性,驱虫治疗效果往往比较好。因此,诊断显得尤其重要。

参 考 文 献

1. MUKAE H,TANIGUCHI H,MATSUMOTO N,et al. Clinicoradiologic features of pleuropulmonary paragonimus westermani on Kyusyu Island,Japan[J]. Chest,2001,120(2):514-520.

2. NAKAMURA-UCHIYAMA F,ONAH D N,NAWA Y. Clinical features of paragonimiasis cases recently found in Japan:parasite-specific immunoglobulin M and G antibody classes[J]. Clin Infect Dis,2001,32(12):151-153.

3. KALOMENIDIS I,RICHARD W,LIGHT R W. Eosinophilic pleural effusions[J]. Curr Opin Pulm Med,2003,9(4):254-260.

病例2 咳嗽、胸闷,胸腔积液,IgE 明显增高

导读:老年女性患者,右肺病变并右侧胸腔积液,经抗结核治疗后无缓解,血常规、胸膜组织病理、经气管镜肺病理、淋巴结病理、骨髓病理均提示有大量嗜酸性粒细胞,IgE 明显增高,予以糖皮质激素治疗后,外周血嗜酸性粒细胞持续下降,但症状及影像学表现明显加重。

病 历 摘 要

患者女性,63 岁。因"反复咳嗽、胸闷、气促 4 个月余,加重半个月余"于 2016 年 3 月 17 日入院。

患者 4 个多月前(2015-10-26)无明显诱因出现咳嗽、咳痰伴气促,于当地医院就诊,胸部 CT:①右肺感染性病变;②右侧胸腔积液,考虑"右侧结核性胸膜炎",予四联抗结核治疗,症状缓解出院。出院后继续抗结核治疗。

半个月前(2016-03-04)患者再次出现咳嗽、胸闷、气促,偶伴胸痛,转至江西某医院进一步就诊,行胸部 CT 提示:①双侧胸腔积液部分包裹,双肺下叶膨胀不全;②纵隔内多发淋巴结肿大。行左侧胸腔镜检查,胸膜组织病理提示:炎性渗出物,见大量嗜酸性粒细胞弥漫性浸润。予"左氧氟沙星"抗感染、"泼尼松"抗感染、胸腔穿刺引流术处理,3 天前停用抗结核药,现症状稍缓解,为进一步诊治,收入我科。患者自起病以来,无发热、乏力、盗汗、咯血,精神、睡眠、食欲一般,大小便正常,近期体重无明显改变。

【既往史】

20 余年前在外院行"阑尾切除术"。

【个人史、家族史】

长期居住在江西,家庭主妇。无进食鱼生史,无进食生猪肉、生牛肉史,无疫水接触史。无吸烟史,无饮酒史,家族成员无哮喘及鼻炎等病史。

【入院查体】

生命体征平稳。右侧胸廓饱满,右侧肋间隙增宽,右肺触觉震颤减弱,右下肺叩诊浊音,听诊呼吸音弱。左肺呼吸音清,两肺未闻及干湿啰音。心腹无异常。

【辅助检查】

血常规(2016-03-17):白细胞 $16.70×10^9/L$,嗜酸性粒细胞比率 34.6%(绝对值 $5.80×10^9/L$)。

尿常规未见异常。多次粪便分析未见异常,未找到寄生虫虫卵。

总 IgE 2 271kU/L。血总蛋白 69.9g/L。乳酸脱氢酶 177.0U/L。肺肿瘤五项:NSE 24.94ng/ml,余正常。降钙素原(PCT)<0.05ng/ml,超敏 C 反应蛋白(CRP)7.93mg/L,红细胞沉降率(简称血沉):35mm/h。

免疫八项:IgG 26.19g/L,C3 1.77g/L,C4 0.496g/L。抗核抗体、抗心磷脂抗体、抗中性粒细胞胞质抗体(ANCA)两项等均无异常。

寄生虫抗体七项:血囊虫 IgG 抗体(+)。多次痰涂片找抗酸杆菌、痰 TB-DNA、痰培养阴性。

胸腔积液生化:总蛋白 47.4g/L,乳酸脱氢酶 667.0U/L(根据 Light 标准,积液性质为渗出液),葡萄糖 5.3mmol/L,ADA 10.8U/L,CEA 0.30ng/ml。多次胸腔积液涂片未找到抗酸杆菌。胸腔积液 TB-DNA 阴性。

肺功能:①肺通气功能大致正常,用力呼气中期流量($FEF_{25\%~75\%}$)、50%肺活量时的最大呼气流量($MEF_{50\%}$)、$MEF_{25\%}$ 下降;②弥散功能轻度下降。头颅 MRI 未见异常。鼻窦 CT:两侧筛窦轻度炎症。

CT 肺动脉造影(CTPA)(2016-03-18,图 2-1):①拟左下肺背段-基底段肺癌并左下肺阻塞性炎症、纵隔多发淋巴结转移可能性大;②两侧胸腔少量积液,左上肺下舌段及两下肺基底段局部压迫性含气不全、实变;③右中肺、左上肺及两下肺多发散在炎症。

超声造影下胸膜活检,胸膜病理提示(2016-03-20,图 2-2):胸膜切割送检穿刺的皮肤横纹肌及纤维脂肪组织,见坏死及大量嗜酸性粒细胞渗出,有嗜酸性脓肿。纤维组织也可见较多嗜酸性粒细胞、淋巴细胞浸润,少数小血管周围也可见嗜酸性粒细胞,组织改变为嗜酸性脓肿,建议临床进一步检查,排除嗜酸性粒细胞增多相关性肺疾病[嗜酸性肉芽肿性多血管炎(EGPA)？高嗜酸性粒细胞血

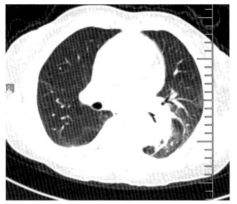
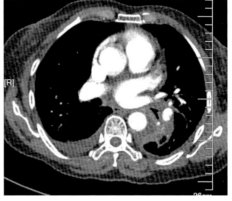

图 2-1　2016-03-18 CTPA

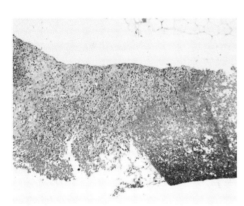
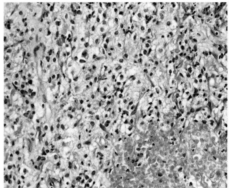

图 2-2　2016-03-20 胸膜病理:组织改变为嗜酸性脓肿

症?]。特殊染色:抗酸(－)、六胺银(－)、AB(－)、PA(－)。

支气管镜检查:腔内未见异常,深部痰细菌、真菌培养均阴性,TB-DNA 阴性。纤维支气管镜(肺+淋巴结)病理(图 2-3):①左下叶送检支气管黏膜,部分上皮脱落,基底膜稍增厚,黏膜下较多嗜酸性粒细胞、淋巴细胞浸润,小血管壁亦见嗜酸性粒细胞浸润,邻近肺组织肺间质可见少量嗜酸性粒细胞浸润,组织改变为嗜酸性粒细胞相关的肺疾病;②[7#、11L(为纵隔淋巴结定位编号,余同)]送检破碎的淋巴样组织,可见较多的嗜酸性粒细胞。

骨髓涂片:反应性增生型骨髓象,嗜酸性粒细胞增多。骨髓活检(图 2-4):骨髓组织增生较活跃,粒红比例稍降低,粒红系增生以中晚幼阶段为主,巨核系可见,以分叶核为主,并可见大量嗜酸性粒细胞,特殊染色:Fe(＋＋)、Ag(＋)、PAS(少量＋),组织改变为嗜酸性粒细胞增多,建议临床进一步做基因检测。

7

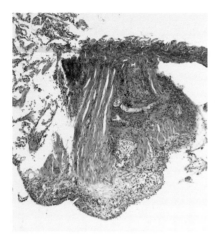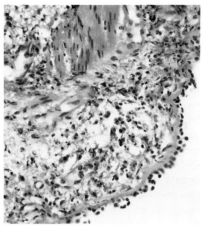

图 2-3 2016-03-24 纤维支气管镜肺活检病理:组织改变为嗜酸性粒细胞相关的肺疾病

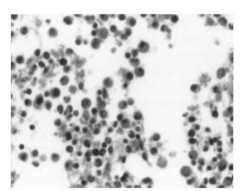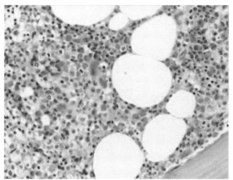

图 2-4 2016-03-29 骨髓活检:组织改变为嗜酸性粒细胞增多

【诊治经过一】

完善相关检查后患者诊断仍然未明确,因此组织大查房讨论。

曾庆思主任医师(放射科):患者起病时外院查胸片见右侧中量胸腔积液,肺内未见明显病变。行胸部 CT 检查提示右肺胸腔积液,右肺受压,淋巴结无肿大。我院胸部 CT 表现:两下肺基底段及左上肺下舌段局部含气不全,左下肺背段-基底段见团片状软组织密度影,左下肺背段、后外侧支气管走行纤细,增强扫描可见均匀强化,两侧胸腔见少量积液密度影。气管通畅,未见明显狭窄或扩张。两侧肺门不大,纵隔见多发轻度肿大淋巴结,较大者短径约 7mm。肝稍增大,脾未见肿大。考虑双侧胸腔积液,肺受压,肺内未见明显浸润灶。

顾莹莹主任医师(呼吸病理中心):胸膜活检送检穿刺的皮肤横纹肌及纤维脂肪组织,可见坏死及大量嗜酸性粒细胞渗出,有嗜酸脓肿。纤维组织也可见较

8

多嗜酸性粒细胞、淋巴细胞浸润,少数小血管周围也可见嗜酸性粒细胞,组织改变为嗜酸性脓肿,送检支气管黏膜部分上皮脱落,基底膜稍增厚,黏膜下较多嗜酸性粒细胞、淋巴细胞浸润,小血管壁亦见嗜酸性粒细胞浸润,邻近肺组织肺间质可见少量嗜酸性粒细胞浸润,组织改变为嗜酸性粒细胞相关的肺疾病,送检破碎的淋巴样组织,可见较多的嗜酸性粒细胞,建议临床进一步检查。患者病变范围广,累及肺、血管、胸膜,考虑嗜酸性粒细胞性肺炎可能性不大。胸部 CT 未见不规则囊泡,病理未见结节性增生,考虑朗格汉斯细胞组织细胞增生症可能性不大。从影像学及 EBUS-TBNA 检查来看,不考虑淋巴瘤诊断。目前根据弥漫性、广泛性嗜酸性粒细胞浸润,且血管壁累及,考虑 EGPA 或特发性嗜酸性粒细胞综合征可能。

张鹤主任医师(感染科): 患者不存在流行病学史,MR 未见囊虫改变,无视物模糊,体查皮下无结节,且嗜酸性粒细胞过高,达 30% 以上,暂不考虑囊虫感染可能,如果考虑囊虫幼虫移行,血吸虫急性感染,可致嗜酸性粒细胞过高,但多伴过敏、皮疹、发热等症状,但患者未有上述表现,故暂不考虑寄生虫感染。

王春燕主任医师(血液科): 患者因咳嗽发热入院,查嗜酸性粒细胞升高明显,活检见胸膜、肺、血管多部位累及,考虑特发性嗜酸性粒细胞综合征可能,待白细胞融合基因检查排除白细胞可能。

曾运祥主任医师(呼吸科): 患者无喘息病史,无明显肾损害,无明显肺浸润病灶,鼻窦 CT 见筛窦炎症,但程度轻,患者无明显鼻窦炎症状,未能满足 EGPA 诊断标准,目前诊断倾向于特发性嗜酸性粒细胞综合征可能。

陈荣昌院长: 患者病历特点为慢性咳嗽,短暂发热,双侧胸腔积液,嗜酸性粒细胞多部位浸润,肝偏大,脾不大,考虑为系统性疾病。同意张鹤主任意见,虽寄生虫抗体囊虫阳性,但流行病学及其他辅助检查均不支持寄生虫感染,考虑寄生虫感染可能性低。EGPA 方面胸部 CT 无肺浸润,无哮喘病史,鼻窦 CT 见筛窦少许炎症,无临床症状,未能满足 EGPA 诊断标准。目前倾向于嗜酸性粒细胞增多综合征,待白血病融合基因检查排除血液肿瘤可能。

外周血血小板衍生生长因子受体(PDGFR)相关基因检测阴性,排除了骨髓增殖性肿瘤伴嗜酸性粒细胞增多。因此诊断考虑"特发性嗜酸性粒细胞增多综合征",2016 年 3 月 30 日开始予甲泼尼龙 40mg 静脉滴注 1 次/d。症状好转出院,出院后继续口服"泼尼松片 40mg 1 次/d",每两周减 10mg。

【诊治经过二】

患者予皮质激素治疗的过程中(口服"泼尼松片 40mg 1 次/d",每两周减 10mg),2016 年 4 月 20 日(出院后 20 天)复查血常规:白细胞 15.96×10^9/L,嗜酸性粒细胞比率 8.5%(绝对值 1.35×10^9/L);复查胸部 CT:双肺病灶较前减少,两侧胸腔积液较前减少。

随诊1个月余,咳嗽、气促等症状较前加重,2016年6月13日复查血常规:白细胞 14.43×10⁹/L,嗜酸性粒细胞比率 0.8%(绝对值 0.12×10⁹/L)。复查胸部CT(图 2-5):①两肺多发渗出并实变较前增多;②两侧少量胸腔积液,右侧较前增多,左侧较前减少。患者予糖皮质激素治疗 1.5 个月,虽然外周血嗜酸性粒细胞持续下降,但症状及影像学表现明显加重,考虑"特发性嗜酸性粒细胞增多综合征"的诊断不成立,结合患者囊虫 IgG 抗体(+),予诊断性驱虫治疗(6月13日始给予吡喹酮片 1.2g,3 次/d,口服 3 天),患者症状逐渐缓解,2016年8月15日复查血常规:白细胞 10.92×10⁹/L,嗜酸性粒细胞比率 10.6%,嗜酸性粒细胞数 1.16×10⁹/L;驱虫治疗后 3 个月(2016-09-13)复查胸部CT(图 2-6),胸腔积液及肺内病灶明显减轻。

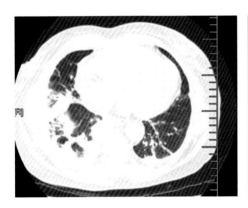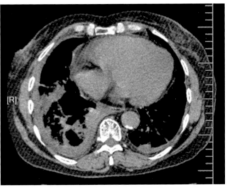

图 2-5　2016-06-13 胸部 CT:两肺多发渗出并实变较前增多,两侧少量胸腔积液

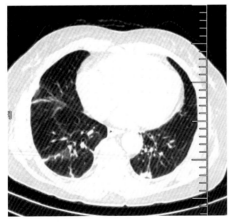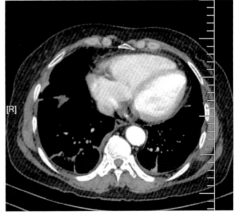

图 2-6　2016-09-13 驱虫治疗后胸部 CT:胸腔积液及肺内病灶明显减轻

【最终诊断】

寄生虫性胸腔积液(囊虫)

分析与讨论

人类感染囊虫最常见的原因是食用未煮熟的猪肉或受污染的食物和水,这些都带有绦虫的卵。成年绦虫的卵被孵化于上消化道中,它们穿过肠壁侵入血液流到身体的其他器官,如:大脑、皮下组织、眼睛等。该患者缺乏明确的囊虫感染的流行病学史,缺乏典型囊虫感染的临床特点,如脑部表现:头痛、癫痫;眼部表现:视物模糊;皮肤表现:皮下结节等。血清嗜酸性粒细胞比率增高达 34%,仅有囊虫 IgG 抗体阳性,对"寄生虫性胸腔积液(囊虫)"的诊断留下了较多的障碍。从该病例我们可以看到,寄生虫相关性胸腔积液患者的流行病学史有时候并不明确,症状体征缺乏特异性,外周血嗜酸性粒细胞水平甚至可以比较高。

除了通过组织学或显微镜检查活检材料(绝对标准)和通过酶联免疫试验检查血清囊尾蚴的抗体(主要标准),对阿苯达唑(15mg/kg)或吡喹酮(50mg/kg)治疗有效也是诊断囊虫病的标准之一。

(沈盼晓　汪金林)

专 家 评 析

曾运祥主任医师:本病例最后诊断为寄生虫性胸腔积液(囊虫),先后经历"结核性胸膜炎""特发性嗜酸性粒细胞增多综合征"的误诊,诊断性驱虫治疗的成功,使我们对这个疾病的诊治有了很大启发。可能因为这类疾病的罕见性及人们对其认识的局限性,我们对该疾病的诊断思路及诊断标准还需很长的探讨过程。然而,嗜酸性粒细胞性胸腔积液患者,寄生虫抗体阳性时,即使没有典型的流行病学史和典型的临床特征,诊断性驱虫治疗不失为一种有效安全的诊疗手段。

参 考 文 献

1. GUPTA N,MEENA M,HARISH S. A rare case of pulmonary cysticercosis manifesting as lung cavity with pleural effusion[J]. Lung India,2015,32(5):515-517.

2. NAKAMURA-UCHIYAMA F,ONAH D N,NAWA Y. Clinical features of paragonimiasis cases recently found in Japan:parasite-specific immunoglobulin M and G antibody classes[J]. Clin Infect Dis,2001,32(12):151-153.

病例 3　青年男性,反复乳糜胸,抗结核治疗无效

导读:青年男性患者,反复右侧乳糜胸,抗结核治疗无效,血常规、气管镜病理及胸膜活检均提示嗜酸性粒细胞增多,进一步结合病史及辅助检查,明确诊断,治疗后胸腔积液明显减少。

病　历　摘　要

患者男性,34 岁,因"右侧胸痛伴气促 1 年"于 2016 年 4 月 29 日入院。

患者 1 年前因抬重物后突然出现右侧胸痛,伴活动后气促,无午后低热、夜间盗汗、消瘦,无咳嗽、咳痰、咯血,无皮疹、头痛、腹痛、关节肿痛等症状。于 2015 年 5 月 1 日在外院就诊,胸片提示右侧胸腔积液。遂行胸腔闭式引流术,胸腔积液呈乳样浑浊,乳糜试验(+)。

当月转入广西某医院,经气管镜、胸腔镜等检查,诊断考虑"结核性胸膜炎",于 2015 年 5 月 19 日始行"异烟肼、利福平、吡嗪酰胺、乙胺丁醇"四联方案诊断性抗结核治疗,2 个月后,患者胸腔积液增加,予停用抗结核药物。此后,患者多次行胸腔闭式引流术,胸腔积液仍有不同程度增长,性质不清。为进一步明确诊断,收住我科。近半年患者无胸痛、呼吸困难、胸闷、气促、心悸、咳嗽、咯血等任何症状,起病以来,精神饮食可,大小便正常,睡眠可,体重无变化。

【外院检查】(2015 年 5 月广西某医院)

血清肝吸虫抗体酶联免疫法检测(+)。胸腔积液:乳糜试验(+),肉眼观乳样浑浊,鳞状细胞癌抗原定性(+),甘油三酯 16.67mmol/L,总胆固醇 2.51mmol/L。气管镜检查:镜下炎症改变。

胸腔镜病理:(壁层胸膜)炎性纤维组织增生,见少量骨质;(脏层胸膜)胸膜炎性肉芽组织增生纤维化,符合机化性胸膜炎。

【既往史】

平素体健,否认"高血压、糖尿病、冠心病"病史。

【个人史、家族史】

长期居住在广西,有食用"生肉"史,无烟、酒嗜好。家族成员体健,未见特殊。

【入院查体】

生命体征平稳。右侧胸廓饱满,呼吸平稳,双侧无胸壁肿块,肋间隙正常。右肺触觉语颤减弱,第七后肋以下叩诊浊音,呼吸音消失。左肺未闻及干湿啰

音。心、腹体检未见明显异常。

【辅助检查】

血常规(2016-04-29):白细胞 4.61×10⁹/L,中性粒细胞比率 60.7%(绝对值 2.80×10⁹/L),嗜酸性粒细胞比率 7.3%(绝对值 0.34×10⁹/L)。尿常规、粪便常规均未见异常。总 IgE 712kU/L。肺肿瘤五项:CA125 229.60U/ml,余正常。寄生虫 IgG 抗体七项:囊虫阳性。肝肾功能、心肌酶谱、免疫功能、ANCA 两项、TB-SPOT 未见明显异常。痰涂片找抗酸杆菌、TB-DNA、细菌及结核杆菌培养均阴性。

胸腔积液常规:呈乳糜状。胸腔积液生化:葡萄糖 4.90mmol/L,总蛋白 88.1g/L,乳酸脱氢酶 125.0U/L,腺苷脱氨酶 6.9U/L,乳糜试验:阳性。胸腔积液肿瘤指标:NSE 1.80ng/ml,CEA 0.67ng/ml,CA125 202.50U/ml,CA153 6.03U/ml,非小细胞肺癌相关抗原:17.63ng/ml。胸腔积液涂片找抗酸杆菌、TB-DNA、细菌及结核杆菌培养均阴性。

肺功能提示中重度限制性通气功能障碍,弥散功能中度下降。头部 CT:①颅脑 CT 平扫未见明确的病变;②两侧筛窦、左侧上颌窦炎症。胸部 CT(图 3-1):①右侧胸腔大量积液,右肺受压性不张;②右肺多发实变影,考虑炎症与新生物鉴别。

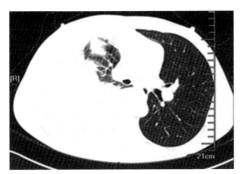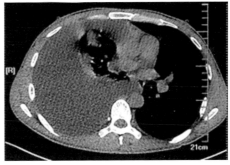

图 3-1　2016-05-03 胸部 CT:可见右侧大量胸腔积液

广西某医院病理组织会诊意见:①胸腔镜,送检纤维脂肪组织,表面被覆间皮细胞,部分区域纤维素渗出,血管及淋巴管扩张,大量嗜酸性粒细胞、浆细胞及淋巴细胞浸润,并见有骨化,组织改变为慢性胸膜炎伴骨化,未见寄生虫及肉芽肿病变,但因其中有较多嗜酸性粒细胞,建议临床进一步检查;②气管镜,送检肺组织,肺泡腔内可见尘细胞、嗜酸性粒细胞及淋巴细胞,肺泡腔间隔血管扩张、充血,有嗜酸性粒细胞、淋巴细胞浸润,右侧肺大疱形成,血管周亦可见较多嗜酸性粒细胞,胸膜面纤维素渗出,水肿,淋巴管扩张,大量嗜酸性粒细胞及淋巴细胞浸润,并见骨化灶,未见寄生虫及肉芽肿病变,组织改变为嗜酸性粒细胞相关的肺及胸膜溃疡。

气管镜检查:腔内未见异常。气管镜支气管肺泡灌洗液(BALF)细胞学分类(后文此类检查省略"细胞学分类"):中性粒细胞 6.5%,巨噬细胞 65.5%,嗜酸性粒细胞 22%,淋巴细胞 6%。气管镜活检病理:右下叶前基底段送检支气管黏膜及肺组织,肺泡腔内可见少许组织细胞,间质水肿,间质淋巴细胞浸润,小血管壁周围可见少许嗜酸性粒细胞渗出,组织改变为肺炎症性病变,未见明确肿瘤。胸膜活检病理提示:胸膜较多嗜酸性粒细胞浸润。

【诊治经过】

入院后予以右侧胸腔闭式引流术并行胸膜活检术,结合外院及我院胸膜病理,考虑诊断为"嗜酸性粒细胞性胸腔积液(eosinophilic pleural effusion,EPE)"。复查血常规(2016-05-10):白细胞 6.60×10⁹/L,嗜酸性粒细胞比率 9.1%(绝对值 0.60×10⁹/L)。EPE 病因排除"结核性胸膜炎、类肺炎性胸腔积液、恶性胸腔积液"等常见病因,结合患者有进食"生肉"且囊虫抗体阳性,考虑"寄生虫(囊虫)相关性乳糜胸",予以"阿苯达唑片 0.5g,2 次/d"驱虫试验性治疗(2016 年 5 月 13 日起),疗程 10 天。同时胸腔积液引流后予以"A 群链球菌(沙培林)"10KE 胸腔内注射,促进胸膜粘连。

复查血常规(2016-05-20):白细胞 12.58×10⁹/L,中性粒细胞比率 81.0%(绝对值 10.20×10⁹/L),嗜酸性粒细胞比率 0.2%(绝对值 0.02×10⁹/L)。

【最终诊断】

寄生虫(囊虫)相关性乳糜胸

【随访】

患者于 2016 年 5 月 27 日出院,出院后无胸痛、气促等不适。分别于出院后1 个月和 3 个月复查胸部 CT,胸腔积液明显减少,见图 3-2。

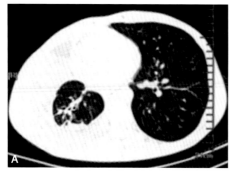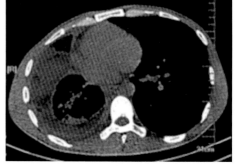

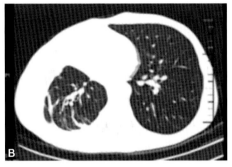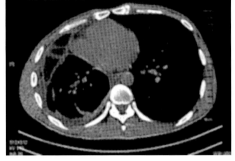

图 3-2 2016 年 6 月（A）、8 月（B）胸部 CT：右侧胸腔积液较前明显减少

分析与讨论

临床上常把胸腔积液嗜酸性粒细胞>10%定义为嗜酸性粒细胞性胸腔积液（EPE），尽管本例患者未行胸腔积液的细胞学分类检查，但患者胸膜及肺组织病理提示慢性炎症性改变，伴大量嗜酸性粒细胞浸润，同时血常规提示嗜酸性粒细胞稍有增多（嗜酸性粒细胞比率 7.3%，绝对值 $0.34\times10^9/L$），因此，本病例诊断上考虑 EPE。其病因主要包括：血气胸、肿瘤、结核、感染（寄生虫等）、特发性 EPE 等，因此，临床上需鉴别上述疾病。

寄生虫相关性胸腔积液较为罕见，也可能由于目前的认识较少，诊断较为困难，特别是在国内。临床上需注意结合流行病学、辅助检查结果综合诊断，其要点包括：流行病学史，如所在地区为寄生虫高发地，生食或半生食溪蟹、蝲蛄，生饮溪水；血、体液、组织嗜酸性粒细胞、总 IgE 增高；临床表现与影像学均缺乏特异性；寄生虫血清相关性抗体阳性，皮内试验、病原学检查阳性及病理学检查见虫体、虫卵可以确诊。本例患者有食用"生肉"史，血和组织大量嗜酸性粒细胞浸润，血清囊虫 IgG 抗体阳性，排除其他感染、肿瘤等可能，诊断考虑为：寄生虫（囊虫）相关性乳糜胸。

寄生虫引起的乳糜胸，仅见于个案报道，目前尚未见囊虫引起乳糜胸的报道。从解剖结构看，胸导管起自第 12 胸椎和第 2 腰椎间的乳糜池，沿着腹主动脉后经膈肌主动脉裂孔进入纵隔，在后纵隔内胸导管沿着降主动脉与奇静脉间上升至第 5、6 胸椎水平转向左侧，并沿降主动脉和食管的后方上行，最后在左锁骨下动脉后内侧抵达颈部，并流入体静脉内。因此，位于第 5 胸椎以下的胸导管损伤或梗阻，常引起右侧乳糜胸，而第 5 胸椎以上的胸导管损伤或梗阻常引起左侧乳糜胸。该例患者为右侧乳糜胸，因而，我们推测第 5 胸椎以下胸导管因囊虫而出现损伤或梗阻导致乳糜胸。本例患者临床表现不具备囊虫感染的典型表现,只有血清学囊虫 IgG 抗体阳性,给临床确诊造成很大的难度。在其他感染、恶性肿瘤可能性不大的情况下,予"阿苯达唑片 0.5g,2 次/d"驱虫试验性治疗,治疗 1 周后,复查血嗜酸性粒细胞较前明显下降,患者胸片亦提示胸腔积液较前较少。随访 3 个月,胸部 CT 提示胸腔积液较前明显减少并维持稳定状态。因此,诊断性驱虫治疗也许可以作为疑似寄生虫相关性胸腔积液诊断的一个手段。

（罗为展 汪金林）

专 家 评 析

曾运祥主任医师:囊虫相关性乳糜胸,目前尚未见文献报道,其诊断标准尚未有统一的看法。临床中,需要开展更多胸腔积液嗜酸性粒细胞计数的检测,对 EPE 患者,需行寄生虫相关检测。由于诊断性驱虫治疗无明显副作用,未来诊断性驱虫治疗也许可以作为疑似寄生虫相关性胸腔积液诊断的一个手段,需要临床医师更多地关注和总结。

参 考 文 献

1. OBA Y,ABU-SALAH T. The prevalence and diagnostic significance of eosinophilic pleural effu-sions:a meta-analysis and systematic review[J]. Respiration,2012,83(3):198-208.

2. LAL C,HUGGINS J T,SAHN S A. Parasitic diseases of the pleura[J]. Am J Med Sci,2013,345(5):385-389.

3. 詹希美,诸欣平,刘佩梅. 人体寄生虫学[M]. 2 版. 北京:人民卫生出版社,2010.

4. WRIGHT R S,JEAN M,ROCHELLE K,et al. Chylothorax caused by paragonimus westermani in a native Californian[J]. Chest,2011,140(4):1064-1066.

5. 蔡柏蔷,李龙芸. 协和呼吸病学[M]. 2 版. 北京:中国协和医科大学出版社,2011.

● 附1 寄生虫相关性胸腔积液的相关知识点

寄生虫感染在世界的部分地区仍普遍存在,多见于热带、亚热带地区。不同的寄生虫种类,其流行病学及临床特点往往各具特点,其临床特征并不典型,容易误诊、漏诊。近年来,随着免疫低下人群增多,各种累及肺部的寄生虫发病呈逐渐增多的趋势,可有肺部结节、肺部支气管瘘、肺门纵隔淋巴结肿大、胸膜增厚及胸腔积液等。本文将从发病机制、临床特点、诊断等方面阐述寄生虫相关性胸腔积液的临床研究进展。

一、导致胸腔积液的寄生虫种类及其致病过程

目前常见导致胸腔积液的寄生虫有并殖吸虫、溶组织内阿米巴、细粒棘球绦虫，偶尔也可见丝虫、囊虫等。累及肺部的致病过程各具特点。并殖吸虫的虫卵在水中发育成毛蚴并侵入第一中间宿主螺类，继而侵入第二中间宿主溪蟹或蝲蛄，尾部脱落形成囊蚴。患者因生食或半生食含有囊蚴的溪蟹或蝲蛄而感染。囊蚴进入人体后，囊壁破裂并逸出童虫，游走或侵入腹腔内的脏器和组织，可穿过横膈、胸膜腔进入肺部。阿米巴包囊进入小肠下段，包囊被蛋白酶消化，滋养体逸出后，繁殖并寄生于结肠腔内。滋养体可进入门静脉系统，在肝内形成脓肿，也可以进入肺形成迁徙性感染灶。而细粒棘球绦虫卵被人吞食后，在十二指肠内发育成六钩蚴，蚴虫破壳逸出后穿入肠壁静脉，部分蚴虫由肝静脉经下腔静脉进入肺循环而引起肺棘球蚴病。丝虫经蚊类介导传播进入人体后，常在胸部淋巴管内寄生引起淋巴管阻塞、引流障碍。

二、发生机制

胸腔积液的形成往往继发于肺部或其他组织器官的感染，其途径大致为：①寄生虫累及胸膜，引起炎性反应及过敏反应，包括血液中、肺部病灶嗜酸性粒细胞、IgE 增高，继而引起反应性渗出性胸膜炎；②寄生虫通过组织间隙，进入胸腔，形成胸腔积液，可在胸腔积液中见到寄生虫或虫卵；③在胸部淋巴管寄生引起淋巴管阻塞、引流障碍。

三、临床表现

临床症状并不十分典型，病程较长，常为慢性起病，表现为数月甚至几年的进行性加重，容易引起漏诊、误诊。其症状包括：初始表现为胸痛，胸腔积液量多时，胸痛渐缓解，但逐渐出现呼吸困难、气促。偶尔出现畏寒、发热等。追问患者病史，往往可有流行病学资料，例如生吃猪肉、蝲蛄，畜养家禽，饮用生水和蚊虫叮咬等。在诊断不明确，并排除其他病因后，予以试验性抗寄生虫治疗，其症状、体征往往迅速缓解。

四、辅助检查

①一般检查：血常规常出现嗜酸性粒细胞数及比率增多，血沉增快及 C 反应蛋白增高等。②胸腔积液及胸膜组织学检查：根据 Light 标准，寄生虫相关性胸腔积液的性质大部分为渗出性，其胸腔积液颜色清亮。此外，也有个案报道称胸

腔积液为乳糜胸,液体呈乳白色油状,苏丹Ⅲ染色呈红色,可见脂肪滴。③胸膜组织学检查:偶尔可见寄生虫的原虫或虫卵,当出现大量嗜酸性粒细胞聚集时,也应引起临床医师的高度警惕;此外,对胸腔积液进行细胞学分类计数检查,也可出现嗜酸性粒细胞增多的现象。④免疫学检验:临床上开展较为成熟的是寄生虫相关抗体检测,其方法包括:间接血凝试验、间接免疫荧光抗体试验及酶联免疫吸附试验等,阳性率达 80%~90% 以上。其中特异性 IgM 阳性者提示近期感染或现症感染。此外,抗原检测亦不可忽视,抗原出现早,有助于早期诊断。⑤分子生物学检查:聚合酶链反应(PCR)是一种用于放大扩增特定的 DNA 片段的分子生物学技术,有快速、特异性和敏感性高的优势。⑥影像学检查:胸部 CT、B 超是不可或缺的检查手段,可用于观察胸腔积液的位置、范围、容量等,同时应注意肺部是否有感染病灶、胸膜增厚等。此外,其他器官的检查应根据病情个体化进行,如头颅 MR、肝脏 B 超等等。

五、治疗

①缓解症状、支持治疗:可予以胸腔引流术持续引出胸腔积液,减轻患者胸闷症状。②抗寄生虫治疗:在确诊患者寄生虫相关性胸腔积液后,根据不同寄生虫的种类予以相应的抗寄生虫治疗。如阿米巴病予以甲硝唑、喹诺酮等,并殖吸虫病予以喹诺酮、三氯苯达唑等,细粒棘球绦虫予以阿苯达唑等。③不明性质的胸腔积液,在排除其他常见疾病后,根据患者的流行病学资料,考虑可能的寄生虫感染后,行试验性抗寄生虫治疗。

六、诊断要点

①患者有明确的流行病学资料,如饮用生水,生吃猪肉、蝲蛄、蚊虫叮咬等;②血液、胸腔积液及胸膜组织的嗜酸性粒细胞计数、比率增多,应引起高度注意;③胸腔积液、病理组织可见原虫或者虫卵,则可确诊;④病原学、免疫学和分子生物学检查阳性,可帮助确诊;⑤影像学可明确病灶范围及原发病灶等;⑥诊断不明的胸腔积液排除其他常见疾病后,可行试验性抗寄生虫治疗。

七、预后

不同寄生虫种类及累及脏器不同,其预后各有差异,但大多数经抗寄生虫治疗后,其临床治疗效果显著、预后较好。

总体而言,寄生虫相关性胸腔积液患者多以胸闷、气促等为主要表现的临床症状就诊,血液、胸腔积液及胸膜嗜酸性粒细胞增多,可有病原学、免疫学检查阳性,予以对症支持治疗、抗寄生虫治疗后,临床预后佳。

(罗为展　汪金林)

参 考 文 献

1. 詹希美,诸欣平,刘佩梅.人体寄生虫学[M].2 版.北京:人民卫生出版社,2010.

2. 蔡柏蔷,李龙芸.协和呼吸病学[M].2 版.北京:人民卫生出版社,2011.

3. LAL C,HUGGINS J T,SAHN S A. Parasitic diseases of the pleura[J]. Am J Med Sci,2013,345
(5):385-389.

4. 朱婕,孙柯,季洪健. 棘球蚴性胸腔积液的诊断与治疗[J]. 临床肺科杂志,2016,21(5):
903-905.

5. FEKI W,KETATA W,BAHLOUL N,et al. Secondary pleural hydatidosis:complication of in-
trapulmonary echinococcosis[J]. Lung India,2014,31(3):270-273.

6. WRIGHT R S,JEAN M,ROCHELLE K,et al. Chylothorax caused by paragonimus westermani in
a native Californian[J]. Chest,2011,140(4):1064-1066.

7. SEON H J,KIM Y I,LEE J H,et al. Differential chest computed tomography findings of pulmona-
ry parasite infestation between the paragonimiasis and nonparagonimiatic parasite infestation[J].
J Comput Assist Tomogr,2015,39(6):956-961.

病例4　发热,胸腔积液,抗结核治疗无效

　　导读:中老年女性患者,发热、右侧胸腔积液,反复外周血嗜酸性粒细胞比率升高,胸膜及骨髓提示嗜酸性粒细胞增多,抗结核治疗无效,应该如何进一步诊治?

病 历 摘 要

　　患者女性,56 岁,自由职业。因"发热、气促20 天"于2017 年8 月22 日入院。

　　患者于20 天前受凉后出现发热,体温39℃,伴有鼻塞、流涕,在当地医院给予对症处理(具体不详),2 天后上述症状改善,随后患者出现胸闷、气促,于深圳某医院就诊,胸片提示右侧胸腔积液,完善胸腔穿刺检查,胸腔积液提示渗出液,ADA 不高,CA125 明显升高,诊断考虑为"结核性胸膜炎",于2017 年8 月13 日开始诊断性抗结核治疗("异烟肼、利福平、乙胺丁醇")。

　　2 天前患者再次出现发热,体温38℃,伴活动后气促,无潮热、盗汗,无皮疹、眼干、口干,无咳嗽、咳痰、咯血,无恶心、呕吐、腹痛、腹泻,无尿频、尿急、尿痛,无四肢关节疼痛、晨僵等,复查胸部超声提示左侧胸腔积液,为求明确病因,前来我

19

院就诊,门诊以"胸腔积液查因"收我科,病程中,患者精神可,食欲稍减退,大小便正常,体力下降,体重下降 3kg。

【既往史】

否认高血压、糖尿病病史。3 个月前曾行鼻窦开窗引流手术。

【个人史、家族史】

无进食鱼生史,无进食生猪肉、生牛肉史。无吸烟、饮酒史。家族成员无类似病史。

【入院查体】

体温 37℃,脉搏 88 次/min,呼吸 20 次/min,血压 130/70mmHg。神志清楚,左下肺叩诊稍浊,右肺叩诊清音,左肺呼吸音稍低,右肺听诊清音。双肺未闻及干湿啰音。心、腹查体阴性。

【辅助检查】

血常规:白细胞 $3.21×10^9$/L,嗜酸性粒细胞比率 15.3%(绝对值:$0.49×10^9$/L)。C 反应蛋白 6.34mg/dl。血沉 100mm/h。PCT 0.13ng/ml。血气分析:$PaCO_2$ 36.7mmHg,PaO_2 78.4mmHg,碳酸氢根浓度 24.2mmol/L。

肺肿瘤五项:NSE 32.77ng/ml,CA125 102.80U/ml,CA153 28.76U/ml。免疫八项:C3 1.53g/L,CH50 61.7U/L。抗核抗体、血管炎、类风湿因子、抗 CCP 抗体、抗肾小球基底膜抗体等检查未见异常。尿常规正常。外斐反应、肥达反应、疟原虫检测阴性。大便未检出寄生虫虫卵。β-D-葡聚糖试验(G 试验)、真菌抗原二项阴性。EB 病毒、巨细胞病毒(CMV)、九项呼吸道感染病原体 IgM 阴性。TB-SPOT(血)、X-pert(BALF)、TB-DNA(血液及 BALF)阴性。

胸腔积液:中性粒细胞 14.5%,巨噬细胞 0.5%,嗜酸性粒细胞 31%,淋巴细胞 54%。血清寄生虫抗体检查阴性。

胸部 CT(图 4-1):①右中肺、左上肺下舌段、两下肺部分实变不张并炎症;②右上肺尖段结节,考虑炎性肉芽肿;③两侧胸腔少量积液;④升主动脉旁水样密度影,积液与心包隐窝鉴别。

胸膜活检(图 4-2):送检横纹肌及纤维组织,部分牵拉变形,其中可见嗜酸性粒细胞及淋巴细胞浸润,免疫组化:CD68(+)、CD7(+)、CD3/CD5/CD20(散在+)、CD20(个别+)、CD30(-)、CD15(-)、CD56(-)、CD1a(-)、S-100(-)、Ki-67(+),原位杂交:EB 病毒编码的小 mRNA(EBER)(-),特殊染色:抗酸(-)、过碘酸-希夫(PAS)(-)、Gomori 六胺银(GMS)(-),组织改变为嗜酸性粒细胞相关性疾病,未见明确肿瘤。

骨髓穿刺涂片:增生性骨髓象,未见肿瘤细胞。骨髓组织活检(图 4-3):送

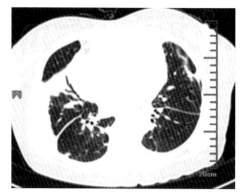
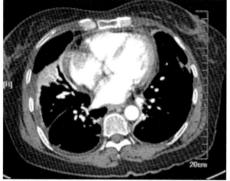

图 4-1 2017-08-25 胸部 CT

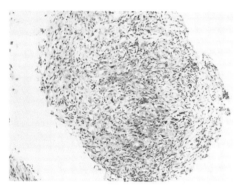

图 4-2 2017-08-25 胸膜活检:组织改
变为嗜酸性粒细胞相关性疾病

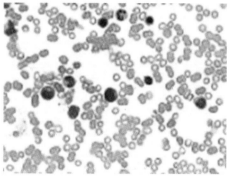

图 4-3 2017-08-28 骨髓活检:组织改
变为骨髓嗜酸性粒细胞增多及嗜血现象

检骨髓组织增生大致正常,粒红比例稍下降,粒红系增生均以中晚幼阶段为主,巨核以成熟分叶核为主,可见组织细胞吞噬红细胞现象,间质有嗜酸性粒细胞及少量淋巴细胞浸润,组织改变为骨髓嗜酸性粒细胞增多及嗜血现象。特殊染色:Fe(+++)、Ag(++)、PAS(+)。

【诊治经过一】

入院后(2017-08-22—2017-08-30)予"异烟肼、利福平、乙胺丁醇"抗结核治疗,仍反复发热,考虑抗结核治疗无效,结核相关检查阴性,不支持结核诊断,于2017 年 8 月 30 日停止抗结核治疗,仅予对症处理。

【诊治经过二】

2017 年 9 月 6 日起患者反复外周血嗜酸性粒细胞比率升高,胸膜及骨髓提示嗜酸性粒细胞增多,无寄生虫感染、过敏、结缔组织、肿瘤等引起嗜酸性粒细胞升高的相关依据,但患者拒绝完善 PDGFR 相关基因检测,考虑特发性嗜酸性粒细胞性胸腔积液,予口服"泼尼松 30mg 1 次/d",患者体温逐渐下降,胸腔积液吸收,复查外周血嗜酸性粒细胞下降(白细胞 5.76×10^9/L,嗜酸性粒细胞比率 6.8%,绝对值 0.39×10^9/L)。

【最终诊断】

特发性嗜酸性粒细胞性胸腔积液

【随访】

患者出院后口服"泼尼松片 30mg 1 次/d"治疗,每周减 1 片至完全停用。患者分别于 1 个月、3 个月后随诊,症状体征消失,当地医院复查胸部 B 超没有胸腔积液,复查胸部 CT 示肺内渗出病变明显吸收。

分析与讨论

该病例为中老年女性患者,以发热、气促、反复双侧胸腔积液为主要表现,胸腔积液提示为渗出液,外院诊断性抗结核治疗无效,入我院后反复出现外周血嗜酸性粒细胞升高,胸腔积液细胞学分类计数提示嗜酸性粒细胞增多,胸膜病理活检发现较多嗜酸性粒细胞浸润,结合骨髓病理亦见嗜酸性粒细胞增多,考虑胸腔积液与嗜酸性粒细胞性疾病有关。患者否认进食鱼生史,寄生虫检查无阳性发现,不支持寄生虫感染;患者无风湿性疾病相关症状,自身免疫检查均阴性,亦不考虑自身免疫性疾病;此外,未查见结核、真菌、肿瘤、过敏、药物因素等相关证据,故排除寄生虫疾病、感染性疾病、过敏性疾病、药物性及自身免疫性疾病等引起的继发性嗜酸性粒细胞增多性胸腔积液。考虑原发性和特发性嗜酸性粒细胞增多综合征,建议完善荧光原位杂交(FISH)或逆转录聚合酶链反应(RT-PCR)检测 PDGFR 等融合基因及染色体核型分析明确诊断,但患者拒绝进一步检查。患者经激素治疗后症状明显好转,未再发热,嗜酸性粒细胞明显下降,胸腔积液吸收,经过随访,病情稳定并未再出现胸腔积液,故诊断考虑为:特发性嗜酸性粒细胞性胸腔积液。

嗜酸性粒细胞性胸腔积液(EPE)是指胸腔积液的细胞学分类中,嗜酸性粒细胞占全部细胞学组成大于 10%,占胸腔积液 5%~16%,存在于各类病因的胸腔积液中。Adelman M 等回顾了 20 世纪 60 年代至 20 世纪 80 年代的 EPE 文献,病例数共 343 例,病因构成中特发性 EPE 高达 35%。然而,Oba Y 等在 2012 年的荟萃分析中发现,特发性 EPE 仅占 25%。Krenke R 等回顾性研究了 2 205 份胸腔积液标本,其中 6.1%(135/2 205)为 EPE,而特发性 EPE 仅 14.1%。因此,特发性嗜酸性粒细胞性胸腔积液的发病率报道相差甚远,可能与 EPE 被逐渐认识有关。但相关文献对特发性 EPE 的诊断标准尚未有统一的看法,主要是排除诊断及糖皮质激素诊断性治疗。因此,深入探索研究特发性 EPE 有助于这类疾病的进一步诊治。

(付国霞　汪金林)

专 家 评 析

曾运祥主任医师:特发性嗜酸性粒细胞性胸腔积液是少见病,缺乏对该疾病的认识更容易漏诊、误诊。胸腔积液患者,若外周血嗜酸性粒细胞增多、胸腔积液嗜酸性粒细胞增多、胸膜病理嗜酸性粒细胞浸润,需对寄生虫、恶性肿瘤等进行排查,属排他性诊断,激素治疗有效,随访以发现潜在病因尤其重要。

参 考 文 献

1. ADELMAN M,ALBELDA S M,GOTTLIEB J,et al. Diagnostic utility of pleural fluid eosinophilia [J]. Am J Med,1984,77:915-920.

2. OBA Y,ABU-SALAH T. The prevalence and diagnostic significance of eosinophilic pleural effusions:a meta-analysis and systematic review[J]. Respiration,2012,83(3):198-208.

3. KRENKE R,NASILOWSKI J,KORCZYNSKI P,et al. Incidence and aetiology of eosinophilic pleural effusion[J]. Eur Respir J,2009,34(5):1111-1117.

病例 5　青少年男性,胸痛,呼吸困难

导读:青少年男性患者,突发胸痛、呼吸困难,外周血嗜酸性粒细胞增多,胸片提示右侧气胸,予以胸腔闭式引流后及全身麻醉(简称全麻)胸腔镜下“右侧肺大疱切除修补术”,病理提示:肺大疱壁上大量嗜酸性粒细胞浸润。

病 历 摘 要

患者男性,14 岁,学生。因“胸痛、呼吸困难 1 天”于 2017 年 6 月 15 日入院。

患者 1 天前无明显诱因出现呼吸困难,伴有右侧胸痛,活动时明显,无向他处反射,无胸闷心悸,无头晕头痛等。遂到当地医院就诊,查胸片提示:右侧气胸(约压缩70%),左侧少量胸腔积液。为进一步诊治收入我科。患者此次起病以来,无畏寒发热,无腹痛腹泻,无尿频尿急等,精神食欲睡眠一般,大小便正常。

【既往史】

有癫痫病史 9 年余,长期口服“卡马西平”三餐后 0.1g,睡前 0.2g;“左乙拉西坦”0.5g 3 次/d;“拉莫三嗪”50mg 2 次/d,3 年前曾有癫痫发作。1 年前因左

侧气胸在当地医院行胸腔闭式引流术。

【个人史、家族史】

无烟、酒嗜好。无食物药物过敏史。家族成员无哮喘及鼻炎等病史。无进食鱼生史。

【入院查体】

体温 36.6℃,脉搏 80 次/min,呼吸 22 次/min,血压 99/47mmHg。右侧叩诊为鼓音,左肺叩诊呈清音,右侧呼吸音减弱,左侧呼吸音正常,未闻及干湿啰音。

【辅助检查】

血常规:白细胞 7.3×10⁹/L、中性粒细胞比率 48.1%(绝对值 3.51×10⁹/L),嗜酸性粒细胞比率 9.2%(绝对值 0.7×10⁹/L)。肺肿瘤五项:NSE 18.82ng/ml,CA125 38.83U/ml。肝肾功能电解质、凝血四项、血传播八项正常。

【诊治经过】

入院当天行右侧胸膜腔穿刺引流置管术,术后当天晚上出现胸痛、气促,复查胸片:①右侧气胸,右肺受压约 40%;②右侧胸腔少量积液。继续胸腔闭式引流,并加强对症支持治疗,至 2017 年 6 月 19 日,嘱患者咳嗽,见水封瓶引流管仍有气泡逸出,考虑气胸仍未愈合。

请胸外科会诊,考虑有右侧肺大疱可能,建议复查 CT 后手术治疗,胸部 CT (2017-06-20,图 5-1):右侧气胸,右肺受压约 20%。

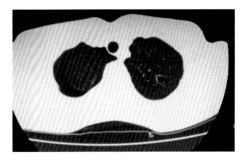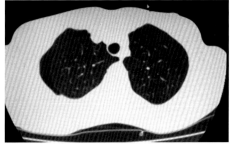

图 5-1 2017-06-20 胸部 CT:右侧气胸,右肺受压约 20%

于 2017 年 6 月 20 日行全麻胸腔镜下"右侧肺大疱切除修补术",术中所见:右肺上叶尖段多发肺大疱,大小约 0.5cm×0.8cm,壁薄,未见胸膜凹陷征,胸腔可见淡黄色液。楔形切除"靶区"及基底部分肺组织,标本经小切口取出。术程顺利,术后恢复良好。复查血常规(2017-06-21):嗜酸性粒细胞比率 6.3%(绝对值 0.7×10⁹/L)。复查床边胸片(2017-06-21):右侧肺大疱术后改变,右剩余肺膨胀良好,右上肺内带渗出灶。

肺大疱活检病理(图 5-2):右侧肺大疱送检肺组织,肺泡腔内可见少量水肿液及红细胞渗出,少量机化灶形成,局灶间质纤维化,可见新生的纤维母细胞灶,部分肺间隔断裂,肺大疱形成,大疱壁上可见大量嗜酸性粒细胞及组织细胞、多核巨细胞,建议做免疫组化排除朗格汉斯细胞组织细胞增生症。补充 CD1a、S100 免疫组化,结果均

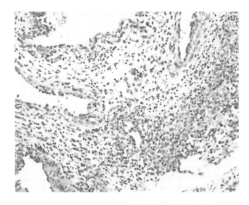

图 5-2　**2017-06-22 肺大疱活检病理**

为阴性,排除朗格汉斯细胞组织细胞增生症。

【最终诊断】

1. 右侧自发性气胸

2. 癫痫

【随访】

2017 年 8 月 15 日门诊复诊,复查胸片:①右肺积气基本吸收,右肺膨胀可;②右侧胸腔少量积液基本吸收。

分析与讨论

气胸可导致破裂的肺大疱或胸膜腔内嗜酸性粒细胞异常增多,伴或不伴外周血嗜酸性粒细胞增多。肺大疱活检的病理形态学特征主要有两个:①非特异性改变,可确定为局部损伤的急性或慢性反应(如嗜酸性粒细胞性胸膜炎);②提示潜在肺部疾病的变化。血液中的嗜酸性粒细胞在趋化因子的募集作用下可以黏附并迁移穿过血管壁,到达炎症部位,引起肺组织的浸润。无论是自发性气胸还是继发性气胸、创伤性气胸还是医源性气胸,胸膜腔内气体和/或血液都能引起嗜酸性粒细胞异常增多,其机制可能是由血液中嗜酸性粒细胞趋化因子的作用及悬浮在空气中的浮尘微粒致敏所致。发生气胸时,少许气体或血液从破裂口处渗入至胸膜腔,嗜碱性粒细胞被空气中或血液中的异常抗原致敏脱颗粒,嗜碱性粒细胞释放嗜酸性粒细胞趋化因子导致嗜酸性粒细胞聚集。

本例患者为急性自发性气胸,无明显胸腔积液,未行胸腔积液检查,因此无法分析胸腔积液的嗜酸性粒细胞比率。患者出现自发性气胸后外周血嗜酸性粒细胞增多,行胸腔闭式引流及肺大疱切除术后外周血嗜酸性粒细胞减少,肺大疱

病理活检可见肺大疱壁上大量嗜酸性粒细胞浸润,免疫组化排除了朗格汉斯细胞组织细胞增生症,因此本病考虑为气胸导致的嗜酸性粒细胞增多。

(黄培楷　汪金林)

专 家 评 析

曾运祥主任医师:气胸是临床上常见的疾病,是很多疾病的并发症,尤其以间质性肺疾病多见,所以病理上需明确有无其他病因。本例患者出现自发性气胸,肺大疱活检病理提示大量嗜酸性粒细胞浸润,结合免疫组化排除了易导致气胸的相关疾病,提示自发性气胸病理可伴有嗜酸性粒细胞浸润。

参 考 文 献

1. KWON B I,HONG S,SHIN K,et al. Innate type 2 immunity is associated with eosinophilic pleural effusion in primary spontaneous pneumothorax[J]. Am J Respir Crit Care Med,2013,188 (5):577-585.

2. HIGUCHI M,SUZUKI H,SHIO Y,et al. A case of eosinophilic granuloma with right spontaneous pneumothorax[J]. Jpn J Chest Surg,2007,21(4):581-584.

3. FURUKITA Y,HAMAGUCHI N,TANIDA N,et al. Pulmonary eosinophilic granuloma incidentally diagnosed during surgery for spontaneous pneumothorax:Report of two cases[J]. Jpn J Chest Surg,2010,24(4):695-700.

4. 艾华,沈策.肺朗格汉斯细胞组织细胞增生症[J].国际呼吸杂志,2009,29(18):1146-1148.

5. WANG Y B,HAN Y J,UCHIDA K,et al. Pneumothorax as the initial manifestation of idiopathic hypereosinophilic syndrome[J]. Annals of Thoracic Surgery,2014,98(5):1838-1841.

6. LUNA E,TOMASHEFSKI J F Jr,BROWN D,et al. Reactive eosinophilic pulmonary vascular infiltration in patients with spontaneous pneumothorax[J]. Am J Surg Pathol,1994,18(2):195-199.

病例6　咳嗽、发热,肺门占位,多发肿大淋巴结

导读:老年男性患者,亚急性病程,以"咳嗽、咳痰、气促、发热"为主要临床表现,血常规示嗜酸性粒细胞增多,CT 提示:右肺门肺癌并两肺门、纵隔及右侧颈部淋巴结与两肺内多发转移和癌性淋巴管炎,右锁骨上淋巴结活检病理:肉芽肿病灶周围较多嗜酸性粒细胞浸润,予以广谱抗生素抗感染治疗后,患者仍有反复发热,应该如何进一步诊疗?

病 历 摘 要

患者男性,66 岁,退休,因"咳嗽 2 个月,加重伴气促 1 周"于 2014 年 11 月 20 日入院。

患者 2 个月前无明显诱因出现咳嗽,为干咳,常于闻及刺激性气味时出现,与时间无明显关系,无发热、无消瘦、盗汗,无眼干、口干,无咳血丝痰及咯血,无胸痛、气促,无关节疼痛等不适,10 天前至当地某县医院就诊,胸片提示:右肺门稍增大,右肺中上叶异常密度影,阻塞性炎症可能,纵隔内多发肿大淋巴结;考虑为"肺炎",予抗感染治疗,但患者咳嗽无好转。1 周前患者咳嗽症状加重,伴咳痰,为白色稀痰,量不多,伴气促,上三楼即出现明显气促,现为求进一步诊治至我院就诊,门诊拟"右肺门病变查因"收入我科。起病以来,患者精神、睡眠、食欲一般,大小便如常,近期体重下降(具体不详)。

【既往史】

否认"高血压、冠心病、糖尿病"病史。

【个人史、家族史】

无疫区接触史及毒物接触史,否认进食鱼生史。吸烟 10 余年,约 1 包/d,无嗜酒史。

【入院查体】

体温 36.5℃,脉搏 82 次/min,呼吸 20 次/min,血压 128/85mmHg。呼吸稍促,右锁骨上可扪及一约 2cm×2cm 大小淋巴结,质中,无压痛,活动差,余浅表淋巴结未扪及肿大,呼吸节律两侧对称,触诊语颤正常,双肺叩诊呈清音,听诊双肺呼吸音清,未闻及干湿啰音。

【辅助检查】

血常规:白细胞 26.56×10⁹/L,中性粒细胞比率 79.2%(绝对值 21.04×10⁹/L),嗜酸性粒细胞比率 15.0%(绝对值 3.99×10⁹/L)。肝功能:谷丙转氨酶 45.1U/L,总蛋白 61.7g/L,白蛋白 27.5g/L,γ-谷氨酰转肽酶 379.0U/L,总胆红素 48.3μmol/L,直接胆红素 25.6μmol/L,乳酸脱氢酶 319U/L。PCT 2.80ng/ml。超敏 CRP 131.78mg/L。免疫八项、抗核抗体谱、抗核抗体(ANA)、血管炎二项阴性。

肺肿瘤五项:NSE 28.40ng/ml,CA125 210.6U/ml,余正常。proBNP 1 641pg/ml。真菌 G 试验、真菌抗原三项、九项呼吸道感染病原体、多次痰结核菌涂片、痰 TB-DNA、痰培养未见异常。粪便常规正常,未见寄生虫虫卵。

胸部增强 CT(2014-11-21,图 6-1):①考虑右肺门肺癌并两肺门、纵隔及右侧颈部淋巴结与两肺内多发转移和癌性淋巴管炎;②两侧胸腔少量积液,左下肺部分不张、实变;③心包少量积液。

右锁骨上淋巴结活检病理(图6-2):淋巴结组织可见大片不规则凝固性坏死,其中有较多的中性粒细胞、嗜酸性粒细胞,坏死边缘可见类上皮细胞灶。特殊染色:抗酸(-)、六胺银(-)、革兰氏(-)、PAS(-);免疫组化:CD20/CD79a(残留滤泡+)、CD15(+)、CD21(-)、CD5/CD3(T区+)、CD163/CD68(组织细胞+)、CD1a(少+)、BCL-2(少+)、S100(少+);组织改变为淋巴结肉芽肿性病变。考虑:①结核;②因其中有较多嗜酸性粒细胞,注意排除与嗜酸性粒细胞相关的疾病。

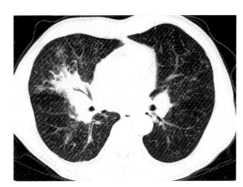
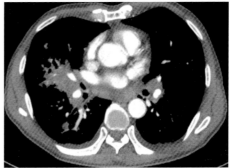

图 6-1　2014-11-21 胸部增强 CT

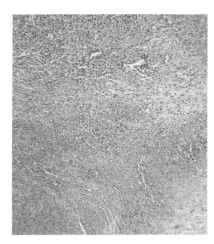
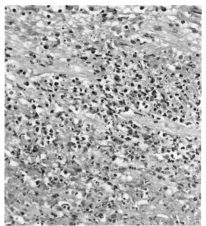

图 6-2　2014-11-22 右锁骨上淋巴结活检病理

【诊治经过一】(2014-11-21—2014-11-27)

患者咳嗽、咳痰、气促,且入院后第6天出现发热,热峰38.6℃,伴有血氧饱和度下降,D 二聚体(ELISA 法):2 499ng/ml,完善肺动脉造影检查,排除肺动脉栓塞,结合相关检查结果,诊断考虑肺癌可能性大(细菌感染),治疗上先后予以"左氧氟沙星、哌拉西林钠-舒巴坦钠、美罗培南"抗感染,经上述治疗后患者体温逐渐下降至正常,咳嗽、咳痰、气促较前有所好转。

【诊治经过二】(2014-11-28—2014-12-03)

复查血常规:白细胞 20.72×10^9/L,中性粒细胞比率 77.0%(绝对值 15.95×10^9/L),嗜酸性粒细胞比率 15.3%(绝对值 3.17×10^9/L)。PCT 1.37ng/ml。CRP 135.4mg/L。

入院第 10 天患者再次出现发热,热峰 39.0℃,调整抗生素为"万古霉素+莫西沙星",使用 3 天,但体温无下降,最高体温 38.9℃,病情无好转。

思维引导:

结合患者入院后予广谱抗生素抗感染治疗后,仍有反复发热,考虑特殊病原体可能性大[如结核、抗甲氧西林金黄色葡萄球菌(MRSA)],此时患者淋巴结活检结果示肉芽肿性病变,考虑结核可能,但肉芽肿病灶周围较多嗜酸性粒细胞浸润,结合患者反复查外周血嗜酸性粒细胞明显升高,故进一步完善辅助检查(骨髓穿刺、气管镜)明确是否存在其他嗜酸性粒细胞相关的疾病,如:肺癌、淋巴瘤、结节病等。

【诊治经过三】(2014-12-04—2014-12-09)

骨髓穿刺结果:骨髓粒系增生活跃,嗜酸性粒细胞比率增高,红系增生偏低,未见特殊细胞。外周血 NAP 积分比值升高。

气管镜检查镜下未见异常,深部痰结核菌涂片、TB-DNA、细菌、真菌培养均阴性。经气管镜 EBUS-TBNA 病理活检(图 6-3):[7#(为纵隔淋巴结定位编号,余同)]送检血凝块中可见干酪样坏死及少量类上皮细胞灶。特殊染色:抗酸(-)、六胺银(-)、AB(-)、PAS(-),组织改变符合结核表现。

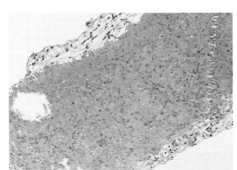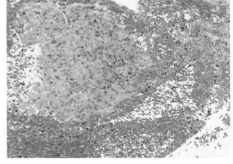

图 6-3　2014-12-01 经气管镜 EBUS-TBNA 病理活检

患者气管镜病理结果支持结核诊断,停"万古霉素",予"异烟肼、利福平、吡嗪酰胺、乙胺丁醇、莫西沙星"抗结核治疗。抗结核治疗第 2 天患者体温逐渐下降,第 3 天无发热,复查 CRP 60.4mg/L。PCT 2.15ng/ml。血常规:白细胞 13.75×10^9/L,中性粒细胞比率 64.1%(绝对值 8.81×10^9/L),嗜酸性粒细胞比率 22.4%(绝对值 3.08×10^9/L)。好转出院,回当地专科医院继续治疗。

【最终诊断】

继发性肺结核(浸润型,双肺,痰涂片检查阴性,病理阳性)初治

分析与讨论

患者为老年男性,有长期吸烟史,病程 2 个月,以咳嗽、咳痰、气促、反复发热为主要表现,入院后胸部 CT 提示右肺门占位,并肺门、纵隔淋巴结肿大,初诊考虑肺癌合并阻塞性肺炎可能性大,右肺门占位病理活检提示结核,且经抗结核治疗后症状好转,结核诊断明确。回顾此患者多次外周血嗜酸性粒细胞明显升高,淋巴结活检提示较多嗜酸性粒细胞浸润,骨髓穿刺亦提示嗜酸性粒细胞比率升高,在排除了恶性肿瘤、血液系统疾病、变态反应性疾病、寄生虫疾病、结缔组织系统疾病等后,故考虑嗜酸性粒细胞升高与结核相关。

结核患者机体的抗结核反应主要是 T 淋巴细胞介导的细胞免疫反应,CD4[+] T 淋巴细胞在其中起主导作用。文献表明,不同的 T 淋巴细胞亚群、肺泡巨噬细胞及树突状细胞在对抗结核感染的免疫形成过程中发挥了关键作用,嗜酸性粒细胞在抗结核感染免疫机制中也可能具有重要作用。感染结核分枝杆菌的肺组织中形成肉芽肿的细胞成分除巨噬细胞和淋巴细胞外,还包括嗜酸性粒细胞。研究发现 IL-2 作为 T 淋巴细胞分泌的一个关键细胞因子,诱导 Th0 分化为 Th1,并调控迟发型超敏反应,在结核免疫反应中扮演重要的角色。而嗜酸性粒细胞也分泌 IL-2 并表达相应受体。同时嗜酸性粒细胞表面还表达 TLR-2 受体,其与结核分枝杆菌反应,释放 α-防御素和嗜酸性过氧化物酶,进而造成分枝杆菌细胞壁损伤和细胞溶解。

综上,结核患者嗜酸性粒细胞可能参与 Th1/Th2 介导的免疫应答反应,其细胞因子分泌水平及受体表达程度与肺结核的炎症免疫反应程度相关。这也许是该结核患者发热等现象的原因之一。

(付国霞　汪金林)

专 家 评 析

曾运祥主任医师:肺结核是肺部一种常见的感染性疾病,病理主要表现为凝

固性坏死、淋巴肿性肉芽肿,以淋巴细胞浸润为主。该患者病理提示较多嗜酸性粒细胞浸润,导致初诊时我们的临床思维发生转变,在排除寄生虫、血液恶性肿瘤及多次治疗失败后选择再次活检最终才明确诊断,通过此病例我们发现嗜酸性粒细胞浸润也可能参与到肺结核的发病过程,所以患者影像学上有结核表现,同时病理有肉芽肿及嗜酸性粒细胞浸润时,仍然需考虑结核可能。

参 考 文 献

1. KOLOBOVNIKOVA U V,URAZOVA O I,NOVITSKY V V,et al. Cytokine-secreting activity of blood eosinophils in pulmonary tuberculosis[J]. Bull Exp Biol Med,2012,153(3):319-322.
2. NASLEDNIKOVA I O,URAZOVA O I,VORONKOVA O V,et al. Allelic polymorphism of cytokine genes during pulmonary tuberculosis[J]. Bull Exp Biol Med,2009,148(2):175-180.
3. LEGRAND F,DRISS V,WOERLY G,et al. A Functional γδTCR/CD3 complex distinct from γδT cells is expressed by human eosinophils[J]. PLOS ONE,2009,4(6):e5926.
4. LACY P,MOQBEL R. Eosinophil cytokines[J]. Chem Immunol,2000,76:134-155.
5. WOERLY G,ROGER N,LOISEAU S,et al. Expression of Th1 and Th2 immunoregulatory cytokines by human eosinophils[J]. Int Arch Allergy Immunol,1999,118(2/3/4):95-97.

病例7　咳嗽、咳痰伴腰背痛,多发骨质破坏

导读: 青年男性患者,反复咳嗽、咳痰5个月余,门诊CT提示肺部结节影并多发淋巴结肿大、左侧第9后肋骨质破坏。入院后查血嗜酸性粒细胞增多明显,淋巴结活检提示嗜酸性粒细胞浸润及肉芽肿性病变,但未见癌细胞,应该如何进一步诊治?

病 历 摘 要

患者男性,30岁,IT从业人员,因"反复咳嗽、咳痰5个月余"于2018年7月27日入院。

患者5个多月前无明显诱因开始出现咳嗽、咳少量白黏痰,伴背部及腰部疼痛,无发热、盗汗,无气促。2018年4月9日于外院行胸部CT平扫提示:①左肺上叶前段见多发结节影,最大者约0.52cm×0.53cm,边界清楚;②左肺下叶外、前基底段实变影;③右肺中叶内侧段炎症;④纵隔、腹膜后多发淋巴结增大。曾先后于外院予以"左氧氟沙星"和"克拉霉素"抗感染2周,但咳嗽、咳痰和腰背部疼痛症状未见改善。

后至我院门诊就诊,查胸部 CT 提示(图 7-1):①左下肺前内基底段见一结节影,大小约 1.9cm×1.8cm,边界欠清,形态不规则,分叶状,边缘可见毛刺及胸膜牵拉;②两肺门、纵隔、两侧锁骨上窝、两侧腋窝多发淋巴结肿大,左侧第 9 后肋骨质破坏。门诊拟"肺癌并多发转移"收入我科住院。起病以来,患者精神、睡眠、食欲一般,大小便如常,体重下降 7kg。

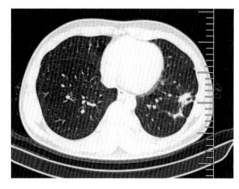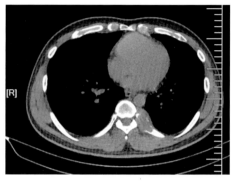

图 7-1　2018-07-13 胸部 CT

【既往史】

无特殊。

【个人史、家族史】

否认烟酒嗜好,家族史无特殊。

【入院查体】

双侧颈部、锁骨上窝和腋窝淋巴结未触及肿大;听诊双肺呼吸音粗,未闻及干湿啰音;第 8、9 和 10 胸椎处压痛明显。余无特殊。

【辅助检查】

血常规:白细胞 11.38×10⁹/L,中性粒细胞比率 31.4%(绝对值 3.57×10⁹/L),嗜酸性粒细胞比率 17.6%(绝对值 2.00×10⁹/L)。肺肿瘤五项:NSE 24.55ng/ml。总 IgE 2 507kU/L,专项变应原:屋尘螨 3 级、粉尘螨 3 级、德国蟑螂 3 级、真菌抗原 0 级。诱导痰:中性粒细胞 19%、巨噬细胞 20%、嗜酸性粒细胞 59%、淋巴细胞 2%。

粪便常规、尿常规、肝功能、生化、凝血、D 二聚体、血传播、风湿三项、血管炎三项、抗核抗体谱十一项、ANCA 未见异常。痰真菌+细菌培养、真菌 G 试验、痰找抗酸杆菌、TB-DNA、结核菌素纯蛋白衍生物(PPD)试验、结核感染血清免疫斑点试验、寄生虫抗体七项:均阴性。隐球菌抗原检测(ELISA 法)>100μg/L,复查隐球菌抗原(胶体金免疫层析法)阳性。肺通气功能+激发试验:肺通气功能大致正常,激发试验阴性。

气管镜检查示：支气管炎症改变，EBUS-TBNA 淋巴结穿刺活检（图 7-2）：
(7#、11L)送检两份标本，血凝块内见数个不典型的肉芽肿性结节，结节边界不清，可见小灶坏死，其中 11L 标本内有较多的嗜酸性粒细胞渗出，特殊染色结果：
GMS(−)，PAS(−)，弱酸(−)，革兰氏(−)，Ag(部分+)，抗酸×2(−)，免疫组化结果：ACE×2(小灶+)，组织改变考虑为嗜酸性粒细胞相关性肉芽肿性病变。

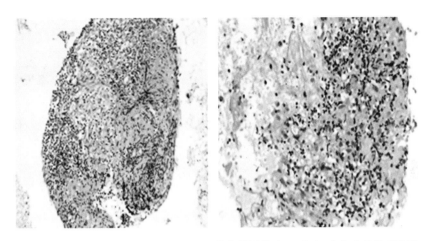

图 7-2　2018-07-27 EBUS-TBNA 淋巴结穿刺活检病理：组织改变考虑为嗜酸性粒细胞相关性肉芽肿性病变

彩超引导下浅表淋巴结穿刺活检：右腋窝多发肿大淋巴结回声，大小约 28mm×18mm，形态尚规则，边界清，皮髓质分界尚清，淋巴门比例减小。

淋巴结病理（图 7-3）：送检穿刺淋巴结组织，滤泡间区见较多嗜酸性粒细胞，未见坏死及肉芽肿。免疫组化结果：ACE(−)，CD3(+)，CD20(+)，CD1a(+)，S-100(+)，BCL-2(+)，Ki67(+)，CD21(+)，CD15(−)，CD30(−)，PAX5(+)。特殊染色结果：GMS(−)，PAS(−)，抗酸(−)，革兰氏(−)，抗酸荧光(−)，弱酸(−)。请临床注意排除嗜酸性粒细胞增多相关性疾病。

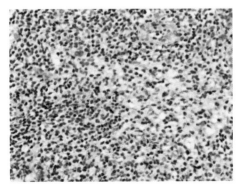

图 7-3　2018-08-06 淋巴结病理：滤泡间区见较多嗜酸性粒细胞

全身 PET/CT（图 7-4）：①颈 4 椎体左侧附件、右侧肩胛骨、胸 9 椎体右侧附件及左侧第 9 后肋、左侧坐骨及耻骨交界处多发结节状及团块状高代谢病灶伴边缘清晰骨质破坏,考虑原发性骨多发病变,其中胸 9 椎体及右侧附件病变侵犯至椎管内。②双侧颈部、两侧锁骨上窝、两侧腋窝、两侧肺门、纵隔、左侧心膈角、肝门、脾门、腹膜后及双侧腹股沟多发淋巴结增大伴糖代谢轻度增高,考虑为多发淋巴结反应性增生;脾脏体积增大伴代谢弥漫轻度增高,考虑为脾脏反应性增生可能。③左肺下叶内前基底段及外基底段斑片影、左肺下叶背段胸膜下及右中肺外侧段小结节,糖代谢均未见增高。

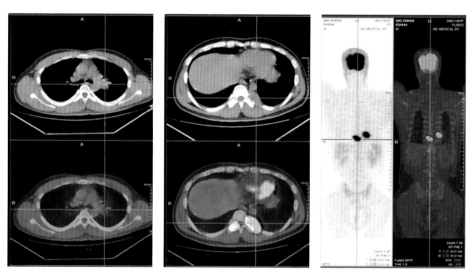

图 7-4　**2018-08-06 全身 PET/CT:多发骨质破坏,多发淋巴结肿大伴糖代谢轻度增高**

思维引导:

　　患者为青年男性,咳嗽、咳痰、腰背痛,肺部多发结节,分叶、毛刺及胸膜牵拉,两肺门、纵隔、两侧锁骨上窝、两侧腋窝多发淋巴结肿大,肋骨质破坏,以上均为肺癌典型表现,但入院后发现血嗜酸性粒细胞增多明显,肿瘤指标不高,多处淋巴结活检未见癌细胞,PET/CT 无恶性肿瘤表现,同时发现隐球菌抗原增高明显,其骨质破坏是否为原发性骨病变? 或由结核杆菌、隐球菌等特殊病原体感染造成? 我们请了骨外科于骨质破坏处活检。

　　胸 9 椎体附件活检病理(图 7-5):送检组织内见大量增生的上皮样细胞、泡沫状组织细胞及多核巨细胞,散在淋巴细胞浸润,灶性可见坏死,并可见大量卵圆形或圆形、具有荚膜及折光性的孢子。免疫组化结果:CD1a(−),CD68(+),S-100(−)。特殊染色结果:GMS(+),PAS(+),抗酸(−),弱酸(−)。组织改变符合隐球菌病。

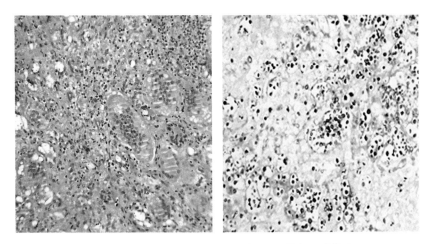

图 7-5 2018-08-13 胸椎附件活检病理:符合隐球菌病

再次复查真菌抗原:血清曲霉抗原检测 0.297μg/L,隐球菌抗原检测 >100.0μg/L。

骨髓涂片:骨髓增生稍低,偶见幼稚淋巴细胞及一个分类不明细胞。骨髓活检结果(图 7-6):送检骨髓组织增生正常,粒红比例正常范围,粒红系增生均以中晚幼阶段为主,巨核可见,以成熟分叶核为主,可见较多嗜酸性粒细胞弥漫浸润。免疫组化结果:CD3(+),CD20(+),CD1a(-),S-100(-),CD68(+),CD163(+)。特殊染色结果:Ag(++),铁染色(+++),PAS(+)。

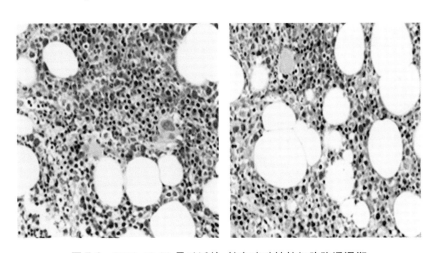

图 7-6 2018-08-06 骨髓活检:较多嗜酸性粒细胞弥漫浸润

【最终诊断】
播散性隐球菌病:肺和骨

【治疗】

予"两性霉素 B 20mg 1 次/d"静脉滴注联合"氟胞嘧啶 1.5g 4 次/d"口服抗真菌治疗,出院后转当地医院继续"两性霉素 B 20mg 1 次/d"静脉滴注联合"氟胞嘧啶 1g 4 次/d"口服至 2018 年 10 月 21 日,后服用"氟康唑胶囊 400mg 1 次/d"治疗。

【随访】

抗真菌治疗 6 个月后患者咳嗽、咳痰基本消失,胸背痛症状缓解,住院复查血常规:白细胞 $6.96×10^9$/L,中性粒细胞比率 34.9%(绝对值 $2.43×10^9$/L),嗜酸性粒细胞比率 19.1%(绝对值 $1.33×10^9$/L)。隐球菌抗原检测>100μg/L。胸部 CT:左下肺病灶较前缩小,余大致同前。胸椎 MR 平扫+增强:第 9 胸椎右侧附件及左侧第 9 后肋骨质破坏并肿块形成(部分囊变),相邻皮下筋膜炎;胸 9 左侧椎间孔狭窄,左侧胸 8 神经根受压。出院后继续"氟康唑胶囊 400mg 1 次/d"治疗。

2019 年 8 月 19 日复查,血常规:白细胞 $11.10×10^9$/L,嗜酸性粒细胞比率 17.1%,(绝对值 $1.90×10^9$/L),隐球菌抗原检测 5.623μg/L。胸部 CT(图 7-7):左下肺病灶较前继续缩小,第 9 胸椎右侧附件及左侧第 9 后肋见骨质破坏较前稍修复,并软组织肿块较前缩小。胸椎 MR 平扫+增强:第 9 胸椎右侧附件病灶较前吸收;左侧第 9 后肋肿块消失,局部肋骨增粗水肿。

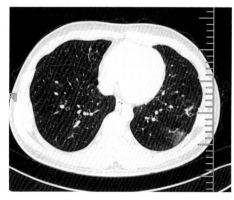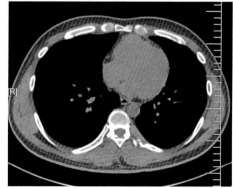

图 7-7　抗真菌治疗后(2019-08-19)胸部 CT

分析与讨论

隐球菌(cryptococcus)是一种人类致病性病原微生物,是位于曲霉、念珠菌之后的常见致病真菌,广泛分布于自然界,其中鸽粪被认为是重要的传染源,主要致病菌为新型隐球菌和格特隐球菌。隐球菌可侵犯人体各个系统器官和组织，中枢神经系统和肺脏为易受侵犯部位，亦可播散至肺部、皮肤、黏膜、骨骼、关节和其他内脏，呈急性或慢性病程，各年龄均可发病。在绝大多数的国家和地区，新型隐球菌偏好感染免疫缺陷的患者，然而在我国及一些东南亚国家，该菌倾向于感染免疫功能正常的人群。

　　近来有不少病例报告中提到隐球菌病患者外周血嗜酸性粒细胞增多的现象，嗜酸性粒细胞可能是抵抗新型隐球菌的效应细胞。同时有研究发现，隐球菌感染外周血嗜酸性粒细胞增多患者，均具有变态反应性疾病或过敏性体质，可能是隐球菌激发的 Th2 变态反应，但其具体机制不详。隐球菌病致嗜酸性粒细胞增多的机制可能是由于新型隐球菌荚膜有些特定成分，如荚膜多糖、葡萄糖吡喃甘露糖可引起变态反应，致使淋巴细胞产生嗜酸性粒细胞集落形成因子、IL-5等，使骨髓中嗜酸性粒细胞分化增加，从而使外周血嗜酸性粒细胞增多。最近的研究显示，外周血嗜酸性粒细胞增多可能是免疫功能正常宿主新型隐球菌病患者或播散型患者的早期或急性期特点。且随着临床治疗好转，嗜酸性粒细胞有下降趋势，嗜酸性粒细胞有望成为评价隐球菌感染伴嗜酸性粒细胞增多患者的疗效指标。本例患者，青壮年男性，免疫功能正常，过敏性体质（总 IgE 升高），骨髓活检显示嗜酸性粒细胞增生活跃，外周血嗜酸性粒细胞升高明显，均符合隐球菌激发的变态反应。因此，临床上嗜酸性粒细胞增多排除常见疾病后应当考虑隐球菌感染的可能。

　　骨关节隐球菌病病变多发生在骨的突出部，颅骨和脊椎骨比较多见，骨关节少见，病灶常位于骨松质，主要是溶骨性破坏，有脓肿形成和肉芽肿形成。影像学主要表现为侵犯松质骨，溶骨性破坏而又无明显骨质增生、硬化及骨膜反应，缺乏特征性表现，临床上应与肿瘤和结核相鉴别。本病例病灶于颈 4 椎体、肩胛骨、胸 9 椎体、肋骨、坐骨及耻骨交界处呈现边缘清晰的骨质破坏，在诊断上一度认为是肺癌骨转移和全身多发结核。由于隐球菌病的诊断还是多以组织学检查为基础，所以确诊本病还需病理诊断。

　　综上所述，播散性隐球菌病大多发生于免疫抑制或危重症患者，但近年来隐球菌病发生在无基础疾病的病例越来越多。本例患者为青壮年男性，无基础疾病史，但伴有长时间反复咳嗽、咳痰伴胸背痛，外周血嗜酸性粒细胞增多。因此在临床实践中，遇到虽既往体健，但临床表现为肺部阴影伴多发骨质破坏-血嗜酸性粒细胞升高，仍需警惕隐球菌感染，需尽快完善体液培养和病理活检以协助诊断。本例患者抗真菌后虽肺部病灶有好转，但是外周血嗜酸性粒细胞无明显下降，两侧颈根部、肺门、纵隔、腋窝多发肿大淋巴结同前，脾大同前，仍未能排除血液系统肿瘤的可能。

（李乃健）

专 家 评 析

叶枫主任医师:播散性隐球菌病可发生于免疫功能正常的青壮年,可累及多系统脏器、淋巴结及骨质破坏,缺乏特异性,外周血嗜酸性粒细胞增多可能为其特征之一,提示我们隐球菌感染的可能。近来有不少病例报告中提到隐球菌病患者外周血嗜酸性粒细胞增多的现象。此例患者在经过规律抗真菌治疗后胸部CT有明显吸收,但外周血嗜酸性粒细胞仍升高明显,在此治疗过程中仍需要排除骨髓增殖性肿瘤伴嗜酸性粒细胞增多。

参 考 文 献

1. JAIN A V,ZHANG Y,FIELDS W B,et al. Th2 but not Th1 immune bias results in altered lung functions in a murine model of pulmonary Cryptococcus neoformans infection[J]. Infect Immun,2009,77(12):5389-5399.

2. XUE X Y,HUA W,WANG K F,et al. Cryptococcosis by Cryptococcus gattii in China[J]. Lancet Infect Dis,2015,15(10):1135-1136.

3. GARRO A P,CHIAPELLO L S,BARONETTI J L,et al. Eosinophils elicit proliferation of naive and fungal-specific cells in vivo so enhancing a T helper type 1 cytokine profile in favour of a protective immune response against Cryptococcus neoformans infection[J]. Immunology,2011,134(2):198-213.

4. PIEHLER D,STENZEL W,GRAHNERT A,et al. Eosinophils contribute to IL-4 production and shape the T-helper cytokine profile and inflammatory response in pulmonary cryptococcosis[J]. Am J Pathol,2011,179(2):733-744.

病例 8　反复发热,肺部多发空洞

导读:青年男性患者,急性起病,慢性病程,反复发热、咳嗽,血白细胞、嗜酸性粒细胞明显增多,肺部可见多空洞病变,外院先后予以抗细菌、抗结核、抗真菌治疗效果欠佳,为进一步诊治来我院,下一步该如何诊治?

病 历 摘 要

患者男性,22 岁,因"反复发热、咳嗽、咳痰 2 个月余,加重 1 周"于 2015 年12 月 30 日入院。

患者于 2 个多月前无明显诱因出现咽痛、声音嘶哑、吞咽困难，就诊于哈尔滨某大学校医处，行喉镜检查考虑"会厌炎"，经"头孢噻肟""地塞米松"治疗症状曾有所改善，停用激素后症状再发，伴发热，体温最高达 39.7℃，并逐渐出现咳嗽，后因声音嘶哑加重，转诊至江西省某医院，行喉镜检查提示：鼻咽部、咽喉大面积坏死肿胀，表面白色假膜，双侧声带、室带肿胀，怀疑"喉结核"，给予"异烟肼、利福平、吡嗪酰胺、乙胺丁醇"四联抗结核治疗 10 天，症状无明显改善。

7 周前先后就诊于上海两家医院，CT 示：双肺多发结节伴部分空洞形成，肝、脾大。停止抗结核治疗，给予"多西环素、伊曲康唑"静脉滴注，仍高热不退，咳嗽加重，并出现咯血，复查胸部 CT 提示病变进展，气管、肺组织活检病理示：肉芽肿性炎，未见明显真菌结构，特殊染色阴性。痰培养提示：军团菌生长。血清军团菌抗体阳性，于 40 天前改用"阿奇霉素、青霉素、莫西沙星"抗感染治疗，发热消退，咽痛、声音嘶哑、吞咽困难消失，咳嗽、咳痰减轻，但复查胸部 CT 病灶无明显吸收，于 2 周前出院，出院后继续口服"利福平、左氧氟沙星、阿奇霉素"治疗。1 周前患者再次发热，午后至夜间出现，体温最高 38.2℃，可自行退热，咳嗽、咳痰加重，痰黄质稀，有臭味，伴气促，继续口服上述药物症状无改善，到我院求进一步诊治。自发病以来，患者精神、饮食、睡眠差，二便正常，体重下降约 7kg。

【既往史、家族史、个人史】

患者有"乙肝大三阳"病史，行短暂治疗后，复查转为"小三阳"。近 3 年余每周均进行一次与"大肠埃希菌"有关的试验。

【入院查体】

体温 36.1℃，脉搏 106 次/min，呼吸 20 次/min，血压 108/56mmHg，双肺呼吸音清，可闻及散在吸气相湿啰音，未闻及干啰音。

【辅助检查】

血常规：白细胞 22.80×10⁹/L，中性粒细胞比率 42.54%（绝对值 9.7×10⁹/L），嗜酸性粒细胞比率 45.18%（绝对值 10.3×10⁹/L）。粪便分析未见虫卵。超敏 CRP 88.46mg/L。PCT 0.10ng/ml。血传播八项：乙肝表面抗原>250.00IU/ml，乙肝核心抗体 10.24s/co。九项呼吸道感染病原体 IgM 阴性。

血气分析：FiO₂ 21%，pH 7.425，PCO₂ 46.7mmHg，PO₂ 73.9mmHg，碳酸氢根浓度 30mmol/L。肝功能：白蛋白 32.1g/L，γ-谷氨酰转肽酶 55.8U/L。真菌 G 试验：327.9pg/ml。TB-SPOT：A/B 孔均为 0。血清曲霉抗原<0.25μg/L。血清隐球菌抗原<3.2μg/L。痰找抗酸杆菌 3 次阴性，痰 TB-DNA 阴性，痰 X-pert 阴性，

痰细菌培养阴性,痰真菌培养阴性。

支气管动脉造影 CT(2016-01-04,图 8-1):①两肺多发病变伴空洞形成,考虑感染性病变(真菌? 特殊菌?)。②两锁骨上、两肺门、纵隔多发肿大淋巴结。③左侧胸膜增厚,左侧胸腔少量积液。④左右侧支气管动脉共干一支,右侧支气管动脉一支,左支气管动脉一支;两侧支气管动脉走行迂曲、稍增粗;两侧胸廓内动脉及膈下动脉稍增粗。⑤肝、脾大。

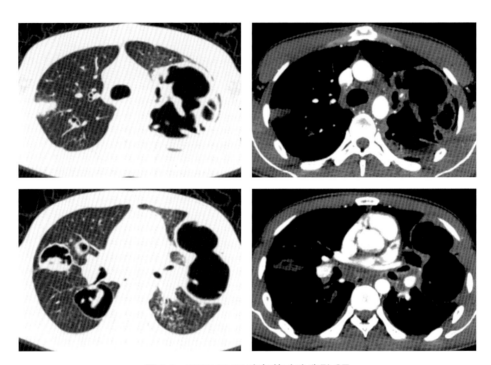

图 8-1　2016-01-04 支气管动脉造影 CT

【诊治经过一】

入院后予以"莫西沙星、美罗培南"静脉滴注抗感染、止咳化痰等治疗,仍有咳嗽、咳痰,热退后再次发热。复查床边胸片:两肺多发病变伴空洞形成,考虑感染性病变,右肺渗出性病变较前增多。支气管镜痰涂片口头报告:烟曲霉。改用"哌拉西林钠-舒巴坦钠"抗感染、"伏立康唑"静脉滴注抗真菌治疗,热退。

【诊治经过二】

多次复查血常规:白细胞、嗜酸性粒细胞数继续较前升高(图 8-2)。免疫八项:IgG 31.77g/L,IgA 0.65g/L,C4 0.193g/L。鼻窦 CT:各组鼻窦 CT 平扫未见明确异常。2 次痰、1 次支气管镜痰真菌培养:烟曲霉。痰、支气管镜痰细菌培养阴性。

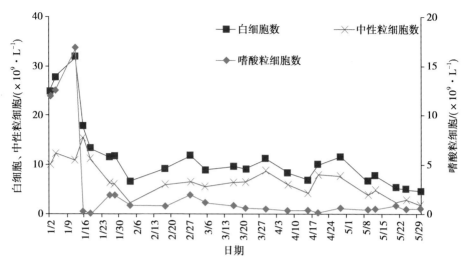

图 8-2　血细胞变化趋势图

气管镜活检(图 8-3):左上舌叶送检肺组织,支气管黏膜下淋巴细胞及较多嗜酸性粒细胞浸润,有嗜酸性脓肿形成,小血管壁坏死,周围可见较多嗜酸性粒细胞浸润,邻近肺组织肺泡腔内可见组织细胞及嗜酸性粒细胞渗出,间质小血管扩张,管壁周围可见嗜酸性粒细胞浸润。特殊染色:弹力纤维(-)、革兰氏(-)、PAS(-)、抗酸(-)、六胺银(-),组织改变为嗜酸性粒细胞相关性肺疾病。

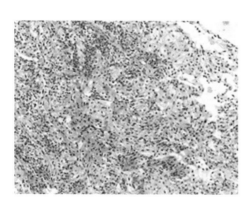

图 8-3　2016-01-05 支气管镜活检病理:左上舌叶送检肺组织改变为嗜酸性粒细胞相关性肺疾病

骨髓活检(图 8-4):送检骨髓组织可见稀释现象,粒红比例大致正常,粒红系增生均以中晚幼阶段为主,并可见大量嗜酸性粒细胞及少量浆细胞,巨核系可见,以成熟分叶核为主,免疫组化:CD235a(红系+)、CD61(巨核+)、MPO(髓系+)、CD38(+)、CD138(+)、CD3(散在+)、CD20(散在+),组织改变考虑为嗜酸性粒细胞增多。

2016 年 1 月 13 日全院大讨论:外周血嗜酸性粒细胞增多、肺部组织病理示嗜酸性粒细胞浸润;需注意排查真菌感染合并全身性疾病,如 EGPA。建议抗真菌治疗的同时,使用全身糖皮质激素。予以"甲泼尼龙"40mg 1 次/d 静脉滴注,5 天后改"泼尼松"20mg 口服 1 周,10mg 口服 1 周,"免疫球蛋

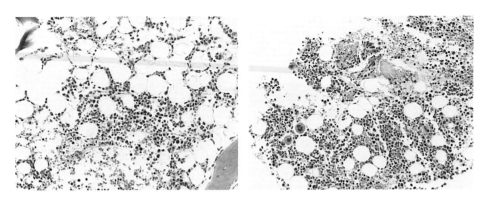

图 8-4 2016-01-12 骨髓活检:组织改变考虑为嗜酸性粒细胞增多

白"20g 冲击 5 天,继续"伏立康唑"静脉滴注治疗。患者症状改善,血嗜酸性粒细胞明显下降,激素改口服后曾有反弹。2016 年 1 月 26 日复查胸部 CT:①两肺病灶较前减少,空洞内积液较前吸收;②两锁骨上、两肺门、纵隔多发淋巴结较前缩小;③左侧胸腔少量积液基本吸收;④肝、脾大,大致同前,请结合临床。继续予"伏立康唑"抗真菌治疗。咳嗽、气促逐渐减轻,咳少许暗红色血丝痰或黄白色泡沫痰,复查胸部 CT(图 8-5)病灶较前逐渐吸收。

【诊治经过三】

2016 年 4 月 20 日再次发热,热峰 38.5℃,咳嗽、咳痰加重,为大量黄白色泡沫痰,间有暗红色血丝痰,复查胸部 CT 示左上肺病灶较前增大(图 8-5),真菌培养阴性,考虑曲霉病灶破溃及院内感染,给予"哌拉西林钠-他唑巴坦钠"抗感染,加用"卡泊芬净"抗真菌治疗,发热消退,痰量减少,咯血减少。

2016 年 5 月 3 日复查胸部 CT(图 8-5):左上肺病灶明显缩小。多次复查痰、深部痰真菌培养阴性,考虑肺曲霉病控制,现左上肺巨大空洞难以吸收,可发生细菌或真菌定植并反复合并感染,遂请胸外科会诊,予全麻下行"胸腔镜辅助左上肺叶切除术",组织病理(图 8-6)示:左上肺叶送检肺组织,部分区域肺泡结构破坏,可见多灶坏死,小脓肿形成,其内有大量真菌菌丝及孢子,菌丝细长,锐角分支,有分隔,周围可见大量中性粒细胞、嗜酸性粒细胞及组织细胞,并可见坏变脱落的支气管纤毛柱状上皮,邻近肺组织,肺泡上皮增生,肺泡腔内可见较多组织细胞,局灶间质纤维化,部分细支气管扩张,腔内亦可见真菌菌丝及孢子,管壁纤维组织增生,大量浆细胞及嗜酸性粒细胞浸润;另见两个干酪样结节,周围浆细胞及嗜酸性粒细胞浸润。特殊染色:PAS(+)、六胺银(+)、AB(-)、抗酸(-),结合临床,组织改变为肺支气管扩张症,肺曲霉病合并结核。予以四联抗结核治疗。

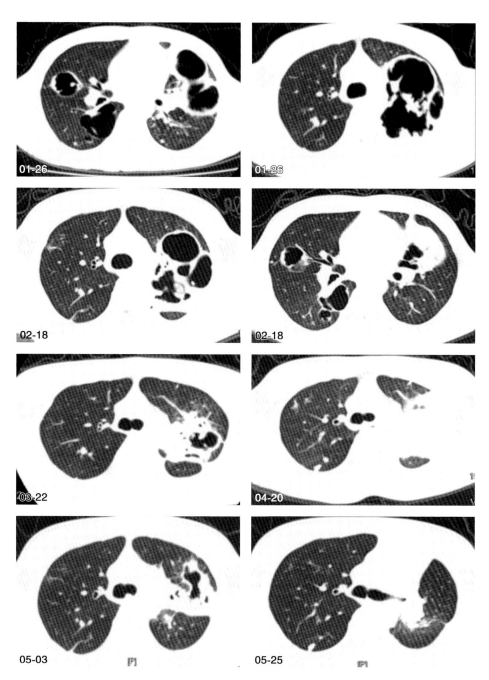

图 8-5 2016 年复查胸部 CT:病灶较前逐渐吸收

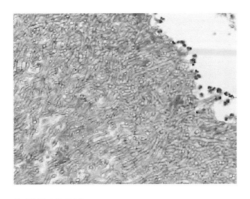

图 8-6　2016-05-10 左上肺病理：左上肺叶送检肺组织改变为肺支气管扩张症,肺曲霉病合并结核

【最终诊断】

1. 肺曲霉病
2. 继发性肺结核(左上肺,涂阴,初治)

分析与讨论

本例患者为青年男性,急性起病,慢性病程,大学生,近 3 年余每周均有接触"大肠埃希菌",反复发热、咳嗽、气促,血白细胞、嗜酸性粒细胞明显升高,肺部多发空洞性阴影,曾在外院检出军团菌,经治疗后症状明显改善,但血嗜酸性粒细胞升高,肺部空洞性阴影持续存在,我院多次痰真菌培养、气管镜深部痰真菌培养检出烟曲霉,肺曲霉病可临床诊断,经过伏立康唑、两性霉素 B 雾化、短期卡泊芬净抗曲霉、糖皮质激素治疗后,发热、咳嗽、气促等症状改善,血嗜酸性粒细胞数量明显减少,肺部空洞性阴影较前明显吸收,空洞内容物消失,空洞病变行手术切除病理示组织内有大量的嗜酸性粒细胞浸润、大量的曲霉菌丝和孢子,确诊为肺曲霉病,另见纤维玻璃样变结节,考虑合并结核。

嗜酸性粒细胞增多相关性肺疾病,可为单纯肺部疾病或系统性疾病肺累及,包括:未知原因的嗜酸性粒细胞性肺炎如单纯性肺嗜酸性粒细胞增多症、急/慢性嗜酸性粒细胞性肺炎,系统性疾病累及肺如嗜酸性肉芽肿性多血管炎(EGPA)、特发性高嗜酸性粒细胞综合征、急/慢性嗜酸性粒细胞性白血病、结缔组织病,已知病因的嗜酸性粒细胞性肺炎,过敏性疾病如哮喘、变应性支气管肺曲霉病,寄生虫感染,除寄生虫外的其他病原体感染,药物相关性嗜酸性粒细胞性肺炎,嗜酸性粒细胞性气道疾病,恶性肿瘤,以及其他疾病如机化性肺炎、特发性肺间质纤维化、朗格汉斯细胞组织细胞增生症等。本例患者,停用外院药物后血嗜酸性粒细胞仍继续升高,无过敏性疾病的临床表现如喘息,无寄生虫感染的证据,自身免疫指标阴性,无恶性肿瘤的证据,骨髓细胞学及骨髓活检未见异形白细胞,最终通过组织病理找到曲霉菌丝和孢子,证实为肺曲霉病,有干酪样结节,抗酸染色阴性,考虑合并有结核。

目前常见的能引起血嗜酸性粒细胞增多或嗜酸性粒细胞组织浸润的肺真菌病有播散性隐球菌病、球孢子菌病,仅有少量个案报道显示肺曲霉病、副球孢子菌病、马尔尼菲青霉病、毛霉病患者有血嗜酸性粒细胞增多和/或嗜酸性粒细胞组织浸润。日本学者 Fumiaki Kudo 报道了一例免疫功能健全的自发性曲霉性脓胸患者,可见血嗜酸性粒细胞增多,最终通过痰真菌培养、胸腔积液真菌培养检出曲霉而诊断。另有个案报道类风湿关节炎患者,CT 显示右上肺结节,手术切除标本病理显示为类风湿结节,中央见曲霉菌丝,结节周围有嗜酸性粒细胞浸润。隐球菌病患者血嗜酸性粒细胞增多的病例,多为国内学者报道的全身播散或隐球菌脑膜炎儿童患者,成人少见,国外学者的报道亦少见,朱燕凤报道的 6 例全身播散患者均有血嗜酸性粒细胞增多,达(0.9～22.7)×10^9/L;另有报道 39%～52%的儿童隐球菌脑膜炎或全身播散感染患者血嗜酸性粒细胞增多。我国不是球孢子菌病的传统疫区,目前仅有数十例的个案报道,27%～80%的患者血嗜酸性粒细胞升高,血嗜酸性粒细胞比率 3%～26%。目前对于肺真菌病患者血嗜酸性粒细胞增多或组织嗜酸性粒细胞浸润的机制尚不详,研究很少。

(占扬清)

专 家 评 析

叶枫主任医师:随着肿瘤化疗、器官或骨髓造血干细胞移植、免疫抑制剂使用等的广泛开展,免疫缺陷人群侵袭性或播散性肺真菌病的发病率逐渐升高,即使免疫功能正常宿主,肺真菌病也逐渐增多。虽然肺真菌病合并血嗜酸性粒细胞增多或组织内嗜酸性粒细胞浸润的报道少见,但对于反复发热、有肺真菌病特征的肺部阴影、血嗜酸性粒细胞增多的患者,在病因未明时,仍需警惕存在肺真菌病的可能,需要寻找是否有发病危险因素,侧重行细胞学涂片、病原学培养、组织活检等,以明确诊断后针对性抗真菌治疗。

参 考 文 献

1. KUDO F,OHTA H,NAGAI Y,et al. A young immunocompetent patient with spontaneous aspergillus empyema who developed severe eosinophilia[J]. Respir Med Case Rep,2017,22:220-223.

2. ROBINSON C,SINGH N,ADDIS B. Eosinophilic pneumonia and aspergillus colonization of rheumatoid nodules[J]. Histopathology,2005,46(6):709-710.

3. 朱燕凤.外周血嗜酸性粒细胞对隐球菌病疗效评估的展望[J].临床药物治疗杂志,2010,8(4):49-51.

4. GUO L Y,LIU L L,LIU Y,et al. Characteristics and outcomes of cryptococcal meningitis in HIV seronegative children in Beijing,China,2002-2013[J]. BMC Infect Dis,2016,16(1):635.

5. WANG XL,WANG S,AN C L. Mini-review of published reports on coccidioidomycosis in China [J]. Mycopathologia,2015,180(5/6):299-303.

第二章 变态反应相关的嗜酸性粒细胞 增多性肺疾病

病例9 发作性咳嗽、喘鸣，左上肺占位

导读:15岁女性患者,体检发现左上肺占位,PET/CT考虑淋巴瘤,追问病史3年来存在夜间咳喘,有多种宠物喂养史,为了明确诊断我们对病理组织再次行二代基因测序。

病 历 摘 要

患者女性,15岁,学生,因"体检发现左上肺肿物8天"于2019年5月10日入院。

患者入院前8天因"车祸"于外院行胸片及胸部CT检查提示左上肺占位,当时患者无咳嗽、发热、胸痛等症状。进一步行全身PET/CT检查,考虑恶性肿瘤病灶可能。为进一步诊治收入我院。

【外院检查】

胸部增强CT检查(2019-05-07):左肺上叶肿物,淋巴瘤? 炎性肌纤维母细胞瘤? 建议CT引导下穿刺活检,前纵隔软组织块影,考虑为未完全退化胸腺组织。全身PET/CT(2019-05-09,图9-1):左上肺纵隔旁不规则团块状局灶性高代谢病灶(SUVmax:8.4,SUVave:5.2),考虑为恶性肿瘤病灶(淋巴瘤? 生殖细胞相关恶性肿瘤?)病灶与相邻胸膜及左肺主动脉关系密切,全身其他部位未见高代谢恶性肿瘤影像改变,双侧扁桃体炎,左侧胸腔少量积液,前纵隔胸腺显示,盆腔少量积液。

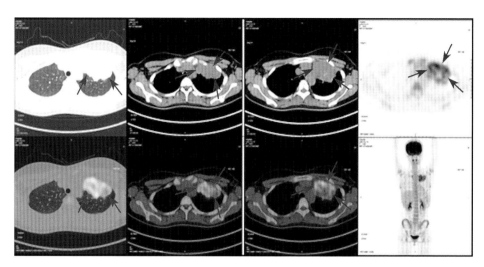

图 9-1　2019-05-09 全身 PET/CT:左上肺纵隔旁不规则团块状局灶性高代谢病灶(红色箭头)

【既往史、个人史、家族史】

三年来曾有多次发作性夜间咳嗽,伴喘鸣音,无咳痰,静坐后可缓解。曾食用生三文鱼。曾喂养仓鼠、鹦鹉、兔子、鸭子等宠物。有青霉素过敏史。家族史无特殊。

【入院查体】

生命体征平稳,胸廓正常对称,呼吸平稳,呼吸节律两侧对称,触诊语颤正常,双肺呼吸音粗,双肺未闻及干湿啰音。

【辅助检查】

血常规:白细胞 $11.00×10^9/L$,中性粒细胞比率 63.5%(绝对值 $6.99×10^9/L$),嗜酸性粒细胞比率 4.4%(绝对值 $0.50×10^9/L$)。肺肿瘤指标:NSE 24.79ng/ml,CA125 42.36U/ml。胸部正位片(图 9-2)示:左上肺大片实变病灶并含气不全,性质待定。

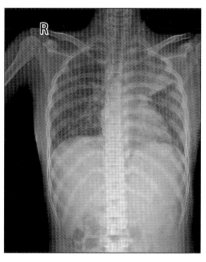

图 9-2　2019-05-12 胸片:左上肺大片实变病灶并含气不全

【诊治经过一】

患者入院后于 2019 年 5 月 10 日行 B 超引导下左上肺占位穿刺活检,后出院等病理结果。病理回报(图 9-3):送检肺组织中可见多个肉芽肿病灶,大量

47

嗜酸性粒细胞浸润,有嗜酸性脓肿形成,局灶间质纤维组织增生,灶性淋巴细胞及嗜酸性粒细胞浸润。

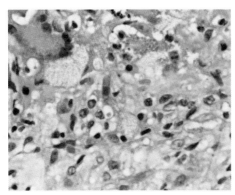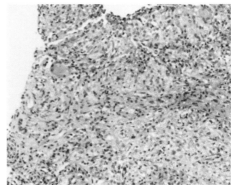

图 9-3　2019-05-10 左上肺占位穿刺病理

免疫组化:CD3(少量+),CD20(灶+),CD30(-),CD15(-),CD68(组织细胞+),CD79a(灶+),CD5(少量+)。特殊染色结果:GMS(-),PAS(-),抗酸(-),革兰氏(-),抗酸荧光(-),真菌荧光(-),原位杂交结果:EBER(-)。

2019 年 5 月 20 日患者在当地医院再次行肺组织穿刺活检,术后病理提示:可见肺泡上皮增生,组织慢性炎症伴肉芽肿形成,大量嗜酸性粒细胞浸润。免疫组化:CK-P(肺泡上皮+),CD68(KP-1)(组织细胞+),TTF-1(肺泡上皮+),Ki-67(约 5%+)。特殊染色:PAS(-),Ag(-),PASM(-),抗酸(-),请临床排除特殊菌、寄生虫或自身免疫性疾病(过敏反应)。为进一步诊治再次入住我科。

思维引导:

15 岁女性患者,临床症状不明显,胸部影像学表现为左上肺大片实变,PET/CT 提示高代谢病灶,考虑淋巴瘤可能,两次肺穿刺组织病理提示嗜酸性肉芽肿伴嗜酸性脓肿,未找到恶性肿瘤的依据,提示要注意考虑感染性疾病及变态反应性疾病可能。同时患者 3 年来存在夜间的咳喘,有多种宠物喂养史,血 Eos 偏高($0.50×10^9$/L),这些病史与检查其左上肺病灶是否存在关系,需要我们进一步检查。

【诊治经过二】

第二次入院后查血常规:白细胞 $9.45×10^9$/L,嗜酸性粒细胞比率 3.8%(绝

对值 $0.36×10^9/L$）。总 IgE（TIgE）1 146kU/L，烟曲霉 IgE 5.27kU/L（3 级），烟曲霉 IgG 抗体>500.00AU/ml（正常值<80AU/ml）。痰病原学、真菌抗原二项、BALF 病原学检查、抗核抗体谱、ANCA 阴性。肺功能（图 9-4）：肺通气功能正常（FVC 2.87L，FVC% pred 83.9%，FEV_1 2.46L，FEV_1% pred 84.9%，FEV_1/FVC 85.8%），支气管激发试验阳性。

项目	单位	Pred	A1	A1/Pd	NS	P1	chg%1	P2	chg%2	P3	chg%3	P4	chg%4
FVC	L	3.42	2.87	83.9	2.83	2.77	-3.62	2.58	-10.0	2.38	-17.2	2.58	-10.0
FEV_1	L	2.90	2.46	84.9	2.51	2.39	-2.95	2.04	-17.1	1.88	-23.5	2.17	-11.8
FEV_1/FVC	%	83.84	85.80	102.3	88.73	86.40	0.70	78.99	-7.94	79.26	-7.63	84.06	-2.02
$FEV_1/VCmax$	%	83.89	85.80	102.3	88.73	86.40	0.70	77.93	-9.17	79.26	-7.63	84.06	-2.02
VCmax	L	3.45	2.87	83.1	2.83	2.77	-3.62	2.62	-8.78	2.38	-17.2	2.58	-10.0
PEF	L/s	6.49	4.95	76.2	4.99	4.39	-11.3	3.89	-21.4	4.55	-8.12	3.82	-22.8
$FEF_{25\%\sim75\%}$	L/s	3.60	2.70	74.9	2.93	2.60	-3.61	1.70	-36.8	1.63	-39.4	2.26	-16.1
$MEF_{50\%}$	L/s	4.00	3.23	80.7	3.19	2.93	-9.31	2.02	-37.4	2.01	-37.7	2.56	-20.8
$MEF_{25\%}$	L/s	2.06	1.35	65.5	1.64	1.40	3.59	0.91	-32.7	0.71	-47.4	1.18	-13.1
FET	s		3.56		2.40	3.08	-13.4	3.60	1.15	3.72	4.67	4.10	15.13
VBEex	L		0.09		0.08	0.08	-3.71	0.05	-36.7	0.06	-26.6	0.07	-19.3
PIF	L/s		5.57		5.46	5.25	-5.74	4.83	-13.3	5.18	-6.97	5.07	-9.01
FIF50	L/s		5.32		5.37	5.18	-2.75	4.44	-16.6	4.59	-13.7	4.79	-10.0
MVV	L/min	64.36											
BF MVV	L/min												
Cumulated dose	mg				0.072	0.026		0.078		0.172		2 Puf	

图 9-4　**2019-06-03 肺功能**

Pred：预计值；A1：实测值；A1/Pd：实测值与预计值比值；NS（0.072mg）：吸入生理盐水后的实测值；P：患者吸入乙酰甲胆碱后的实测值；chg%：用药后实测值较用药前实测值的变化率；Cumulated dose：患者累计吸入乙酰甲胆碱的量；2 Puf：吸入 2 喷（200μg）沙丁胺醇后的实测值；FVC：用力肺活量；FEV_1：第 1 秒用力呼气容积；FEV_1/FVC：一秒率；VC：肺活量；$FEF_{25\%\sim75\%}$：用力呼气中期流量；FET：用力呼气时间；VBEex：外推容积；PIF：最大吸气流量；FIF50：用力呼出 50% FVC 时的气流速；BF MVV：最大自主通气量时的呼吸频率；MVV：最大自主通气量；Flow：呼吸时的气流速；F/V ex：呼气时的气流速；F/V in：吸气时的气流速；Vol：呼出气体积；Time：持续呼气时间；Vol/VCmax：实测呼出气体积与最大肺活量的比值。

取患者外院肺组织标本送我院病理科会诊（图 9-5）：组织改变为肺慢性化脓性肉芽肿性炎症，考虑为真菌感染。复查胸部 CT（2019-06-22，图 9-6）：原左上肺实变病灶消散,剩余支气管扩张并感染。取患者第一次入院的肺穿刺组织标本送病原宏基因组学检测(2019-06-24):烟曲霉(序列数 187,鉴定置信度 99%)。

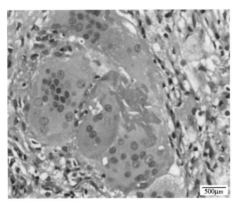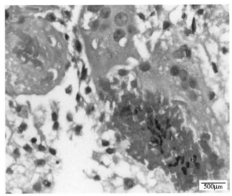

图 9-5　2019-06-21 外院肺组织标本送我院病理科会诊

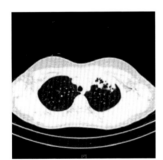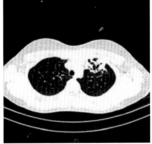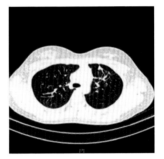

图 9-6　2019-06-22 复查胸部 CT

【最终诊断】

变应性支气管肺曲霉病急性期　支气管扩张型

【随访】

患者出院后病情稳定,规律口服"甲泼尼龙片 24mg 1 次/d",1 个月后返院复查血常规:嗜酸性粒细胞比率 0.4%(绝对值 $0.1×10^9$/L)。TIgE 807kU/L,烟曲霉 IgE 5.23kU/L(3 级)。复查胸片(图 9-7):符合左上肺局限支气管扩张。患者烟曲霉 IgE 下降较慢,考虑为患者曲霉负荷较大,加用"伊曲康唑口服液"抗真菌治疗。

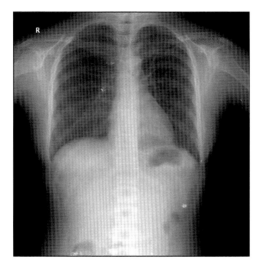

图 9-7 2019 年 7 月复查胸片：符合左上肺局限支气管扩张

分析与讨论

本例患者为 15 岁女性，临床症状不明显，初始胸部影像学表现为左上肺大片实变，PET/CT 提示高代谢病灶，曾一度考虑淋巴瘤可能，肺穿刺组织病理均提示嗜酸性肉芽肿伴嗜酸性脓肿，未找到恶性肿瘤的依据。结合患者既往 3 年来存在夜间的咳喘，有多种宠物喂养史，血 Eos 偏高（0.50×10^9/L），第二次入院后行进一步检查，肺功能示支气管激发试验阳性，结合有喘息样发作病史可诊断支气管哮喘，血清总 IgE、烟曲霉 IgE 均明显升高，动态观察胸部影像变化可发现一过性肺实变影、支气管扩张，血清烟曲霉特异 IgG 抗体阳性，明确诊断为变应性支气管肺曲霉病（allergic bronchopulmonary aspergillosis，ABPA）急性期。

ABPA 是烟曲霉致敏引起的一种变应性肺部疾病，表现为慢性支气管哮喘和反复出现的肺部阴影，可伴有支气管扩张。该病相对少见，临床上常被误诊或漏诊。诊断 ABPA 通常根据相应的临床特征、影像学表现和血清学结果，包括：①哮喘病史；②血清 TIgE 升高（通常＞1 000U/ml）；③血清曲霉 sIgE 升高；④皮肤试验曲霉速发反应阳性；⑤血清曲霉 sIgG 升高和/或沉淀素阳性；⑥胸片或肺部 CT 显示支气管扩张。其他有助于诊断的临床特征或辅助检查还包括咳黏液栓，外周血嗜酸性粒细胞增多，胸片或肺部 CT 显示片状游走性阴影、黏液嵌塞征,痰培养曲霉阳性等。目前我国的诊断标准是在2013 年国际人类和动物真菌协会专家组提出的 ABPA 诊断标准的基础上制定的,包括:

1. 相关疾病 ①哮喘;②其他:支气管扩张、慢性阻塞性肺疾病(简称慢阻肺)或囊性纤维化等。

2. 必需条件 同时具备:①血清烟曲霉 sIgE 水平升高(>0.35kUA/L)或烟曲霉皮试速发反应阳性;②血清 TIgE 水平升高(>1 000U/ml),如果满足其他条件,<1 000U/ml 也可考虑诊断。

3. 其他条件 ①外周血嗜酸性粒细胞>0.5×10^9/L,使用激素者可正常,以往的数据可作为诊断条件;②影像学与 ABPA 一致的肺部阴影:一过性病变包括实变、结节、牙膏征或手套征、游走性阴影等,持久性病变包括支气管扩张、胸膜肺纤维化;③血清烟曲霉特异 IgG 抗体或沉淀素阳性。

诊断 ABPA 须具备第 1 项、第 2 项和第 3 项中的至少 2 条。其中,按照肺部 HRCT 的表现,ABPA 可分为两型:肺部 HRCT 显示中心性支气管扩张或支气管黏液栓,为支气管扩张型 ABPA(ABPA-B);如无支气管扩张,则诊断为血清型 ABPA(ABPA-S)。

ABPA 的治疗目标包括控制症状,预防急性加重,防止或减轻肺功能受损。治疗药物在抑制机体曲霉变态反应的同时,清除气道内曲霉定植,防止支气管及肺组织出现不可逆损伤。口服激素是治疗 ABPA 的基础治疗,不仅抑制过度免疫反应,同时可减轻曲霉引起的炎症损伤。早期应用口服激素治疗,可防止或减轻支气管扩张及肺纤维化造成的慢性肺损伤。通常使用的泼尼松起始剂量为 0.5mg/kg,1 次/d,2 周;继以 0.25mg/kg,1 次/d,4~6 周。然后根据病情试行减量,一般每 2 周减 5~10mg,建议采用隔日给药方法。治疗时间依据疾病严重程度不同而有所差异,总疗程通常在 6 个月以上。抗真菌药物可能通过减少真菌定植、减轻炎症反应而发挥治疗作用,对于激素依赖患者、激素治疗后复发患者建议使用。成年患者通常的用量为 200mg,口服,2 次/d,疗程 4~6 个月。近年研究发现其他唑类如伏立康唑也有同样的疗效,对于伊曲康唑治疗无改善的患者,换用伏立康唑仍可见效。其他药物如重组人源化 IgE 单克隆抗体——奥马珠单抗(Omalizumab)治疗可改善症状,减少急性发作和住院次数,改善肺功能,减少口服激素剂量。但报道资料多为个例经验和小样本研究,目前暂不推荐常规使用。

(廖永康 王万钧 鲜墨)

专 家 评 析

鄞孟洁主任医师：本例患者的临床特点是慢性阵发性咳嗽喘息及左上肺占位，辅助检查提示支气管激发试验阳性，左上肺占位活检提示嗜酸性肉芽肿伴嗜酸性脓肿。肺穿刺组织标本送病原宏基因组学提示烟曲霉阳性，血清烟曲霉 sIgE 和烟曲霉 IgG 水平升高，血清 TIgE 水平升高（>1 000U/ml），因此结合临床表现、查体、辅助检查，符合 ABPA 的诊断。

从该例患者的诊疗过程中体会出三个关键切入点：其一是肺部肉芽肿性疾病的鉴别诊断，其二是喘息性疾病的鉴别诊断，其三是辩证分析病原宏基因组的结果。

肉芽肿性肺疾病（granulomatous lung disease，GLD）又称为肺肉芽肿病（lung granulomatosis），是一组病因不同但以肉芽肿性炎症和肉芽肿形成为共同病理特征的肺部疾病的总称。肉芽肿性肺疾病是一种异质性疾病，有多种分类方法。如根据病因分类，可以分为感染性肉芽肿病和非感染性肉芽肿病。前者常见微生物为结核或非结核分枝杆菌、真菌（曲霉、隐球菌、组织胞浆菌、球孢子菌）、寄生虫等；非感染性肉芽肿包括：对有机物过敏（例如外源性过敏性肺泡炎）、吸入粉尘或异物肺内沉积（例如硅沉着病、铍肺、吸入性肺炎）、风湿免疫疾病（肉芽肿性血管炎、变应性血管炎性肉芽肿病、淋巴瘤样肉芽肿病、坏死性结节性肉芽肿病、支气管中心性肉芽肿病、类风湿结节）及其他原因不明的肉芽肿（如结节病、朗格汉斯细胞组织细胞增生症等）。当患者肺部病变组织确定为肉芽肿病变时，可以根据病理学特点（如有无坏死、肉芽肿是否具有特殊的形态学分布、是否有血管炎及嗜酸性粒细胞增多等）进一步进行分类，为病因分析提供依据。

根据肉芽肿性肺疾病是否存在坏死，可以分为坏死性肉芽肿和非坏死性肉芽肿，坏死性肉芽肿包括分枝杆菌感染、真菌感染、肉芽肿性血管炎、淋巴瘤样肉芽肿病和类风湿结节，而非坏死性肉芽肿则包括结节病、过敏性肺炎、硅沉着症、铍肺、朗格汉斯细胞组织细胞增生症。进一步分类见图 9-8。

结合该患者病理学特点，我们考虑感染性肉芽肿可能性大。

第二个切入点是喘息性疾病的鉴别诊断。现在我们熟悉的喘息性疾病除支气管哮喘（简称哮喘）外，临床上有些疾病也可以表现为反复哮喘发作或呈慢性持续性哮喘发作，常见的疾病有 ABPA、EGPA、肺嗜酸性粒细胞浸润症和外源性变应性肺泡炎（extrinsic allergic alveolitis，EAA）等。其中病理为肉芽肿性病变的疾病包括 ABPA 及 EGPA。ABPA、EGPA 的诊断标准在分析与讨论部分已经详述。结合该例患者病史、辅助检查，不能达到 EGPA 的诊断标准。因此诊断考虑 ABPA。

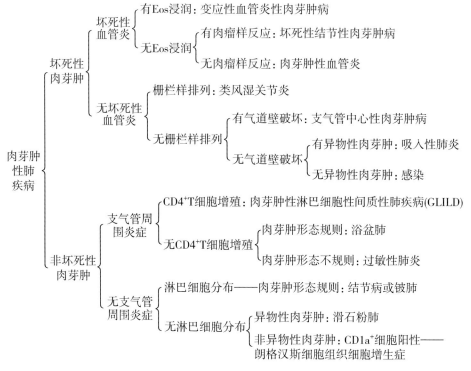

图 9-8 **肉芽肿性肺疾病分类比较**

但为了进一步证明烟曲霉是该病的责任病原体,血清烟曲霉 sIgE 和烟曲霉 IgG 水平升高提示疾病与烟曲霉有关。宏基因组新一代测序技术(metagenomics next generation sequencing,mNGS)为最后锁定致病微生物起了非常大的作用。mNGS 与传统的微生物培养采用的技术完全不同,它直接对临床样本中的核酸进行高通量测序,然后与数据库进行比对分析,根据比对到的序列信息来判断样本包含的病原微生物种类,能够快速、客观地检测临床样本中的较多病原微生物(包括病毒、细菌、真菌、寄生虫),且无须特异性扩增,尤其适用于急危重症和疑难感染的诊断。2019 年发表的《宏基因组分析和诊断技术在急危重症感染应用的专家共识》推荐 mNGS 在以下情况下使用:①病情危重需要尽快明确病原体;②特殊病患者如免疫抑制宿主、合并基础疾病、反复住院的重症感染患者需要尽快明确病原体;③传统微生物检测技术反复阴性且治疗效果不佳;④疑似新发病原体、临床上提示可能有一定的传染性;⑤疑似特殊病原体感染;⑥长期发热和/或伴有其他临床症状、病因不明的感染。

我们了解 mNGS 强大功能的同时,也要辩证地注意到该方法的不足。①背景菌:在阅读报告时,要结合采集样本类型、微生物背景、患者的临床特征、传统的病原体检测报告和辅助检查等判断是定植菌、背景菌还是致病菌;②真菌检出率低:真菌具有较厚的细胞壁,不易释放出菌体内的核酸,因此核酸提取效率低,导致临床检出率和敏感性较低。我们将患者第一次入院肺穿刺组织标本送病原宏基因组学检测也能检测出烟曲霉,提示我们病原宏基因组学检测对疑难病例的诊断价值,病原宏基因组学在 ABPA 诊治中的作用值得我们进一步研究。

参 考 文 献

1. MOU Y,YE L,YE M,et al. A retrospective study of patients with a delayed diagnosis of allergic bronchopulmonary aspergillosis/allergicbronchopulmonary mycosis[J]. Allergy Asthma Proc, 2014,35(2):e21-e26.
2. PATTERSON K,STREK M E. Allergic bronchopulmonary aspergillosis[J]. Proc Am Thorac Soc,2010,7(3):237-244.
3. AGARWAL R. Allergic bronchopulmonary aspergillosis[J]. Chest,2009,135(3):805-826.
4. AGARWAL R,CHAKRABARTI A,SHAH A,et al. Allergicbronchopulmonary aspergillosis:review of literature and proposal of new diagnostic and classification criteria[J]. Clin Exp Allergy, 2013,43(8):850-873.

病例 10　哮喘,变应性支气管肺曲霉病,肺部肿瘤

导读:中年男性患者,哮喘病史数十年,其间合并多种疾病,并长期存在,诊治较为困难。

病历摘要(第一部分)

患者男性,45 岁,因"反复咳嗽、喘息 30 余年,加重 3 个月"于 2008 年 2 月 16 日入院。

患者于 1975 年无明显诱因出现咳嗽,呈阵发性单声咳,与天气变化、闻及油烟味有关,痰少,偶伴喘息,起初活动耐力可,上四五层楼方感气促,无夜间阵发性呼吸困难,无端坐呼吸,至外院就诊,诊断"支气管哮喘",断续使用"茶碱、沙丁胺醇",效果可,但症状仍偶有发作,患者自觉能耐受,未规范治疗。

2002 年上述症状再次出现,并有低热,体温在 37.3~37.5℃,遂至广州市某专科医院就诊,CT 提示右上肺斑片条索影,PPD 阳性,痰涂片找结核杆菌、痰培养均为阴性,气管镜提示:右上支后端及右下背段开口狭窄,黏膜活检提示慢性炎症。诊断为"右上中肺结核,涂片(-),初治;右上支气管内膜结核",给予四联 6 个月抗结核治疗后症状缓解,胸片提示炎症减少(资料缺)。2003 年复查胸片提示炎症较

前增多(资料缺),痰培养提示真菌阳性,再次予以 1 年抗结核治疗并行抗真菌治疗(具体不详),后仍偶发上述症状,伴少量黄色条状痰,一直未规律服用药物治疗。

2007 年 1 月再次出现咳嗽、胸闷、喘息等症状,遂至广州某医院就诊,痰真菌培养为"烟曲霉",ANCA(-),血 IgE>1 000IU/ml,支气管激发试验阳性。诊断为"ABPA",予以"伊曲康唑口服液""泼尼松"治疗 3 个月症状未见明显缓解,2007 年 9 月再次到该院就诊,胸部 CT 示右下肺炎性渗出及右中肺炎症并肺不张,考虑诊断"侵袭性肺曲霉病",予以"卡泊芬净"治疗 56 天至 2007 年 11 月,症状稍缓解,复查 CT 提示右下肺炎症较前缓解,右中肺较前增加,未予处理。1 个月后复查胸部 CT 提示炎症较前缓解。2 个月前再次出现咳嗽、咳痰、喘息,痰为黄白色,无咯血,无午后潮热、盗汗等,门诊收住我院呼吸科。起病以来食欲、睡眠可,体重无明显改变。

【既往史、家族史、个人史】

无吸烟史。父亲及兄弟姐妹、儿子均有哮喘、鼻炎、荨麻疹等病史。

【体格检查】

生命体征平稳。双侧胸廓对称,听诊双肺呼吸音稍粗,可闻及散在呼气相哮鸣音,无湿啰音。心、腹(-)。

【辅助检查】

入院后完善检查,血常规提示嗜酸性粒细胞增多,烟曲霉 sIgE 6 级,CT 提示右中叶、右下叶炎症。

【治疗】

予以"伊曲康唑""甲泼尼龙"等治疗,症状缓解,出院后继续"伊曲康唑""甲泼尼龙"等治疗,3 个月后 CT 提示炎症减少。后一直门诊随诊,规律服用上述药物治疗至半年后停药,其间未规律使用吸入药物治疗哮喘。

【初步诊断】

变应性支气管肺曲霉病(ABPA)

病历摘要(第二部分)

患者一直在我院门诊定期随访,2011 年复查肺功能:①中度阻塞性通气功能障碍;②支气管舒张试验阳性(吸入沙丁胺醇 400μg,FEV_1 上升>12%,绝对值增加>200ml)。2011 年 4 月 20 日,ABPA 治疗后复查胸部 CT 提示右中叶内侧段病灶较前增大。

2011 年 4 月 26 日予气管镜检查,肺活检病理:肺组织肺泡腔内未见明显渗出物,少数肺泡上皮增生,间质轻度纤维化,小灶淋巴细胞浸润,未见典型结核结节及真菌,组织改变为肺间质性炎症。未给予特殊治疗。

2012年5月15日复查胸部CT提示（图10-1）:右中肺内侧段实变不张,腔静脉后淋巴结肿大。2012年7月我院复诊检查提示烟曲霉sIgE 5级,TIgE>1 000kU/L,肺功能:①中重度阻塞性通气功能障碍;②弥散功能轻度下降;③气道阻力增高。PET/CT（图10-2-A）:右肺中叶中央型肺癌并右肺中叶阻塞性肺不张;纵隔、右锁骨上多发淋巴结转移;右侧少量胸腔积液。头颅MRI增强扫描提示脑部转移。

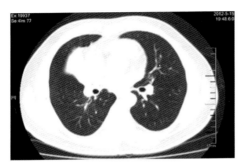
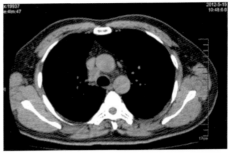

图 10-1　2012-05-15 胸部 CT:右下肺、右中肺炎症并肺不张,腔静脉后淋巴结肿大

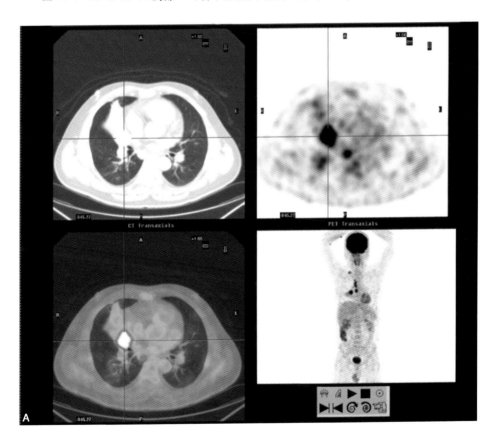

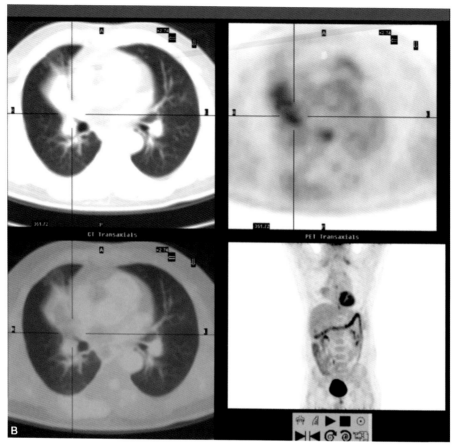

图 10-2　PET/CT

A. 2012-07-18:右肺中叶中央型肺癌并右肺中叶阻塞性肺不张,纵隔、右锁骨上多发淋巴结转移;B. 2013-01-17:右肺中叶癌灶明显缩小,糖代谢较前明显下降,并右肺中叶肺不张,淋巴结较前缩小,糖代谢较前下降。

遂行气管镜检查及 EBUS-TB-NA 活检:(4R、7#)送检两份标本(图 10-3),血凝块中可见排列呈巢状、腺泡状的癌细胞,细胞异型性明显,免疫组化:TTF-1(+),SPB(+),EMA(+),CK(+),CD56(+),CK5/6少量(+),CK7(+),P63(−),Syn(−),组织改变为肺中分化腺癌。右锁骨上淋巴结活检:转移性中-低分化腺癌,免疫组化:CK7(+)、TTF1

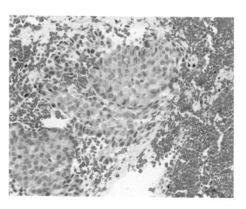

图 10-3　2012-07-03 EBUS-TBNA 活检:(4R、7#)组织改变为肺中分化腺癌

(+)、ECD(+)、PSA(-)、P63(个别+)、CK5/6(-)。免疫组化:BRCA1(-)、TS(++)、ERK2(+++)、VEGF-C(+++)、β-tubulin(+++)、ERCC1(+++)、RRM1(++)、CD34 血管(++),结合免疫组化结果及病史,考虑肺脏来源可能性大。

【诊治经过】

诊断考虑右中肺腺癌并纵隔、右锁骨上淋巴结、脑转移,随至胸外科定期规律进行化疗("贝伐珠单抗注射液""盐酸多柔比星脂质体注射液")及放疗,进一步查 FISH 基因:ALK 基因重组阳性(31%),予"克唑替尼"靶向治疗,暂未予 ABPA 对应治疗。2013 年 1 月复查 PET/CT(图 10-2B):①右肺中叶癌灶大小明显缩小,糖代谢较前明显下降,并右肺中叶肺不张。②纵隔隆突下淋巴结较前缩小,糖代谢较前下降;纵隔气管前、腔静脉、右侧锁骨上淋巴结较前缩小,糖代谢降为本底水平。综上考虑病情缓解。继续"克唑替尼"靶向治疗。定期复查血常规,嗜酸性粒细胞计数波动于(0.09~0.25)×10⁹/L。

分析与讨论

我国约有 3 000 万哮喘患者,发病率及患病率可能会继续升高。而肺癌是威胁我国人民群众健康的重要疾病,是最常见的恶性肿瘤之一,2012 年全球新增肺癌患者 180 万,1/3 以上为我国患者,肺癌更是致死率第一名的癌症。随着近数十年来医疗水平的快速提高,重症哮喘和肺癌患者的生存期得到了极大延长,因此患有哮喘和肺癌的患者可能越来越多见。与单纯肺癌患者相比,哮喘合并肺癌患者呼吸道症状更重,体力状态评分更差,手术风险更大,化疗方案的制订更为棘手,上述因素均严重影响患者的生活质量及预后。

国外为期 20 年的前瞻性随访研究,并未发现哮喘能增加肺癌相关不利预后事件的发生风险,分析可能有下列原因:过敏性哮喘可能为肺癌的保护性因素;哮喘患者较少吸烟。国外多个回顾性研究表明:哮喘人群患肺癌的相对危险度或风险比增加,肺癌预后更差。但这些回顾性研究存在偏倚风险。近期多个探讨哮喘人群肺癌发生风险的荟萃分析,结果提示哮喘可增加肺癌发病风险。可能的原因分析如下:哮喘的本质是气道慢性炎症,持续性气道炎症可诱发气道重塑,促使哮喘患者病情进展,同样,炎症也是肿瘤的重要标志;Th2 细胞占优势地位是哮喘和肺癌共同的免疫学特征;氧化应激是哮喘和肺癌共同的危险因素。

哮喘合并肺癌患者多为有长期吸烟史的老年男性,此类患者病情预后较差,生存期短于未合并哮喘的肺癌患者,部分早期肺癌患者缺乏特异性临床表现,仅表现为反复咳嗽、气短等非特异性呼吸道症状,难以得到早期诊断。尽管哮喘合并肺癌的发生机制并不清楚,哮喘病情加重或急性发作却常影响抗癌治疗疗效,故在抗癌治疗的同时,还应密切关注并积极控制哮喘病情;哮喘患者出现明显消瘦、非特异性呼吸道症状加重、胸痛或咯血、血清学检查示肿瘤标志物升高或肺功能异常由阻塞性通气功能障碍发展为混合性通气功能障碍时,应及时行胸部CT甚至PET/CT以筛查肺癌。

病历摘要(第三部分)

2015年9月患者咳嗽、气促等症状复发,自觉喘息加重,平地行走即感气喘,不能上楼,伴夜间憋醒,一周超过2次,吸入"沙丁胺醇"缓解不明显,无胸痛、咯血,无咳血丝痰,无咳拉丝状痰,无发热、畏寒,无盗汗,至我院门诊就诊。

【辅助检查】

血常规:白细胞 $4.91 \times 10^9/L$,嗜酸性粒细胞比率17.0%(绝对值 $0.83 \times 10^9/L$)。总IgE>5 000kU/L,sIgE未做。2015年10月12日胸部CT(图10-4):右中叶支气管狭窄、闭塞,右中叶肺不张同前;右肺门、纵隔多发淋巴结肿大同前;右肺、左上肺放射性肺炎较前有所吸收;左下肺炎症较前明显增多。同月14日行气管镜左下肺活检,病理(图10-5)示:黏膜下疏松水肿,纤维组织增生,散在淋巴细胞及较多嗜酸性粒细胞浸润,另见有较多嗜酸性坏死物。支气管刷检物培养:杂色曲霉,菌落计数 10^2,深部痰培养:杂色曲霉,菌落计数 10^3。

【诊治】

诊断考虑为"①ABPA;②右中叶肺腺癌并脑、右锁骨上及纵隔淋巴结转移"。予"甲泼尼龙""伊曲康唑"静脉滴注及继续抗肿瘤治疗,喘息、咳嗽症状较前好转,血嗜酸性粒细胞明显下降,嗜酸性粒细胞比率0.1%(绝对值 $0.01 \times 10^9/L$),2015年11月26日复查CT(图10-6)提示:左下肺病灶较前明显吸收,余病灶大致同前。诱导痰:嗜酸性粒细胞0,巨噬细胞88%。出院后继续口服"泼尼松(20~40mg 1次/d)""伊曲康唑"治疗,患者不同意规范哮喘治疗,症状未完全缓解。

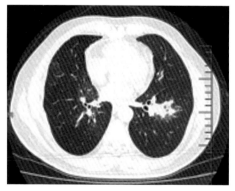
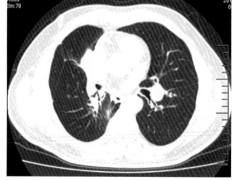

图 10-4 2015-10-12 胸部 CT

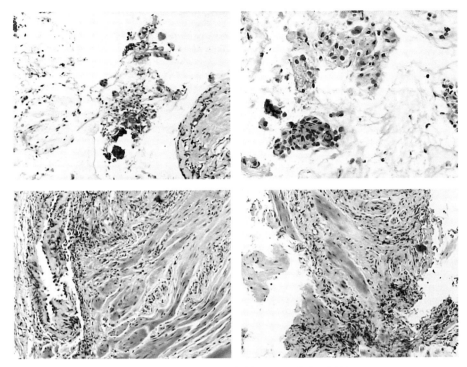

图 10-5　2015-10-14 气管镜左下肺病理活检

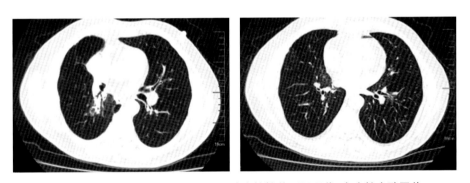

图 10-6　2015-11-26 胸部 CT:左下肺病灶较前明显吸收,余病灶大致同前

　　2015 年 12 月 16 日入住我院变态反应科进一步治疗,复查血常规:嗜酸性粒
细胞比率 0.4%(绝对值 0.03×10⁹/L);总 IgE 4 054kU/L,sIgE 鸡蛋白、牛奶、鱼、
小麦、花生、黄豆(食物混合过敏原筛查,fx5):0.21kU/L(0 级),屋尘、户尘螨、粉
尘螨、蟑螂(屋尘混合过敏原筛查,hx2):40.9kU/L(4 级),点青霉/分枝孢霉/烟
曲霉/白假丝酵母/交链孢霉/蠕孢霉(霉菌混合过敏原筛查,mx2):30.5kU/L(4
级),曲霉 49.5kU/L(4 级),分枝孢霉(m2):1.97kU/L(2 级),链格孢(m6):
4.19kU/L(3 级),长蠕孢(m8):10.8kU/L(3 级),白假丝酵母(m5):6.31kU/L

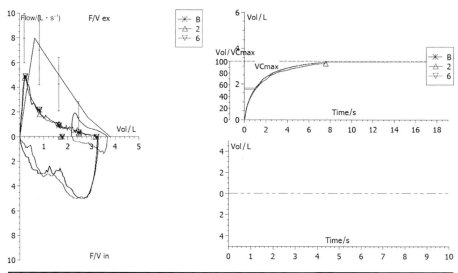

项目	单位	Pred	Bst	%(B/Pd)	A1	A2
FVC	L	3.79	3.21	84.61	3.14	3.21
FEV$_1$	L	3.05	1.76	57.64	1.69	1.76
FEV$_6$	L		3.10		3.03	3.10
FEV$_1$/FVC	%		54.86		53.92	54.86
FEV$_1$/VCmax	%	77.31	53.80	69.59	51.78	53.80
VCmax	L	3.94	3.27	83.10		
PEF	L/s	7.98	4.88	61.21	4.75	4.88
FEF$_{25\%\sim75\%}$	L/s	3.56	0.80	22.45	0.74	0.80
MEF$_{50\%}$	L/s	4.24	0.91	21.48	1.03	0.91
MEF$_{25\%}$	L/s	1.56	0.35	22.40	0.29	0.35
VBEex	L		0.07		0.05	0.07
VBe/FV	%		2.17		1.46	2.17
FET	s		18.56		7.55	18.56
FEF$_{700\sim1\,200}$	L/s		2.24		2.08	2.24
FVC IN	L	3.94	3.27	83.10	3.27	3.22
FIV$_1$	L		3.13		3.13	2.92
FIV$_1$/FVC	%		95.71		95.71	90.43
FEF$_{50\%}$/FIF$_{50\%}$	%		32.49		36.63	26.16
PIF	L/s		5.04		5.04	5.02
MVV	L/min	115.26				
BF MVV	L/min					

图 10-7　2015-12-17 肺功能:中重度阻塞性通气功能障碍

Bst:实测最佳值;%(B/Pd):实测最佳值与预计值比值;A1:第 1 次重复测量肺功能的实测值;A2:第 2 次重复测量肺功能的实测值;VBe/FV:外推容量比;FEF$_{700\sim1\,200}$:呼出肺活量 700~1 200ml 时的用力呼气流速;FVC IN:用力吸气时的肺活量;FEF$_{50\%}$/FIF$_{50\%}$:用力呼出 50% FVC 时的气流速与用力吸入 50% FVC 时的气流速比值。

（3级），特异青霉（m1）：14.4kU/L（3级）。诱导痰：嗜酸性粒细胞0.5%。

肺功能（图10-7）：①中重度阻塞性通气功能障碍（FVC 3.21L，FVC%pred 84.61%，FEV_1 1.76L，FEV_1%pred 57.64%，FEV_1/FVC 54.86%）；②弥散功能轻度下降；③气道阻力增高。多导睡眠监测：重度阻塞型睡眠呼吸暂停低通气综合征（OSAHS）并重度夜间低氧血症。2015年12月25日经全所大讨论后治疗方案调整：①规范哮喘治疗，"布地奈德-福莫特罗粉吸入剂（320μg/9μg）"，1吸1次/12h，"噻托溴铵"18μg吸入，1次/d，停用口服全身激素；②"伊曲康唑"20ml 1次/d治疗ABPA；③"克唑替尼"250mg 1次/d治疗肿瘤。经哮喘规范治疗后患者症状进一步好转，抗真菌药物半年后停用，继续哮喘规范治疗及抗肿瘤治疗。

【最终诊断】

1. ABPA
2. 右中叶肺腺癌并右锁骨上及纵隔淋巴结、脑转移（$T_2N_3M_{1b}$ⅣA期）
3. 重度阻塞型睡眠呼吸暂停低通气综合征

【随访】

定期随访至今，复查血常规，嗜酸性粒细胞计数波动于（0.1~0.4）×10^9/L。总IgE波动于（923~2 019）kU/L，烟曲霉IgE波动于（36.5~64.4）kU/L（4~5级），2017年10月复查胸部CT（图10-8）：右中肺癌及肺门、纵隔淋巴结病灶稳定；左下肺病灶较ABPA治疗前明显吸收好转。

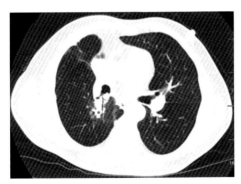 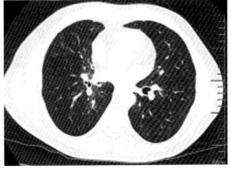

图10-8　2017-10-20胸部CT：右中叶支气管狭窄、闭塞，右中叶肺不张同前；右肺门、纵隔多发淋巴结肿大同前；左下肺病灶较ABPA治疗前吸收

分析与讨论

曲霉是一类在自然环境中（如空气、土壤和腐烂有机物等）广泛存在的机会致病真菌，常以无性产孢形式快速繁殖和播散，可导致人和动物出现过敏性、慢性和急性曲霉病。对人类致病的曲霉最常见的是烟曲霉（Aspergillus fumigatus），其次是黄曲霉（Aspergillus flavus）、土曲霉（Aspergillus terreus）、黑曲霉（Aspergillus niger）、杂色曲霉（Aspergillus versicolor）等。变应性支气管肺曲霉病（ABPA）其致病曲霉以烟曲霉最常见，黄曲霉及黑曲霉等亦可见到。我国的2017 年 ABPA 共识认为其他真菌也可引起 ABPA 类似的表现，应统称为变应性支气管肺真菌病（allergic bronchopulmonary mycosis，ABPM）。

　　本病例有长期哮喘，烟曲霉特异性 IgE 增高，总 IgE 及外周血嗜酸性粒细胞增多，影像学符合 ABPA 改变，诊断 ABPA 明确，但患者气管镜活检未发现烟曲霉，而是两次涂片发现杂色曲霉，杂色曲霉引起 ABPA/ABPM 未见文献报道，本例患者是否为杂色曲霉引起的 ABPA 现未能明确。2013 年，国际人类和动物真菌协会 ABPA 共识提出 ABPA 的治疗目标包括哮喘的控制，本病例因患者个人的原因一直未予规范治疗哮喘，患者自行间断使用沙丁胺醇、茶碱等缓解药物，未规律使用控制药物，后 ABPA 复发，即使予规范的抗真菌及全身糖皮质激素治疗后好转，但患者不规范用药，症状未能完全控制，其后加用 LABA（长效 β_2 受体激动剂）/LAMA（长效抗胆碱能药物）/ICS（吸入性糖皮质激素）规范治疗后患者症状才得到较好控制。

（王志强　赖政道　谢佳星）

专 家 评 析

张清玲主任医师：本例患者为中年男性，有明确哮喘家族史，有长期哮喘病史，先后合并了肺真菌感染、肺结核、ABPA 及肺部肿瘤，几种疾病交错发展，诊断及治疗较为棘手，既往认为哮喘是恶性肿瘤的保护因素，但我们在临床实践中发现多例哮喘患者合并了恶性肿瘤，也有多个荟萃分析认为哮喘增加了恶性肿瘤发生的风险，因此我们在临床中应提高警惕，及时发现哮喘患者的合并疾病，避免误诊、漏诊。

参 考 文 献

1. QU Y L，LIU J，ZHANG L X. Asthma and the risk of lung cancer：a meta-analysis［J］. Oncotarget，2017，8（7）：11614-11620.

2. 刘亮. 哮喘和肺癌相关性系统评价及临床分析［D］. 西安：中国人民解放军空军军医大学，2018.

3. SHAH A，MAURYA V，PANJABI C，et al. Allergic bronchopulmonary aspergillosis without clinical asthma caused by Aspergillus niger［J］. Allergy，2004，59（2）：236-237.

4. AGARWAL R，CHAKRABARTI A，SHAH A，et al. Allergic bronchopulmonary aspergillosis：review of literature and proposal of new diagnostic and classification criteria［J］. Clin Exp Allergy，

2013,43(8):850-873.

5. 中华医学会呼吸病学分会哮喘学组.变应性支气管肺曲霉病诊治专家共识[J].中华医学杂志,2017,97(34):2650-2656.

6. ASANO K,KAMEI K,HEBISAWA A. Allergic bronchopulmonary mycosis-pathophysiology, histology,diagnosis,and treatment[J]. Asia Pac Allergy,2018,8(3):e24.

病例 11　老年男性,右肺渗出,心功能不全

导读:这是一例无哮喘基础病的老年男性,因肺部感染、心功能不全入院,对症治疗后好转,后随访期间出现血嗜酸性粒细胞增多,进一步检查后确诊病因,长期随访过程中患者又出现其他合并症。

病 历 摘 要

患者男性,75 岁,退休人员,因"胸痛,咳嗽、咳痰 1 个月余,咳血丝痰 7 天",于 2017 年 3 月 24 日入院。

患者 1 个多月前无明显诱因出现双侧胸痛,为隐痛,咳嗽时疼痛加剧。于当地镇医院就诊,诊断为"肺部感染、双侧胸腔积液",予抗感染等对症治疗(具体不详),胸痛缓解后出院。

1 个月前无明显诱因再发胸痛,性质同前,伴咳嗽、咳痰,为白色黏液痰,随后痰中出现暗红色血丝,量少,晨起明显,伴活动后气促、全身乏力,转当地某中医院住院治疗,考虑"肺部感染、心功能不全",予"美洛西林钠-舒巴坦钠(2017-02-28—2017-03-10)、盐酸万古霉素(2017-03-01—2017-03-10)、盐酸莫西沙星(2017-03-14—2017-03-18)、盐酸克林霉素(2017-03-14—2017-03-20)"抗感染、祛痰、强心、利尿、扩张冠状动脉及营养等对症支持治疗,患者胸痛、咳嗽症状明显缓解,偶有咳痰,为白色黏液痰,无带血丝,2017 年 3 月 20 日复查胸部 CT 提示肺炎范围较前进一步增多,遂入我院进一步诊治。自起病开始,患者神情、精神、食欲欠佳,大小便如常。近 1 个月体重下降 3kg。

【外院检查】

当地镇医院:胸部 CT(2017-02-18)示,右肺感染,右侧胸腔少量积液。proBNP 7 029.6pg/ml。CRP 28.78mg/L。

当地某中医院:血常规,白细胞 18.1×10⁹/L,嗜酸性粒细胞比率 2.3%(绝对值 0.42×10⁹/L)。血肌酐 146.0μmol/L,白蛋白 28.9g/L。心脏彩超(2017-02-28):射血分数(EF)49.1%。①主动脉瓣退行性变;②心舒张功能减退,左心收

缩功能减退,室壁运动欠调节;③二尖瓣口反流(轻)、三尖瓣口反流(中)。
proBNP(2017-03-16):1 341pg/ml。电子支气管镜检查(2017-03-13):支气管扩
张征象,可及之处未见明显黏膜改变,刷检无阳性结果。胸部 CT(2017-03-20):
①右肺中、下叶及左肺上叶舌段炎症,范围较前进一步增多,伴右肺中叶不张及
空洞形成,右肺下叶节段性不张;②双侧胸腔积液,均较前减少;③主动脉硬化。

【既往史】

2017 年 2 月外院住院时诊断"冠心病",予"单硝酸异山梨酯缓释片"规律治
疗。否认"高血压、糖尿病"。

【个人史、家族史】

吸烟 50 年,1 包/d,戒烟半年,家族史无特殊。

【入院查体】

体温 37℃,脉搏 110 次/min,呼吸 20 次/min,血压 99/61mmHg。双侧胸廓
对称,呼吸节律两侧对称,触诊语颤正常,双肺叩诊呈清音,听诊双肺呼吸音稍
弱,双肺底可闻少许湿啰音。

【辅助检查】

血常规(2017-03-25):白细胞 7.80×10⁹/L,嗜酸性粒细胞比率 4.7%(绝对
值 0.37×10⁹/L)。血气分析:pH
7.418,$PaCO_2$ 49.3mmHg,PaO_2
79.0mmHg。D 二聚体 2 811ng/
ml。proBNP 424pg/ml。真菌抗
原两项:曲霉抗原检测 1.22μg/
L↑,隐球菌抗原正常。尿常规、
粪便常规、PCT、TB-SPOT、真菌
G 试验、血传播八项均未见明显
异常。

胸片(2017-03-28,图 11-1):
右中肺炎症并含气不全,未除外
局部小空洞形成。下肢深静脉
彩超未见异常。

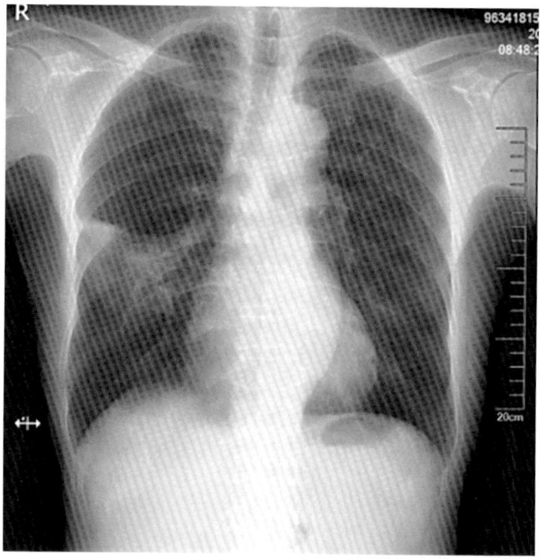

图 11-1　2017-03-28 胸片

【诊治经过一】

结合患者外院检查结果考虑患者存在感染、心功能不全,予"头孢吡肟"静
脉滴注、抗感染、强心、利尿及对症支持治疗,咳嗽、咳痰、气促症状明显缓解后改
为口服"头孢呋辛"抗感染。

复查血常规（2017-04-08）：白细胞 7.57×10^9/L，嗜酸性粒细胞比率 11.4%（绝对值 0.86×10^9/L）。FeNO 61ppb（1ppb=10^{-9}）。总 IgE 3 261kU/L，sIgE：点青霉/分枝孢霉/烟曲霉/白假丝酵母/交链孢霉/蠕孢霉（mx2）0.46kU/L（1级），烟曲霉（m3）0.44kU/L（1级）。血管炎二项、痰结核菌涂片、痰细菌及真菌涂片、痰细菌及真菌培养均为阴性。

肺功能：①轻度限制性通气功能障碍（FVC 2.67L，FVC%pred 76.1%，FEV$_1$ 2.31L，FEV$_1$%pred 87.2%，FEV$_1$/FVC 86.56%）；②支气管舒张试验阴性（吸入沙丁胺醇 400μg，FEV$_1$ 上升<12%，绝对值增加<200ml）；③弥散功能中度下降（D$_L$CO%pred 45.8%）。

胸部 CT（2017-04-12，图 11-2）示：右中下肺感染性病变（与胸片比较，病灶较前减少）。气管镜检查（2017-04-14，图 11-3）示：右中叶外侧段见黄脓痰液堵塞，予以吸出，黏膜充血，右中叶炎症改变，左侧未见异常。经气管镜右中叶外侧段肺活检（图 11-4）：送检纤维组织中可见大量中性粒细胞及坏死，肉芽组织增生，并见少许真菌菌丝及孢子，组织改变为曲霉感染。特殊染色：GMS（+）、PAS（+）、革兰氏（-）、抗酸（-）。BALF：中性粒细胞 97.5%，嗜酸性粒细胞 0.5%。

考虑诊断为"侵袭性肺曲霉病"和"ABPA"，加用"伏立康唑 200mg 2 次/d"抗真菌、"泼尼松 15mg 1 次/d"抗感染治疗。患者咳嗽、咳痰等症状明显缓解，无发热、胸闷不适，复查嗜酸性粒细胞比率 7.4%（绝对值 0.59×10^9/L），总 IgE 3 031kU/L，曲霉抗原检测阴性。复查胸片（2017-04-21）：拟右中肺感染性病变并含气不全，拟病灶较前稍缩小，未除外局部空洞形成。予带药出院，定期呼吸科门诊随访。

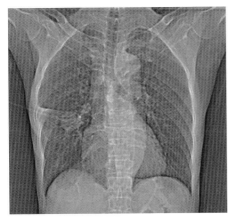
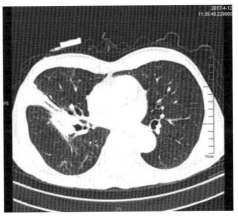

图 11-2　2017-04-12 胸部 CT：右中下肺感染性病变（与图 11-1 比较，病灶较前减少）

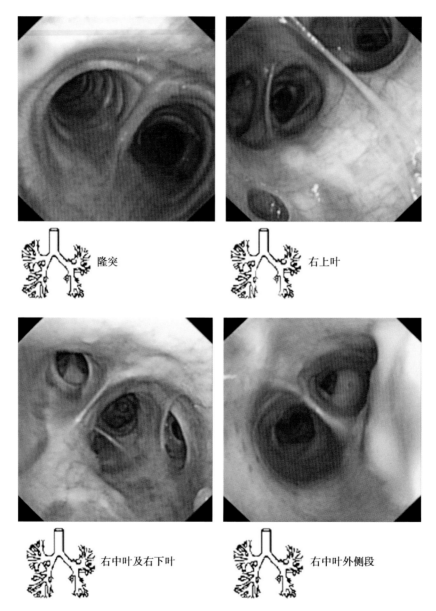

图 11-3 2017-04-17 气管镜检查:右中叶外侧段见黄脓痰液堵塞,黏膜充血,右中叶炎症改变

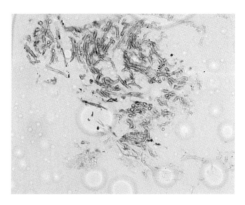

图 11-4　2017-04-14 经气管镜右中叶外侧段活检:组织改变为曲霉感染

【诊治经过二】

2017 年 7 月 4 日患者因 1 周前出现咳嗽、咳痰加重入院,咳白黏痰,量少,不伴畏寒发热。2017 年 7 月 6 日患者出现咯血,鲜红色血痰,约 4ml。血常规:白细胞 $11.06 \times 10^9/L$,中性粒细胞比率 68.8%(绝对值 $7.61 \times 10^9/L$),嗜酸性粒细胞比率 3.1%(绝对值 $0.34 \times 10^9/L$)。CRP 6.79mg/L。D 二聚体 3 974ng/ml。心肌梗死六项:乳酸脱氢酶 312.7U/L,余正常。总 IgE 1 487kU/L。复查粪便、尿常规正常,PCT、凝血四项、真菌 G 试验、伏立康唑血药浓度正常。

考虑患者 D 二聚体较前增高,行 CTPA(图 11-5)示:①右中肺感染性病变并右中肺外侧段含气不全较前改善;②右下肺后基底段炎症较前增多,新增左上肺下舌段及左下肺多发炎症;③右下肺后基底段一亚段以上分支肺动脉局限性不完全栓塞;④胸主动脉硬化,附壁多发血栓及小溃疡形成。心内科会诊示:确诊主动脉溃疡,建议转入心内科行介入治疗。患者及家属拒绝行介入治疗,将泼尼松减量 10mg 1 次/d,加用吸入性糖皮质激素(inhaled corticosteroid,ICS)及抗感染治疗后出院。

门诊随访,多次复查血常规嗜酸性粒细胞不高,诱导痰嗜酸性粒细胞波动于 2%~6.8%,总 IgE 波动于(1 100~1 400)kU/L,烟曲霉 IgE 下降至(0.17~0.19)kU/L 0 级。肺功能(2017-08-14):肺通气功能在正常范围(FVC 2.73L,FVC%pred 84%,FEV$_1$ 2.32L,FEV$_1$%pred 95%,FEV$_1$/FVC 84.8%)。

【诊治经过三】

患者气促 2 周,咳少许白黏痰,无畏寒发热,无咯血,于 2018 年 12 月到当地医院复诊,CTPA 提示右下肺分支肺动脉栓塞,右侧少量胸腔积液,主动脉弓及降主动脉附壁血栓,外院予低分子肝素治疗,并停用激素及抗真菌治疗。

治疗后稍有好转,转我院,查体:生命体征平稳,双下肺可闻及湿啰音。复查血常规:白细胞 $6.40 \times 10^9/L$,嗜酸性粒细胞 16%(绝对值 $1.02 \times 10^9/L$)。D 二聚体 1 343ng/ml。超敏 CRP 35.34mg/L。总 IgE 3 504kU/L,点青霉/分枝孢霉/烟曲霉/白假丝酵母/交链孢霉/蠕孢霉(mx2) 0.52kU/L(1 级),吸入性变应原筛查（Phadiatop）0.64kU/L（1级）。CTPA（2018-12-29，图 11-6）：右中肺炎症较前减少，并右中肺外侧段含气不全较前基本改善，主动脉硬化，胸主动脉、主动脉弓多发附壁血栓形成，肺动脉造影未见明确肺动脉栓塞。全身红外线检查示：双下肢红外表达呈异常低温，右下肢为甚，考虑不排除下肢动脉闭塞可能。下肢静脉彩超未见异常。

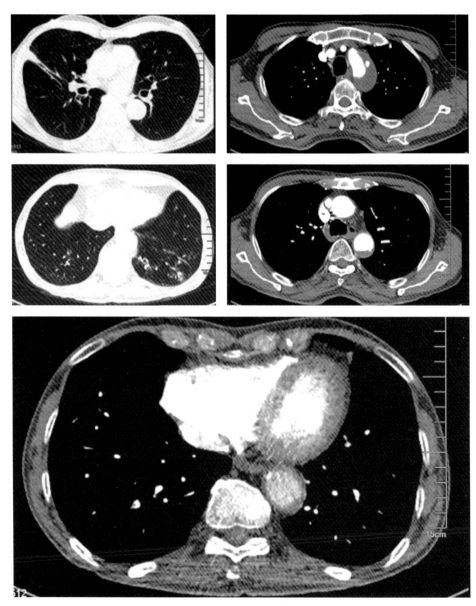

图 11-5　2017-07-06 CTPA

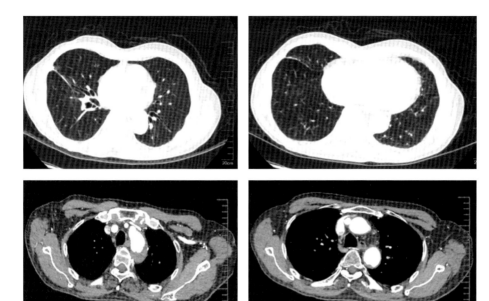

图 11-6　2018-12-29 CTPA

考虑血嗜酸性粒细胞增多、IgE 增高是停用抗真菌药及泼尼松所致,遂恢复"泼尼松 10mg"抗感染,并予以"伊曲康唑"抗真菌、"利伐沙班"抗凝,并继续门诊随访治疗。2 个月后当地复查血常规嗜酸性粒细胞下降至正常。

【最终诊断】

1. 侵袭性肺曲霉病
2. 变应性支气管肺曲霉病(ABPA)
3. 主动脉多发血栓并小溃疡形成
4. 冠心病 缺血性心肌病 心功能 II 级
5. 瓣膜性心脏病

分析与讨论

本例患者为老年男性,既往无明确诊断的哮喘病史,本次以无明显诱因出现胸痛,咳嗽咳痰,伴咯血起病,胸部影像学检查提示肺部感染病灶及胸腔积液,最初诊断往往考虑感染性疾病可能性大,且存在心功能不全,外院及第一次本院住院治疗期间均经验性给予抗生素充分抗感染、利尿等改善心功能及对症支持治疗后,患者症状可缓解,但影像学提示病灶无吸收反而进展,出现空洞。并且患者无急性感染起病症状,包括发热、畏寒、寒战、黄脓痰等,继而考虑特殊菌感染,包括真菌感染。患者有长期吸烟史,需排除基础疾病是否存在慢性阻塞性肺疾

71

病,但经肺功能检查示轻度限制性肺通气功能障碍,舒张试验阴性,基本不支持慢阻肺的诊断。其后发现外周血嗜酸性粒细胞百分比显著升高。曲霉特异性IgE 及总 IgE 显著升高,结合肺部影像及支气管镜检查并病理活检证实真菌菌丝及孢子,因此明确诊断为侵袭性肺曲霉病(invasive pulmonary aspergillosis, IPA)合并变应性支气管肺曲霉病(ABPA)。

治疗方面,通过抗真菌药及口服糖皮质激素治疗,患者症状控制稳定,肺部影像病灶阴影较少,血嗜酸性粒细胞降至正常、IgE 下降 70% 左右,证实治疗有效,患者在后续长期随访中偶有症状反复,如因外院诊断肺栓塞时暂停糖皮质激素及抗真菌药后出现血嗜酸性粒细胞增多、IgE 增高 2 倍,继续上述治疗可缓解。

该患者长期随访期间出现心肺血管合并症,如主动脉溃疡、肺栓塞等,新出现的心血管方面症状需要与肺部真菌感染和 ABPA 等疾病本身或真菌栓子脱落引起的症状鉴别。本例患者为老年男性,有长期吸烟史,故需警惕心血管方面合并症,需要同时处理,以提高疾病治疗效果,提高患者生存质量。

(朱政　马健娟　郭文亮)

专 家 评 析

李靖主任医师:这是一例值得与同道分享的真菌相关性的肺部疾病和血管性疾病。患者的症状是反复咳嗽、咳痰及咯血,胸部 CT 出现肺实质的斑片渗出和实变影,继而出现空洞,而患者没有出现发热、咳黄脓痰等感染中毒症状,应该考虑特殊病原菌感染,行气管镜肺活检是非常必要的,病理结果证实肺部曲霉感染,侵袭性肺曲霉病诊断成立。但患者同时出现曲霉血清特异性 IgE 和总 IgE 的增高,外周血嗜酸性粒细胞亦有增多,因此,亦考虑为 ABPA。

侵袭性肺部真菌感染,是指真菌引起的支气管肺部真菌感染,即真菌对气管支气管和肺部的侵犯,引起气道黏膜炎症和肺部炎症肉芽肿,严重者引起坏死性肺炎,甚至血行播散到其他部位。而 ABPA 则是机体对寄生于支气管内曲霉产生的变态反应性炎症。虽然,ABPA 常被看作是哮喘的并发症,Ⅰ 型、Ⅲ 型和Ⅳ型变态反应改变同时存在。但宿主免疫功能状态的变化,可能导致不同类型的肺曲霉病相互转化或合并存在,从而形成混合型肺曲霉病(mixed types of pulmonary aspergillosis, MTPA),或称为肺曲霉病重叠综合征。首先 IPA 的确诊主要依靠组织病理学,治疗主要是抗真菌药物。同时 ABPA 的诊断依靠病史、血清学及影像学的综合判断,治疗以皮质类固醇为主。IPA 合并 ABPA 与单纯 ABPA 的疾病不同发展阶段的临床表现相互有重叠,症状不典型期对于疾病诊断存在一定困难,需经过治疗后随访观察、动态监测,如血清 IgE 水平、血嗜酸性粒细胞炎症、影像学变化等。从此病例我们可以看出 IPA 和 ABPA 都是一种需要长期治疗并监测的疾病。临床症状和肺部影像学、血清总 IgE 和曲霉特异性 IgE 均是 IPA 和 ABPA 诊断和随访过程中较有价值的检查。对于 IPA 的治疗,除了要了解患者的基础疾病外,还要评估抗真菌药物的疗效,而且,该患者 D 二聚体增高,要警惕真菌栓子脱落的可能性,因此,除了抗凝治疗外,抗真菌药物可能需要维持服用;如 IgE 水平正常基本可除外 ABPA,急性期 ABPA 病例经激素治疗后,IgE 水平下降 25%～50% 可判定为 ABPA 缓解,但相当多的 ABPA 患者很难降至正常范围,因此对于这部分患者,当其病情稳定之后,要寻找一个相对稳定的基础值,如果 IgE 水平较基础水平有 2 倍以上升高,需警惕 ABPA 复发可能。

嗜酸性粒细胞对 ABPA 的诊断及随访过程中的价值现仍有争议,对 ABPA 诊断的敏感性和特异性低,约有 1/4 的 ABPA 患者并无血嗜酸性粒细胞增多,目前有研究发现 ABPA 的血嗜酸性粒细胞与肺功能及其他免疫学指标无相关性,也有研究认为血嗜酸性粒细胞水平不能反映 ABPA 的缓解情况,从本单位的经验看血嗜酸性粒细胞水平的变化仍然有一定的价值。ABPA 患者可存在不同合并症(细菌感染引起急性加重、合并基础疾病等),针对不同的合并症需同时干预和治疗以提高疾病治疗效果。

参 考 文 献

1. BAINS S N, JUDSON M A. Allergic bronchopulmonary aspergillosis[J]. Clin Chest Med, 2012, 33(2):265-281.

2. AGARWAL R, CHAKRABARTI A. Allergic bronchopulmonary aspergillosis in asthma:epidemiological, clinical and therapeutic issues[J]. Future Microbiol, 2013, 8(11):1463-1474.

3. AGARWAL R, GUPTA D, AGGARWAL A N, et al. Clinical significance of decline in serum IgE levels in allergic bronchopulmonary aspergillosis[J]. Respir Med, 2010, 104(2):204-210.

4. AGARWAL R, KHAN A, AGGARWAL A N, et al. Clinical relevance of peripheral blood eosinophil count in allergic bronchopulmonary aspergillosis[J]. J Infect Public Health, 2011, 4(5-6):235-243.

5. 中华医学会呼吸病学分会哮喘学组. 变应性支气管肺曲霉病诊治专家共识[J]. 中华医学杂志, 2017, 97(34):2650-2656.

6. AGARWAL R, CHAKRABARTI A, SHAH A, et al. Allergic bronchopulmonary aspergillosis:review of literature and proposal of new diagnostic and classification criteria[J]. Clin Exp Allergy, 2013, 43(8):850-873.

7. LI L, JIANG Z, SHAO C. Pulmonary aspergillus overlap syndromes[J]. Mycopathologia, 2018, 183(2):431-438.

病例 12　重症哮喘,支气管热成形术治疗有效

> **导读:**这是一例迟发性重症哮喘,患者哮喘一直未控制,曾经因哮喘急性发作、呼吸衰竭行气管插管,严重影响工作和生活,评估后行支气管热成形术,围手术期出现肺炎,予药物及支气管镜清除分泌物,术后哮喘控制良好,至今已维持疗效达 2 年。

病历摘要(第一部分)

患者男性,43 岁,因"反复喘息 6 年,再发加重 20 天"于 2014 年 12 月 31 日入院。

患者 6 年前无明显诱因开始出现喘息,呈阵发性加剧,伴呼吸困难,轻微咳嗽,经吸入"沙丁胺醇"及抗感染平喘等治疗,症状可缓解。此后,上述症状反复发作,每次发作持续时间长短不等,无畏寒、发热,无盗汗、咯血,无夜间阵发性呼吸困难及端坐呼吸,曾在我院诊断为"支气管哮喘",予规范治疗。2012 年 5 月 15 日因哮喘急性发作、呼吸衰竭行气管插管并入住我院重症监护病房(ICU)治疗,出院后长期规律吸入"沙美特罗-氟替卡松粉吸入剂(50μg/500μg 1 次/12h)"及口服"茶碱""孟鲁司特"等药,但控制欠佳,仍反复喘息发作,严重影响生活质量。2014 年 12 月 10 日再次出现咳嗽、咳痰、喘息,在我院门诊给予"头孢美唑"抗感染、"甲泼尼龙"抗感染、"多索茶碱"平喘治疗 3 天后无好转,12 月 30 日晚出现呼吸困难,在广州某中医院急诊监护室给予吸氧及抗感染平喘治疗后症状稍缓解,为求进一步诊治入住我院。

【既往史】

鼻窦炎病史 1 年,其余无特殊。

【个人史、家族史】

有吸烟史,20 支/d,已戒烟 6 年,家族史无特殊。

【入院查体】

体温 36.4℃,脉搏 96 次/min,呼吸 20 次/min,血压 140/95mmHg。呼吸节律两侧对称,触诊语颤正常,双肺叩诊呈清音,听诊双肺呼吸音粗,可闻及呼气相大量哮鸣音。

【辅助检查】

血常规:白细胞 $10.20×10^9$/L,中性粒细胞比率 58.1%($5.93×10^9$/L),嗜酸

性粒细胞比率 4.8%（绝对值 0.5×10⁹/L）。血气分析：pH 7.374, PCO_2 43.5mmHg, PO_2 90.6mmHg, 碳酸氢根浓度 24.8mmol/L。肺肿瘤五项：NSE 17.84ng/ml, CEA 10.51ng/ml。肝肾功能电解质、心肌梗死鉴别六项、proBNP、凝血五项正常。诱导痰：嗜酸性粒细胞 0，中性粒细胞 88.5%。消化系统、泌尿系统及心脏彩超未见明显异常。

胸部+鼻窦 CT：①各组鼻窦未见明确异常；②拟右上肺尖段胸膜下及右肺中叶内侧段少许慢性炎症或纤维灶。

【初步诊断】

支气管哮喘急性发作期（晚发，重症）

【诊治经过】

给予"莫西沙星"抗感染、"甲泼尼龙"抗感染、"异丙托溴铵""布地奈德"雾化吸入平喘等治疗症状好转。患者不同意行支气管镜检查，病情好转，于 2015 年 1 月 9 日出院，定期门诊复查。

病历摘要（第二部分）

患者 2015 年 1 月 9 日出院后长期吸入"沙美特罗-氟替卡松粉吸入剂（50μg/500μg 1 次/12h）"及口服"泼尼松 20mg 1 次/d"及"茶碱""孟鲁司特"平喘，但控制不理想，多次因"支气管哮喘急性发作期"入院，经予全身糖皮质激素治疗后好转出院。

2016 年 10 月 14 日血常规：白细胞 10.80×10⁹/L，中性粒细胞比率 63.1%（绝对值 6.81×10⁹/L），嗜酸性粒细胞比率 8.3%（绝对值 0.90×10⁹/L）。总 IgE 185kU/L，特异性 IgE：屋尘、户尘螨、粉尘螨、蟑螂（hx2）3 级。诱导痰：嗜酸性粒细胞 45%，中性粒细胞 49%。FeNO 66ppb。肺通气功能：中度混合性通气功能障碍（FVC 3.35L, FEV_1 2.20L, FEV_1% pred 61.9%, FEV_1/FVC 65.8%），支气管舒张试验阳性（吸入沙丁胺醇 400μg, FEV_1 最高达 2.67L, FEV_1%pred 75.2%，上升 0.47L，上升 21.4%）。鼻窦 CT 平扫：左侧上颌窦少许炎症。胸部 CT（图 12-1）：提示双肺多发痰栓，右中叶部分肺不张实变，右中叶内、外侧段支气管闭塞。

经过评估症状、用药情况、哮喘控制情况、既往插管历史、CT 情况，考虑患者适合行支气管热成形术（bronchial thermoplasty，BT）治疗，与患者及家属沟通后，同意行 BT。

2016 年 11 月 26 日入住我院治疗。入院时哮喘控制测试（ACT）评分 13 分，哮喘生活质量问卷（AQLQ）评分 4.1 分。

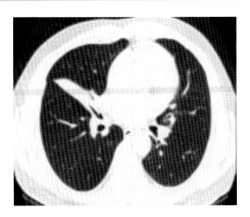

图 12-1　2016-10-14 胸部 CT：双肺多发痰栓,右中肺实变不张

【入院查体】

体温 36.6℃,脉搏 96 次/min,呼吸 22 次/min,血压 139/90mmHg。双肺呼吸音粗,可闻及呼气相哮鸣音。

【辅助检查】

2016 年 11 月 26 日,血常规:白细胞 10.90×10⁹/L,中性粒细胞比率 56.9%(绝对值 6.20×10⁹/L),嗜酸性粒细胞比率 2.2%,(绝对值 0.23×10⁹/L)。肺肿瘤五项NSE 22.78ng/ml,CEA 6.36ng/ml。胸部正位片(图 12-2A):右中肺野纹理稍增粗,不除外少许炎症。

【诊治经过一】

患者于 2016 年 11 月 29 日予以第一阶段 BT 治疗(右下肺),BT 治疗后 1 天内胸片(图 12-2B)提示右中叶肺不张,右下肺野少量炎症,病灶较前稍增多。血常规:白细胞 23.55×10⁹/L,中性粒细胞比率 82.9%。患者诉有少许咳嗽,偶咳少量黄黏痰,予"莫西沙星""甲泼尼龙"抗感染、"异丙托溴铵"联合"布地奈德"雾化等治疗。术后 2 天患者出现喘息发作,将抗生素升级为"头孢哌酮钠-舒巴坦钠",复查床边胸片提示右中下肺野渗出较前稍增多。遂行支气管镜检查(图 12-3A),发现右下叶基底段可见黄白色黏痰堵塞气道,给予清除分泌物、冲洗和腔内注入"氨溴索"等治疗,治疗后右下叶基底段恢复通畅(图 12-3B),咳嗽、咳痰和喘息明显好转,术后 40 天后复查胸片(图 12-2C)提示右下肺炎吸收,右中叶肺不张明显改善。

【诊治经过二】

第一阶段 BT 术后 43 天,予以第二阶段 BT 治疗(左下肺),术后 1 天胸片(图 12-2D)提示右中叶肺不张较前改善,但出现左下肺不张合并炎症。血常规:白细胞 18.6×10⁹/L,中性粒细胞比率 81.2%(绝对值 15.10×10⁹/L),嗜酸性粒细胞比率 0.2%(绝对值 0.372×10⁹/L)。术后予"莫西沙星""甲泼尼龙""异丙托溴铵"联合"布地奈德"雾化等治疗。由于患者仍有喘息,遂行支气管镜检查(图 12-3C),发现左下叶支气管被大量淡黄色痰液堵塞,在给予吸痰治疗后(图12-3D),左下叶基底段及背段恢复通畅,喘息明显减轻。复查胸片(图 12-2E)左下肺心影后方渗出较前减少。

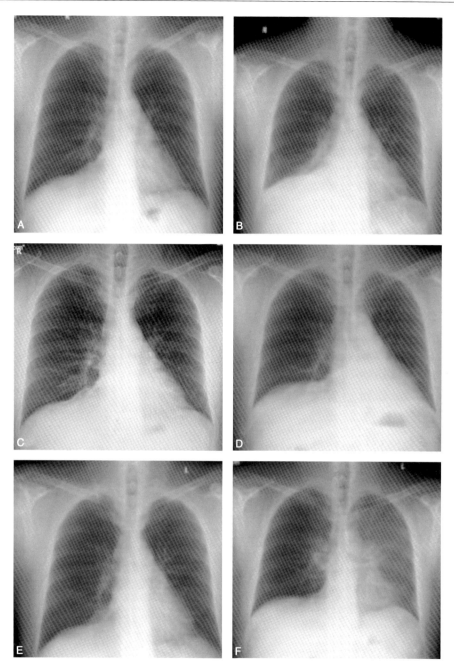

图 12-2　**BT 治疗前后胸片**

A:第 1 阶段 BT 治疗前 4 天,右中肺少许炎症;B:第 1 阶段 BT 治疗右下叶后 1 天内,右中叶肺不张,右下肺野少量炎症,病灶较前稍增多;C:第 1 阶段 BT 治疗右下叶后 40 天,右下肺炎吸收,中右叶肺不张明显改善;D:第 2 阶段 BT 治疗后左下叶前 1 天内,左下肺不张合并炎症;E:第 3 阶段 BT 治疗双肺上叶前 1 天,左下肺心影后方渗出较前减少;F:第 3 阶段 BT 治疗后 1 天内,左肺片样渗出性病变较前增多。

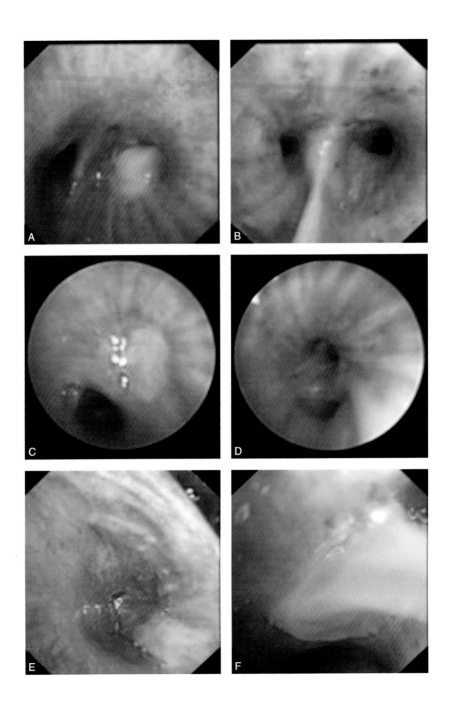

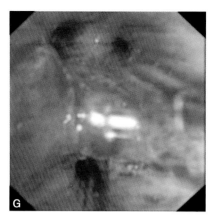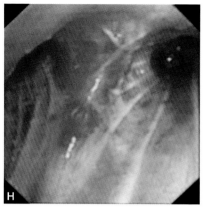

图 12-3　BT 治疗后气管镜下表现

第 1 次 BT 治疗后 4 天,A:中叶支气管及各段、亚段支气管通畅,黏膜光滑肿胀,少量白色分泌物,右下叶基底段可见黄白色黏痰堵塞气道,给予清除分泌物及冲洗、腔内注入沐舒坦等治疗;B:治疗后右下叶基底段恢复通畅,黏膜充血。
第 2 次 BT 治疗后 2 天,C:左下叶支气管被大量淡黄色痰液堵塞,给予清除分泌物治疗;D:治疗后下叶基底段及背段恢复通畅,黏膜充血。
第 3 次 BT 治疗后 1 天,E:右上叶可见大量白色黏稠痰栓堵塞;F:左上叶可见大量白色黏稠痰栓堵塞,予以清除分泌物治疗;G、H:治疗后左上叶和右上叶支气管黏膜充血、肿胀。

【诊治经过三】

第一阶段 BT 术后 76 天,予以第三阶段 BT 治疗(双上肺),术后患者出现气喘加重,气管镜检查(图 12-3E、F)发现大量白色黏稠痰栓堵塞右上叶及左上叶支气管,予清除分泌物(图 12-3G、H)。术后 1 天内胸片(图 12-2F)提示左肺(上叶和下叶)片样渗出性病变较前增多,且患者仍有反复喘息,继续予"莫西沙星""甲泼尼龙""异丙托溴铵"联合"布地奈德"雾化等治疗,患者喘息好转。

【诊断】

1. 支气管哮喘(晚发,重症,嗜酸性粒细胞型,过敏性)

2. 变应性鼻炎

3. 第三次支气管热成形术后

【随访】

患者出院后予序贯口服糖皮质激素、"沙美特罗-氟替卡松粉吸入剂(50μg/500μg)1 吸 1 次/12h"吸入,"糠酸莫米松"喷鼻等治疗。9 个月后复查胸部 CT(图 12-4):右中叶实变较前明显改善,右中叶内外段支气管通畅。

随访至 2018 年底患者继续予"泼尼松 15mg 1 次/d"口服、"沙美特罗-氟替卡松粉吸入剂(50μg/500μg)1 吸 1 次/12h"吸入,哮喘控制良好,未因哮喘急性发作住院或急诊就诊,ACT 评分 20 分,AQLQ 评分 5.72 分。

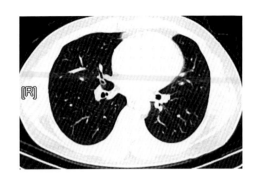

图 12-4　2017-11-21 胸部 CT：右中叶实变较前明显改善

分析与讨论

支气管哮喘是一种以气流受限为主要特征的慢性呼吸系统疾病。目前仍存在一部分重症哮喘患者，尽管使用了大剂量 ICS 联合 LABA 或白三烯调节剂/茶碱，或全身激素治疗≥50% 的时间，仍表现为未控制哮喘，其急诊就医频率和住院频率远远高于轻中度哮喘，是哮喘治疗费用增加和哮喘致命的主要原因。

支气管热成形术是第一种非药物性治疗重症哮喘的方法。BT 的主要作用部位是支气管平滑肌，其原理是通过高温（65℃）灼烧直径>3mm 的支气管管壁的平滑肌从而降低支气管平滑肌的异常收缩力，可降低哮喘患者由于平滑肌收缩引起的气道收缩、痉挛及狭窄的风险。研究表明，重症哮喘患者进行 BT 治疗后哮喘生活质量问卷（AQLQ）评分明显增加，生活质量明显改善，哮喘的急性发作次数及入院次数均有所减少。近年来，有关 BT 的作用机制提示，除气管平滑肌的消融机制外，BT 可能对气道神经支配、气道黏膜炎症调节等方面有一定的作用。

本例为重症哮喘患者，曾因哮喘急性发作行气管插管，后因哮喘未控制反复住院治疗，长期使用全身糖皮质激素，在我院接受了 BT 治疗。患者 BT 治疗后出现围手术期的肺炎、肺不张，气管镜清除分泌物后情况好转出院。随访影像学正常，长期随访患者哮喘控制良好，AQLQ 评分改善，哮喘的急性发作次数明显减少，术后随访 2 年未因哮喘急性发作住院。

已有多个研究证实支气管热成形术后长期影像学无明显异常，但近期有 2 个研究报道了支气管热成形术后短期出现影像学异常包括实变影、磨玻璃影和肺不张等，然而这 2 个 BT 术后短期影像学异常的研究并没有气管镜镜下的资料。

本单位对 2014 年 7 月至 2017 年 10 月期间行 BT 治疗的 12 例重症哮喘患者的临床资料、胸部影像学及支气管镜进行回顾分析，在 BT 治疗后 24 小时内，共行33次胸片检查,32个胸片显示异常:53.1%肺不张、84.4%支气管周围实变影;有6例术后症状加重并有明显肺不张的患者行支气管镜发现痰栓予吸痰,其余5例患者无症状加重,予对症处理后好转。BT治疗后肺部出现影像学征象与BT的热刺激引起的黏膜水肿和肺泡炎症有关。有报道显示对于某些患者BT治疗后容易出现痰栓堵塞治疗叶的支气管腔而引起肺叶不张,具体原因不明。一项研究通过将引起肺叶不张的栓子进行苏木精-伊红染色发现栓子是由大部分的纤维素混杂散在的炎症细胞和一些支气管上皮细胞组成的。本患者术前肺功能较差,BT术后容易出现痰栓堵塞治疗叶支气管腔而引起咳嗽、咳痰或喘息加重,经气管镜吸痰干预及抗感染后好转。因此对于重症哮喘患者BT术后应密切观察病情变化,复查影像学,必要时气管镜干预。

(欧昌星　吴鹏辉　时旭)

专家评析

李时悦院长:重症哮喘患者行BT治疗总体安全有效,是全球哮喘防治创议(GINA)推荐的治疗方法。虽然国外的研究及本单位的资料显示BT治疗后的早期影像学异常发生率高,主要表现为肺不张和支气管周围实变影,气管镜下主要表现为治疗区域的支气管腔有分泌物堵塞。国外的研究对象均未行气管镜干预可自行吸收好转,考虑可能与早期研究选择的对象肺功能、咳嗽能力较好有关,本例患者需要支气管镜干预清除分泌物可能与其肺功能、咳嗽能力较差有关。BT术后出现肺不张是否需要气管镜干预治疗还需要更多的研究来证实。

参 考 文 献

1. POSSA S S,LEICK E A,PRADO C M,et al. Eosinophilic inflammation in allergic asthma[J]. Front Pharmacol,2013,4:46.

2. PAVORD I D,COX G,THOMSON N C,et al. Safety and efficacy of bronchial thermoplasty in symptomatic,severe asthma[J]. Am J Respir Crit Care Med,2007,176(12):1185-1191.

病例 13　咳嗽、喘息,支气管热成形术,妊娠

导读:该患者是以咳嗽、喘息起病,"支气管哮喘"诊断明确,规范使用哮喘第5级治疗后仍控制欠佳,遂行"支气管热成形术",术后病情稳定,但意外怀孕后自行减药,再次出现哮喘急发。

病历摘要(第一部分)

患者女性,29 岁,自由职业者。因"发作性咳嗽、喘息 5 年余,再发 3 天"于 2015 年 1 月 19 日入院。

患者 2009 年 10 月感冒发热后出现咳嗽,咳白痰,其后出现发作性喘息,多于活动后及夜间出现,可闻及喉中喘鸣音,于当地医院治疗(具体不详)后症状好转。其后每 1~2 个月无明显诱因发作一次,发作时吸"沙丁胺醇"可缓解,间断服用"氨茶碱"等。2010 年 9 月开始发作频率增加,约 10 天发作一次,多于感冒、劳累及活动后出现,程度渐进加重。

2010 年 11 月曾于我院呼吸科诊治,肺功能:①极重度混合性通气功能障碍(FVC 1.64L,FVC% pred 50.3%,FEV_1 0.9L,FEV_1% pred 31.7%,FEV_1/FVC 55%);②支气管舒张试验阳性。确诊"支气管哮喘",予抗感染、平喘及对症吸入治疗后症状缓解出院。出院后间断予"异丙托溴铵"吸入缓解喘息发作,未定期就诊。2014 年 9 月开始规范予"布地奈德-福莫特罗粉吸入剂(320μg/9μg)1 次/12h"治疗 4 个月余,仍反复喘息发作。

3 天前患者症状加重,夜间喘息明显,需高枕卧位,伴胸闷、心悸及出冷汗,当地诊所治疗后症状无缓解,为进一步治疗再次入我院。起病以来,精神、食欲、睡眠可,大小便正常,体重无明显改变。

【既往史】

过敏性鼻炎 4 年余。

【个人史】

无烟酒嗜好。

【婚育史、月经史】

未婚未育;月经周期正常。

【家族史】

外公有哮喘。

【入院查体】

体温 36.2℃,脉搏 118 次/min,呼吸 24 次/min,血压 124/85mmHg。外周血氧饱和度:93%(吸空气下)。双肺可闻及弥漫性呼吸双相哮鸣音。心、腹体检未见明显异常。

【辅助检查】

血常规:白细胞 9.52×10⁹/L,中性粒细胞比率 90.6%(绝对值 8.6×10⁹/L),嗜酸性粒细胞比率 0。血气分析(吸空气下):pH 7.374,PCO_2 43.4mmHg,

PO₂ 87.7mmHg,氧饱和度 95%。总 IgE 77.1kU/L,食物、吸入及霉菌专项变应原筛查:均为阴性。FeNO 17ppb。诱导痰:中性粒细胞 94%,巨噬细胞 2%,嗜酸性粒细胞 2%,淋巴细胞 2%。一般细菌涂片检查:见革兰氏阳性球菌。

肺功能(2015-01-20):①中重度混合性通气功能障碍(FEV₁ 1.48L,FEV₁% pred 53.3%,FVC 2.23L,FVC%pred 70%,FEV₁/FVC 63.83%);②支气管舒张试验阴性;③弥散功能在正常范围;④肺总量正常,残气量、残总比增高;⑤呼吸总阻抗(Z5)增高、总气道阻力(R5)、中心气道阻力(R20)、周边气道阻力(X5)正常。

鼻窦和胸部 CT 平扫(2015-01-20,图 13-1):①右侧上颌窦、筛窦少许炎症;②右侧下鼻甲稍肥厚;③拟右上肺前段、右肺中叶及左肺下舌段少许慢性炎症或纤维灶;④两肺呼气相通气灌注不均并左下肺少许斑点状磨玻璃影,考虑细支气管炎症所致。

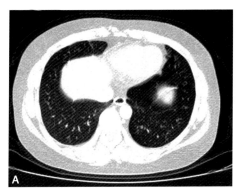
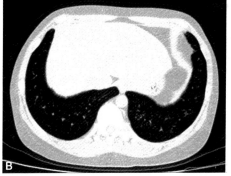

图 13-1　2015-01-20 胸部 CT 平扫(A. 呼气相,B. 吸气相):两肺呼气相通气灌注不均并左下肺少许斑点状磨玻璃影,考虑细支气管炎症所致

纤维支气管镜结果:支气管腔内未见异常。BALF:中性粒细胞 36%,巨噬细胞 50.5%,嗜酸性粒细胞 3%,淋巴细胞 10.5%。经气管镜活检病理(图 13-2):①左鼻黏膜送检组织,基底膜增厚,黏膜下黏液腺增生,淋巴细胞浸润;②左下肺支气管黏膜送检组织,部分上皮脱落,基底膜增厚,黏膜下水肿,淋巴细胞浸润,平滑肌增生。

【初步诊断】

1. 支气管哮喘急性发作期(晚发,中性粒细胞型,过敏性)

2. 右侧上颌窦、筛窦炎

83

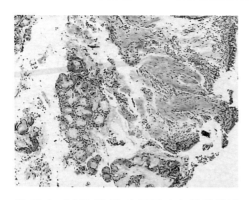

图 13-2　2015-01-23 左下肺支气管黏膜活检：送检组织部分上皮脱落，基底膜增厚，黏膜下水肿，淋巴细胞浸润，平滑肌增生

【诊治经过一】

予"左氧氟沙星、哌拉西林钠-舒巴坦钠"抗感染，"甲泼尼龙 40mg 1 次/d 静脉滴注"抗感染，"多索茶碱、孟鲁司特、吸入用复方异丙托溴铵及布地奈德雾化"平喘、"盐酸氮卓斯汀和糠酸莫米松"喷鼻及护胃、化痰等治疗，病情好转于 2015 年 1 月 27 日出院。

出院后遵医嘱规范用药，定期门诊随访，出院后治疗："泼尼松"，15mg 1 次/d（2015-01-27—2015-02-03），10mg 1 次/d（2015-02-04—2015-02-26），5mg 1 次/d（2015-02-27—2015-03-12），"布地奈德-福莫特罗粉吸入剂（320μg/9μg）1 次/12h"吸入，"孟鲁司特 1 片 1 次/d"及喷鼻、化痰、护胃、补钙等治疗。但仍有咳嗽、咳痰、胸闷伴有喘息发作，听诊气管旁可闻及呼气相干啰音。ACT 评分 16 分，哮喘控制问卷（ACQ）评分 4 分，迷你哮喘生活质量调查问卷（mini AQLQ）评分 1.5 分。2015 年 3 月 11 日复查 FeNO 19ppb。肺功能：①轻度阻塞性通气功能障碍（FEV$_1$ 2.61L，FEV$_1$% pred 94.92%；FVC 3.46L；FVC% pred 109.27%；FEV$_1$/FVC 75.74%）；②弥散功能在正常范围；③肺总量正常，残气量、残总比增高；④气道阻力在正常范围（体描法）；⑤呼吸总阻抗（Z5）、总气道阻力（R5）、中心气道阻力（R20）增高，周边气道阻力（X5）正常。

【诊治经过二】

考虑患者"重症哮喘"诊断明确，经哮喘第 5 级治疗后仍控制欠佳，遂行"支气管热成形术"。于 2015 年 3 月 16 日（右下叶）、2015 年 4 月 7 日（左下叶）及 2015 年 5 月 12 日（双上叶）行支气管热成形术（每次术前 3 天、手术当天及术后 1 天口服"泼尼松 40mg，1 次/d"，每次手术前 1 天及术后 3 天予"莫西沙星 0.4g，1 次/d"，其余时间继续原使用的哮喘维持药物）。支气管热成形术后门诊治疗：2015 年 5 月 14 日开始口服"泼尼松 20mg 1 次/d"，逐渐减量至 5mg 1 次/d。

患者术后病情稳定，"泼尼松"减少至 5mg 1 次/d，规律吸入"布地奈德-福莫特罗粉吸入剂（320μg/9μg）1 次/12h"。

【诊治经过三】

2015 年 9 月 7 日发现意外怀孕，遂自行停用"泼尼松"，2015 年 9 月 16 日受凉后出现咽干、咽痛、咳嗽、咳黄痰及喘息症状复发,同月23日入我院呼吸科治疗,查血常规:白细胞 $12.12 \times 10^9/L$,中性粒细胞比率 73.7%(绝对值 $8.93 \times 10^9/L$),嗜酸性粒细胞比率 5.3%(绝对值 $0.64 \times 10^9/L$);诱导痰:中性粒细胞 30%,巨噬细胞 13.5%,嗜酸性粒细胞 55.5%,淋巴细胞 1%。给予"头孢呋辛钠"静脉滴注抗感染、"泼尼松 20mg 1 次/d 口服"抗感染、"孟鲁司特、沙丁胺醇、布地奈德"平喘等治疗后症状好转出院。

出院后患者行人工流产术(因担心药物对胎儿的影响),并规律使用"布地奈德-福莫特罗粉吸入剂(320μg/9μg)1 次/12h"和间断服用"泼尼松 5mg 1 次/d"(<4 次/周),此后哮喘控制,生活质量显著提高。患者术后哮喘症状明显改善,症状评分、呼气流量峰值(PEF)提高,急性发作次数明显减少(表 13-1)。

表 13-1　患者支气管热成形术前后症状及 PEF 情况

项目	术前	支气管热成形术后3个月(2015-08)	支气管热成形术后6个月(2015-11)	支气管热成形术后9个月(2016-02)	支气管热成形术后12个月(2016-05)
症状	咳嗽,咳痰及喘息反复发作	无明显咳嗽、咳痰及喘息	无明显咳嗽、咳痰及喘息	无明显咳嗽、咳痰及喘息	无明显咳嗽、咳痰及喘息
急性发作次数/(次·月$^{-1}$)	3	0	0	0	0
无症状天数/(d·月$^{-1}$)	14	28	28	25	27
ACT/分	16	23	20	21	24
mini AQLQ/分	1.5	5.3	5.5	5.3	5.8
ACQ/分	4	0.9	0.8	0.7	0.6
PEF/(L·min^{-1})	300	350	360	410	420
PEF 变异率/%	6.9	5.9	5.8	7.6	4.9

分析与讨论(第一部分)

支气管哮喘是由多种细胞包括嗜酸性粒细胞、肥大细胞、T 淋巴细胞、中性粒细胞、平滑肌细胞、气道上皮细胞等及细胞组分参与的气道慢性炎症性疾病。其临床表现为反复发作的喘息、气促、胸闷或咳嗽等症状,常在夜间及凌晨发作或加重,多数患者可自行缓解或经治疗后缓解,同时伴有可变的气流受限和气道高反应性,随着病程的延长可导致一系列气道结构的改变,即气道重塑。全球患者超过3亿,我国约有3 000万以上哮喘患者,其中5%~10%的患者为重症哮喘。重症哮喘的定义为:在过去的一年中,需要使用全球哮喘防治创议(GINA)建议的第4级或第5级哮喘药物治疗,才能够维持控制或即使在上述治疗下仍表现为"未控制"的哮喘。

本例患者以发作性咳嗽、喘息起病,听诊可闻及哮鸣音,发作时吸入"沙丁胺醇"可缓解,肺功能提示气道存在可逆性,因此"支气管哮喘"诊断明确,起初因个人未重视及当地无法购买到药物未能规范用药,从2014年9月开始规范治疗,至2015年3月,患者虽然症状有所改善,FEV₁从最差时的0.9L改善至2.61L,但患者ACT评分16分,ACQ评分4分,哮喘仍控制欠佳,此时患者已使用了GINA第5级哮喘治疗,因此需要考虑哮喘的个体化治疗方案。

近年支气管哮喘的精准分型及个体化治疗受到广泛关注,GINA指出哮喘是一种异质性疾病,即哮喘具有不同的表型,哮喘气道炎症可分为嗜酸性粒细胞型、中性粒细胞型、混合细胞型及寡细胞型。嗜酸性粒细胞型气道炎症通常是Th2免疫途径介导,诱导痰嗜酸性粒细胞>3%,对激素及新型的针对Th2细胞因子如IL-4、IL-5和IL-13及IgE治疗敏感;中性粒细胞型气道炎症通常是Th1免疫途径介导,诱导痰中性粒细胞≥64%,可能对抗生素反应较好,TNF、IL-1、IL-6、IL-8、IL-23和IL-17等对中性粒细胞有趋化作用的细胞因子可望作为新的治疗靶点;寡细胞型可能对抗感染治疗无效,可能对针对平滑肌增生的治疗如支气管热成形术及针对肥大细胞的治疗更为敏感。但要注意的是痰液中性粒细胞炎症存在另一种可能性:由于感染、接触空气污染物或使用糖皮质激素治疗后的结果。就如本例患者于2015年1月就诊时,首次诱导痰显示中性粒细胞占94%而嗜酸性粒细胞仅占2%,因此定义为中性粒细胞型,其后,支气管热成形术后意外怀孕哮喘急性发作时复查诱导痰:中性粒细胞30%、嗜酸性粒细胞55.5%,因此定义为嗜酸性粒细胞型,虽然患者的气道炎症类型有转变可能,但要注意该患者第一次诱导痰中性粒细胞比率升高可能就有感染因素及使用糖皮质激素治疗后参与所致。

支气管热成形术(BT)是近年国际上在支气管哮喘非药物治疗方面最重要的突破,其原理是通过支气管镜将一个2mm的小射频消融探头置入支气管腔内,将体外的射频发生器产生的热能传导至支气管管壁,加热并消融增生、肥厚的支气管平滑肌细胞,从而达到治疗作用。2010年美国食品药品监督管理局(FDA)批准支气管热成形术用于治疗18岁以上重症哮喘患者,在2014年重症哮喘欧洲呼吸学会(ERS)/美国胸科协会(ATS)国际诊治指南中明确指出,支气管热成形术可应用于治疗成人的重症哮喘。我国2014年2月正式批准该技术用于临床,是首个我国针对哮喘的靶向治疗方法,也是该患者在 2015 年可获得的唯一一种针对哮喘的靶向治疗方法,该患者支气管黏膜活检病理检查提示存在支气管黏膜平滑肌增生,支气管热成形术可通过消融平滑肌后减轻气道过度收缩、痉挛而缓解症状,使哮喘得到更好的控制。

目前被广泛认可的支气管热成形术治疗哮喘的机制包括气道平滑肌减少及气道平滑肌收缩功能改变,其他可能的机制还包括气道上皮细胞改变、胶原蛋白沉积减少、炎性介质分泌减少、血管生成减少、细胞凋亡改变及气道神经末梢改变等,但这些机制均有待进一步研究证实,这些可能机制的存在及对气道炎症类型的影响也是需要我们进一步关注的。

该患者经支气管热成形术治疗后进行随访,通过对其症状的描述、急性发作情况、哮喘评分、峰流速变化情况及用药情况可看出,此患者在接受支气管热成形术后整体症状好转,显示支气管热成形术在该患者的有效性及安全性。我院总结并报道的支气管热成形术治疗重度哮喘患者术后 1 年的有效性及安全性的初步观察结果显示:术后 6 个月,患者 mini AQLQ 评分、急性发作频率及无症状天数较术前明显改善;术后 6 个月患者 PEF 变异率、吸入糖皮质激素剂量及口服糖皮质激素剂量较术前亦有明显改善,术后 12 个月,上述各指标较术前明显改善,该患者情况与我院总结报道的结果一致。

病历摘要(第二部分)

2017 年 7 月 8 日患者发现再次妊娠(末次月经时间:5 月 20 日),自行只用"布地奈德-福莫特罗粉吸入剂(320μg/9μg)1 次/12h",觉咽部有痰,遂于 2017 年 7 月 10 日改为仅使用"布地奈德"及"复方异丙托溴铵"雾化吸入治疗。ACT 评分 21 分。2017 年 8 月 1 日受凉后出现咳嗽、喘息复发,伴咳黄痰,于 2017 年 8 月 9 日入我院住院治疗。

【入院查体】

双肺可闻及散在哮鸣音,左下肺可闻及湿啰音。

【辅助检查】

血常规:白细胞 $10.26×10^9$/L,中性粒细胞比率 58.1%(绝对值 $5.96×10^9$/L),嗜酸性粒细胞比率 15.1%(绝对值 $1.55×10^9$/L)。血气分析:(吸空气下)PaO_2 78.5%,SaO_2 94.6%。血沉 61mm/h。超敏 CRP 14.85mg/L。PCT 正常。总 IgE 491kU/L,食物、吸入及霉菌专项变应原筛查:均为阴性。

超声检查:①子宫增大,宫内早孕,胚胎存活,孕周为 8+周;②双侧附件区未见明显包块。

【诊治经过】

予"头孢呋辛钠"（2017-08-09—2017-08-13）和"头孢他啶"（2017-08-14—2017-08-17）抗感染，"甲泼尼龙 40mg 1 次/d 静脉滴注"抗感染，"孟鲁司特10mg 1 次/d""布地奈德-福莫特罗粉吸入剂（320μg/9μg） 1 次/12h"及"布地奈德""特布他林""异丙托溴铵"平喘及吸氧等治疗，症状缓解后出院。

出院带药："泼尼松 20mg 1 次/d×3d，后改为 10mg 1 次/d×3d，其后 5mg 1次/d 维持""孟鲁司特 10mg 1 次/d""布地奈德-福莫特罗粉吸入剂（320μg/9μg） 1 次/12h"及"布地奈德""特布他林""异丙托溴铵"雾化吸入治疗。

【诊断】

1. 支气管哮喘急性发作（重症，晚发，嗜酸性粒细胞型，过敏性）

2. 支气管热成形术后

3. 早孕

【随访】

患者于 2018 年 2 月 12 日产一健康男婴。目前规律使用"布地奈德-福莫特罗粉吸入剂（320μg/9μg） 1 次/12h"，哮喘控制可。

分析与讨论（第二部分）

妊娠期是哮喘管理中的一个特殊时期，据统计，有 4%～8% 的孕妇患哮喘，妊娠时，哮喘控制常发生变化，其中大约 1/3 恶化，1/3 好转，1/3 无变化，妊娠时哮喘急性发作很常见。该患者两次妊娠哮喘发作均发生在孕早期，主要原因包括：①患者发现怀孕后，自行减少药物的使用，该患者在其后加用药物、遵医嘱用药后可较好地控制哮喘；②妊娠妇女更易受呼吸系统感染影响，该患者两次妊娠哮喘发作均有感染因素诱发，因此均加用了抗感染治疗；③妊娠时机体激素发生改变，包括雌激素、胎盘生长激素等，对哮喘均会产生影响；④过敏因素，妊娠接触胎儿抗原及其他敏感抗原可触发哮喘急性发作或使病情加重，有研究表明哮喘患者血清 IgE 水平越高，常提示病情有反复发作倾向，该患者在怀孕后测总IgE 水平的确较前明显升高；⑤焦虑、精神紧张，Powell 等研究表示，焦虑及精神紧张会增加哮喘孕妇急性加重的可能。

哮喘急性加重或控制差与婴儿（早产、低出生体重、增加围产期死亡率）及母亲（先兆子痫）均有关。妊娠期哮喘的全程化管理可以减少哮喘症状波动或急性发作给孕妇和胎儿带来的负面影响，因此，对有哮喘病史的女性怀孕前后进行教育和管理尤为重要。尽管很多人担心妊娠期间使用哮喘控制药物会影响到胎儿的发育，然而研究却表明积极有效地控制哮喘所获得的益处要远大于这些药物可能产生的风险(A 类证据)。基于这一点认识,尽管妊娠期间使用哮喘控制药物的安全性还没有被完全、充分地证实,我们依然还是主张使用控制药物以达到症状的完全控制和避免急性发作。

目前哮喘合并妊娠时,其防治哮喘药物治疗主要包括以下几类。①激素:ICS 仍是妊娠哮喘控制的主要药物,在所有的 ICS 中,仅布地奈德属 B 类,其他如氟替卡松和二丙酸倍氯米松属于 C 类;部分严重哮喘患者必须使用口服激素控制哮喘症状,而每天口服泼尼松<10mg 的副作用较小。②β_2受体激动剂:其中临床常用的药物有沙丁胺醇、特布他林、福莫特罗、沙美特罗等,除特布他林属 B 类,其余均属 C 类。③胆碱能受体阻滞剂:异丙托溴铵属 B 类,噻托溴铵属 C 类。④白三烯受体拮抗剂(LTRA):扎鲁司特和孟鲁司特是选择性 LTRA,用于哮喘治疗,是妊娠哮喘患者 B 类用药。⑤肥大细胞稳定剂:色甘酸钠属 B 类药物。⑥茶碱类药物:属于 C 类药物,目前多主张使用控释型茶碱制剂,美国国家心肺血液病协会(NAEPP)更新指南中指出,大量的研究和经验证实妊娠期给予缓释茶碱(血药浓度在 5～12μg/ml)是安全的。⑦奥马珠单抗:美国 FDA 将其定为 B 类药。

因此,对于该患者,我们选用药物时也尽量选用 B 类药物,患者最后顺利生产一健康男婴。

(胡秋蓉 张筱娴)

专 家 评 析

李时悦院长:近年支气管哮喘的精准分型及个体化治疗受到广泛关注,支气管热成形术是目前重症哮喘治疗选择之一,据文献报道,气道反应性可逆性强的患者受益更加明显,本例患者符合手术治疗指征,临床观察显示该例手术成功,临床疗效好,术后无明显不良反应。而且该患者经支气管热成形术治疗后,在基本药物维持治疗下,症状控制良好,疗效稳定、持续三年以上,为后续的妊娠提供了条件。哮喘患者妊娠时,治疗的目的是提供最佳治疗以控制哮喘,通过预防母亲低氧维持胎儿合适的氧合,保证胎儿的正常发育,妊娠期哮喘的全程化管理尤为重要。

参 考 文 献

1. 中华医学会呼吸病学分会哮喘学组. 重症哮喘诊断与处理中国专家共识[J]. 中华结核和呼吸杂志,2017,40(11):813-829.

2. CHUNG K F. Diagnosis and management of severe asthma[J]. Semin Respir Crit Care Med,

2018,39(1):91-99.

3. 张清玲,张筱娴,谢佳星,等.支气管热成形术治疗重度支气管哮喘的初步临床观察[J].中华结核和呼吸杂志,2016,39(3):183-188.

4. 裴若帆,林江涛.支气管热成形术治疗支气管哮喘研究进展[J].中华结核和呼吸杂志,2016,39(3):213-217.

5. GINA. Global strategy for asthma management and prevention[EB/OL].[2020-06-01]. http://www. ginasthma. org/,2018.

6. 陈晓姣,朱慕云.妊娠期哮喘的发病机制及防治策略[J].中华哮喘杂志(电子版),2013,7(6):452-455.

病例 14　鼻-鼻窦炎,重症哮喘

导读:迟发型重症嗜酸性粒细胞性哮喘患者,哮喘发病前有慢性鼻-鼻窦炎,曾长期(十多年)使用全身大剂量糖皮质激素治疗仍未控制,后在我院行支气管热成形术及生物靶向治疗,病情得到控制。

病 历 摘 要

患者男性,44 岁,服装厂管理者。因"反复鼻塞 10 年,咳嗽、喘息 6 个月,加重 4 天"于 2017 年 5 月 23 日入院。

患者于 10 年前反复出现鼻塞、打喷嚏、流清鼻涕,多于接触粉尘、烟雾、花粉及冷空气时诱发,外院给予曲安奈德治疗共 10 年(每 2 个月局部注射 1 次,800μg/支,最大剂量为 8 支/次),治疗后能缓解约 2 个月。

2016 年 12 月再次出现鼻塞,伴反复咳嗽,咳少许白黏痰,2017 年 1 月接触烟花气雾后出现喘息伴阵发性呼气困难,咳嗽、咳痰加重,于当地医院治疗,具体不详,治疗后症状缓解。2017 年 2 月 13 日患者再次出现喘息,频繁咳嗽伴白色黏痰,无畏寒、发热,无咯血、胸痛,在东莞市某三甲医院就诊,FeNO 242ppb,肺功能、胸部 CT 正常,鼻窦 CT 提示双侧上颌窦和筛窦少许炎症,考虑为"哮喘、变应性鼻炎",予"头孢美唑、拉氧头孢"抗感染、"甲泼尼龙"抗感染及"异丙托溴铵"平喘等处理,症状缓解,出院后口服"甲泼尼龙 8mg 1 次/d,孟鲁司特 10mg 1 次/d"及吸入"布地奈德-福莫特罗粉吸入剂(160μg/4.5μg)1 吸 1 次/12h"平喘。

4 天前患者再次出现喘息、咳嗽、咳痰,夜间明显,昨日在外院治疗,具体不详,症状无明显缓解,今为进一步诊治来我院就诊,门诊拟"支气管哮喘急性发作"收入院,起病以来,精神、食欲、睡眠一般,大小便正常,体重有所增加(具体不详)。

【既往史】

3 年前有"胃溃疡"病史,已治愈。

【个人史、家族史】

无饮酒吸烟嗜好;对"布洛芬、破伤风疫苗"过敏;其儿子有变应性鼻炎病史。

【入院查体】

体温 36℃,脉搏 80 次/min,呼吸 21 次/min,血压 134/81mmHg,SpO$_2$ 97%(吸空气下)。满月脸,向心性肥胖。胸廓正常对称,触诊语颤正常,双肺叩诊呈清音,听诊双肺呼吸音粗,双肺可闻及广泛呼气相哮鸣音,未闻及湿啰音。

【辅助检查】

血常规:嗜酸性粒细胞比率 5%。总 IgE 183kU/L;专项变应原:屋尘螨 0.87kU/L(2 级),粉尘螨 0.72kU/L(2 级),虾 0.88kU/L(2 级),德国蟑螂 0.48kU/L(1 级)。诱导痰:中性粒细胞 48.75%,嗜酸性粒细胞 43%,淋巴细胞 1%。FeNO 118ppb。

肺功能(图 14-1):①肺通气功能大致正常,MEF$_{25\%}$下降(FVC 4.87L,FVC% pred 112.97%,FEV$_1$ 3.87L,FEV$_1$%pred 109.77%,FEV$_1$/FVC 79.50%);②弥散功能、肺总量、残气量、残总比、气道阻力正常(因为患者急性发作,不宜做激发试验)。PEF 日变异率>10%。鼻窦及呼吸双相胸部 CT(图 14-2):①全组鼻窦炎症;②右下肺背段少许慢性炎症。

【诊断】

1. 支气管哮喘急性发作(晚发、重症? 嗜酸性粒细胞型、过敏性)

2. 变应性鼻炎

3. 慢性鼻窦炎

【诊治经过一】

给予"甲泼尼龙 40mg 1 次/d 静脉滴注,复方异丙托溴铵、布地奈德(2mg 1 次/12h)雾化,布地奈德-福莫特罗粉吸入剂(320μg/9μg)1 次/12h,孟鲁司特 10mg 1 次/d,茶碱缓释片 0.2g 1 次/12h,克拉霉素 0.25g,2 次/d""糠酸莫米松鼻喷雾剂 1 喷/鼻 1 次/12h,盐酸氮卓斯汀鼻喷雾剂 1 喷/鼻 1 次/12h"喷鼻及洗鼻治疗。患者症状缓解出院。

出院后:"泼尼龙 30mg 1 次/d"(递减至 20mg 1 次/d 后维持 4 个月),"布地奈德-福莫特罗粉吸入剂(320μg/9μg)1 次/12h",继续"孟鲁司特、茶碱缓释片"口服、"糠酸莫米松鼻喷雾剂、盐酸氮卓斯汀鼻喷雾剂"喷鼻及洗鼻治疗。患者仍有喘息、咳嗽反复发作。

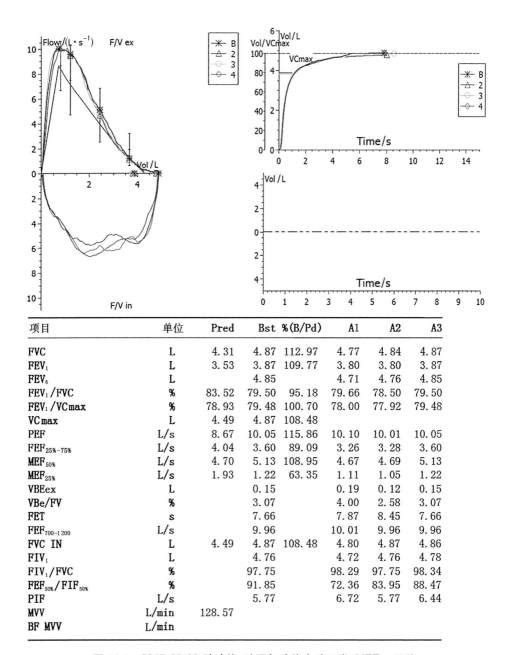

项目	单位	Pred	Bst	%(B/Pd)	A1	A2	A3
FVC	L	4.31	4.87	112.97	4.77	4.84	4.87
FEV_1	L	3.53	3.87	109.77	3.80	3.80	3.87
FEV_6	L		4.85		4.71	4.76	4.85
FEV_1/FVC	%	83.52	79.50	95.18	79.66	78.50	79.50
$FEV_1/VCmax$	%	78.93	79.48	100.70	78.00	77.92	79.48
VCmax	L	4.49	4.87	108.48			
PEF	L/s	8.67	10.05	115.86	10.10	10.01	10.05
$FEF_{25\%~75\%}$	L/s	4.04	3.60	89.09	3.26	3.28	3.60
$MEF_{50\%}$	L/s	4.70	5.13	108.95	4.67	4.69	5.13
$MEF_{25\%}$	L/s	1.93	1.22	63.35	1.11	1.05	1.22
VBEex	L		0.15		0.19	0.12	0.15
VBe/FV	%		3.07		4.00	2.58	3.07
FET	s		7.66		7.87	8.45	7.66
$FEF_{700~1200}$	L/s		9.96		10.01	9.96	9.96
FVC IN	L	4.49	4.87	108.48	4.80	4.87	4.86
FIV_1	L		4.76		4.72	4.76	4.78
FIV_1/FVC	%		97.75		98.29	97.75	98.34
$FEF_{50\%}/FIF_{50\%}$	%		91.85		72.36	83.95	88.47
PIF	L/s		5.77		6.72	5.77	6.44
MVV	L/min	128.57					
BF MVV	L/min						

图 14-1　2017-05-26 肺功能：肺通气功能大致正常，$MEF_{25\%}$ 下降

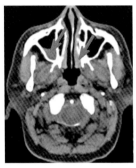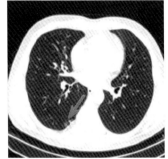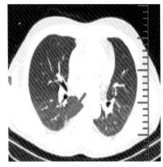

图 14-2 2017-05-25 CT:全组鼻窦炎症;右下肺背段少许慢性炎症

【诊治经过二】

思维引导:

结合重症哮喘定义[在过去 1 年中需要 GINA 指南建议的 4~5 级哮喘药物治疗(大剂量 ICS 联合 LABA 或白三烯受体拮抗剂/茶碱),或全身激素治疗≥50%的时间,以防止变成"未控制"的哮喘,或即使在上述治疗下仍表现为"未控制"的哮喘],患者此时符合"重症哮喘"诊断,常规药物治疗下控制欠佳,且$FEV_1\%pred>65\%$,没有支气管热成形术禁忌证。

遂分别于 2017 年 9 月 25 日、2017 年 10 月 23 日、2017 年 11 月 20 日行右下叶(图 14-3A)、左下叶(图 14-3B)、双肺上叶(图 14-3C)的支气管热成形术,术前术后的评估见表 14-1。

表 14-1 支气管热成形术(BT)前后评估情况

项目	BT 前	BT 3 个月后
ACT/分	17	18
AQLQ/分	4.43	4.5
峰流速预计值	92%	95%
6 个月内急性加重次数	1	0
每月无症状天数/d	0	0
ICS(布地奈德干粉)/($\mu g \cdot d^{-1}$)	800	1 600
OCS(泼尼松)/($mg \cdot d^{-1}$)	20	20

注:OCS,oral corticosteroids,口服糖皮质激素。

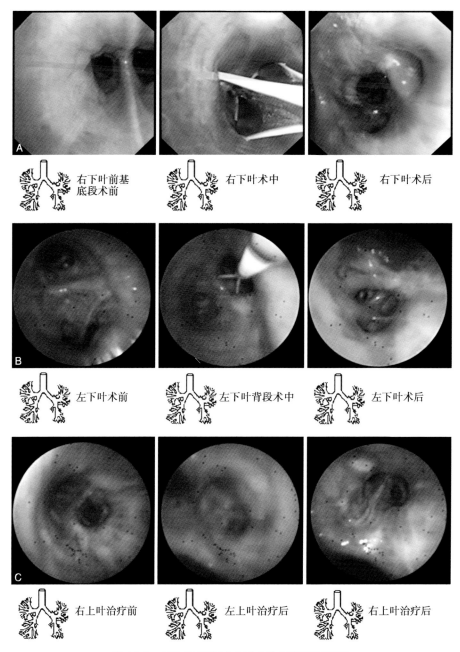

图 14-3　三次支气管热成形术支气管镜下表现

A：2017 年 9 月 25 日第一次热成形术（右下叶共激活 63 次），后基底段 10 次，外基底段 13 次，前基底段 22 次，内基底段 7 次，背段 9 次，右下叶开口 2 次；B：2017 年 10 月 23 日第二次热成形术（左下叶共激活 77 次），后基底段 23 次，外基底段 9 次，内基底段 28 次，基底段开口 2 次，背段 14 次，下叶开口 1 次；C：2017 年 11 月 20 日第三次热成形术（双上肺叶共激活 99 次），（右上叶）前段 36 次，尖段 5 次，后段 4 次，上叶开口 1 次；（左上叶）上舌 18 次，下舌 3 次，舌叶开口 1 次，前段 17 次，尖后段 12 次，固有上叶开口 1 次，上叶开口 1 次。

【诊治经过三】

患者完成三次支气管热成形术后仍有反复咳嗽、喘息,基于患者情况,有刚进入中国的 IgE 抗体奥马珠单抗治疗的适应证,复查总 IgE 448kU/L,患者 70kg,遂 2018 年 3 月 19 日开始予以奥马珠单抗 600mg 皮下注射 1 次/月治疗,3 次治疗后患者无咳嗽、喘息等不适,复查肺功能(2018-06-05):肺通气功能大致正常,$MEF_{25\%}$ 下降,支气管激发试验阴性(患者依赖药物,因此未停药)。PEF 日变异率<10%。患者奥马珠单抗治疗前后评估情况见表 14-2。

表 14-2　奥马珠单抗治疗前后评估情况

项目	2018-03	2018-06
ACT/分	18	23
AQLQ/分	4.9	5.5
峰流速预计值	95%	95%
6 个月内急性加重次数	0	0
每月无症状天数/d	0	30
ICS(布地奈德干粉)/(μg·d⁻¹)	1 600	1 600
OCS(泼尼松)/(mg·d⁻¹)	20	15

【最终诊断】

1. 支气管哮喘(晚发、重症、过敏性、嗜酸性粒细胞型)
2. 变应性鼻炎
3. 慢性鼻窦炎
4. BT 治疗后
5. 奥马珠单抗治疗后

分析与讨论

支气管哮喘是一种慢性气道炎症性疾病,具有明显的异质性和复杂的病理生理表现。与轻中度哮喘患者相比,重症哮喘患者诱导痰嗜酸性粒细胞数量升高更为明显,且 IL-4、IL-5、IL-13 等 Th2 型细胞因子的表达水平明显增加,高于轻中度哮喘。IL-4 可促进 Th0 细胞向 Th2 细胞分化及 B 淋巴细胞生成 IgE;IL-5 是嗜酸性粒细胞成熟及活化的关键性细胞因子;IL-13 不仅可诱导 IgE 生成、促进嗜酸性粒细胞向气道迁移,而且可通过作用于气道平滑肌细胞引起气道反应性升高。本例患者为中年男性,"变应性鼻炎、重症哮喘"诊断明确,有药物过敏史,有过敏性疾病家族史,血 TIgE 升高,FeNO 升高,诱导痰嗜酸性粒细胞比率升高,因此,该患者的哮喘主要表现为 Th2 免疫途径介导为主。

目前全球哮喘防治创议认为缺乏对哮喘症状的控制可能会导致病情加重、肺功能恶化并降低健康相关的生活质量,如果在中、高剂量 ICS/LABA 治疗的情况下哮喘仍不能受到控制,并且符合特定的单克隆抗体治疗标准,单克隆抗体可以作为第 4 步治疗哮喘的额外的治疗手段。2/3 的哮喘为过敏性哮喘,50% 的哮喘患者有嗜酸性粒细胞炎症,并被归类为嗜酸性粒细胞表型。目前我们的靶向治疗中,主要针对于 Th2 免疫途径介导,检测出过敏性哮喘或嗜酸性粒细胞表型阳性的患者更有可能受益于单克隆抗体治疗。2003 年,美国 FDA 批准了第一种生物疗法——奥马珠单抗,作为治疗中度-严重过敏性哮喘的额外治疗手段,2018 年国家食品药品监督管理总局(CFDA)批准其在中国上市。从 2015 年起,针对嗜酸性粒细胞表型的重症哮喘治疗的抗 IL-5/5R 药物和抗 IL-4R/13 药物也陆续获得了美国 FDA 的批准。

研究表明,IgE 介导的 I 型变态反应在其发病机制中起至关重要的作用。奥马珠单抗是重组人源化抗 IgE 单克隆抗体,是哮喘领域的第一个靶向治疗药物。奥马珠单抗能够特异性地与游离 IgE 结合,从而阻断 IgE 与效应细胞(肥大细胞脱颗粒)和多种炎性级联介质释放,从而阻断诱发过敏性哮喘的炎性级联反应。通过抑制肥大细胞来源的炎性介质的释放,奥马珠单抗可减少炎性细胞在气道的募集、组织重塑和肺功能的恶化,还通过减少气道网状基底膜增厚,延缓气道重塑。奥马珠单抗适用于满足中国《支气管哮喘防治指南(2016 年版)》诊断标准的成人或青少年的中重度哮喘且变应原阳性或处于过敏状态的患者。

本患者属于过敏性嗜酸性粒细胞型重症哮喘,在 2018 年 3 月使用奥马珠单抗治疗,为奥马珠单抗在中国上市后首批使用患者,通过奥马珠单抗治疗,其哮喘症状得到控制,一定程度上改善生活质量,口服激素得以减量,使用奥马珠单抗后患者未出现急性发作,与国外的研究结果及我国 III 期临床研究结果报道一致。奥马珠单抗治疗至少使用 12~16 周以判断其有效性。治疗 16 周后根据整体哮喘控制效果判断是否继续应用奥马珠单抗。若无显著改善,则应停用;如果显著改善,应继续应用。本患者在 12 周时已显现出奥马珠单抗治疗的效果,遂建议其继续使用奥马珠单抗治疗。

(丘敏枝　马冉)

专 家 评 析

张清玲主任医师:重症哮喘大多表现为糖皮质激素依赖。本例患者因长期应用糖皮质激素,出现肾上腺皮质轴抑制。经过评估是重症过敏性、嗜酸性粒细胞性哮喘,由于 2017 年临床还没有可以运用的生物靶向治疗药物,我们选择的是支气管热成形术,但效果不佳。奥马珠单抗是一种重组人源化抗 IgE 单抗,已在全球广泛应用。2019 年全球哮喘防治创议认为对于中重度过敏性哮喘,奥马珠单抗是一个不错的新的治疗手段,而对于嗜酸性粒细胞性重症哮喘,IL-5/5R 单抗、IL-4/IL-4R 单抗也显现出一定的优势。未来需要结合中国研究的结果,探索中国重症哮喘个体化治疗的道路。

参 考 文 献

1. KOSKi R R,GRZEGORCZY K M. Comparison of monoclonal antibodies for treatment of uncontrolled eosinophilic asthma[J]. J Pharm Pract,2020,33(4):513-522.
2. 奥马珠单抗治疗过敏性哮喘专家组.奥马珠单抗治疗过敏性哮喘的中国专家共识[J].中华结核和呼吸杂志,2018,41(3):179-185.
3. 中华医学会呼吸病学分会哮喘学组,中国哮喘联盟.重症哮喘诊断与处理中国专家共识[J].中华结核和呼吸杂志,2017,40(11):813-829.

第三章　风湿相关的嗜酸性粒细胞增多性肺疾病

病例 15　咳嗽、气促、发热、皮疹，泪囊炎

导读:中青年男性患者,以"咳嗽、气促伴发热"就诊于呼吸科,肺功能存在可逆性气流受限,考虑"哮喘",抗感染及吸入治疗后好转,但停用激素后症状反复。患者的"哮喘"为什么对激素治疗如此依赖,诊断是否存在疑问呢?

病 历 摘 要

患者男性,35 岁,因"反复咳嗽、气促伴发热 6 个月余,再发 2 天"于 2018 年 5 月 16 日入院。

患者于 6 个多月前受凉后出现阵发性咳嗽,咳黄白色黏液痰,闻及刺激性气味、遇冷空气时咳嗽明显。咳嗽早晚无差异,咳嗽较剧,大声讲话、快走、情绪激动时伴气促不适,偶伴发热,最高体温 39.0℃,伴鼻塞、流涕,无盗汗,无咯血、胸痛,无关节疼痛。2017 年 12 月 19 日—2017 年 12 月 27 日患者因皮疹入住某皮肤病医院,胸部 CT:左肺下叶、右肺中叶及左肺上叶尖后段炎症,右肺门淋巴结肿大,两侧胸膜轻度肥厚、粘连,肺功能:重度限制性通气功能障碍,予"头孢曲松"抗感染,"甲泼尼龙、羟基脲"等治疗,停药后症状反复。

2018 年 1 月 2 日—2018 年 1 月 8 日至我院就诊,肺功能:①中度阻塞性肺通气功能障碍(FVC 3.53L, FVC% pred 85%, FEV$_1$ 2.32L, FEV$_1$% pred 66%, FEV$_1$/FVC 65.7%);②支气管舒张试验阴性(累计吸入沙丁胺醇 400μg,FEV$_1$ 上

升小于 12%,绝对值增加小于 200ml)。考虑存在可逆性气流受限,诊断为"咳嗽变异性哮喘"。结合 CT 所提示的鼻窦炎症及肺部渗出病变(图 15-1A),予"莫西沙星"抗感染、"泼尼松 30mg 1 次/d"抗感染、吸入"布地奈德-福莫特罗粉吸入剂(320μg/9μg)1 吸 1 次/12h"等治疗,并逐步减少口服激素用量,症状控制。于 2 个多月前调整为吸入"沙美特罗-氟替卡松粉吸入剂(50μg/500μg)1 吸 1 次/12h",并自行停用口服激素。患者自觉咳嗽、气促偶有反复。

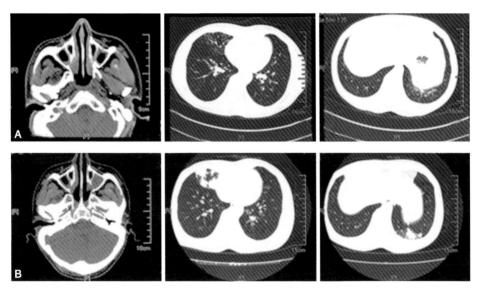

图 15-1　鼻窦+胸部 CT:B(2018-05-22)与 A(2018-01-02)对比,鼻窦炎症及肺部渗出病变均较前有所增多

2 天前,患者着凉后症状再发,出现咳嗽较前增多,咳黄白色稠痰,稍活动即气促、畏寒、发热,最高体温达 39℃,伴头晕、头痛,无咯血、胸痛,无恶心、呕吐,无胸闷、心悸等不适。为进一步诊治,门诊拟"咳嗽、气促查因"收住我科。

【既往史】

2003 年发现鼻窦炎,2004 年外院手术治疗。

2011 年秋冬季双手出现雷诺现象,2013 年 3 月右手出现第 2、5 指端红色斑片状皮疹伴脱屑,部分发黑,伴明显触痛。在某人民医院风湿科住院,风湿免疫指标正常。动脉 CT:右尺骨动脉距腕关节面约 27mm 处闭塞,右掌浅弓未见显示。诊断为"早期硬皮病",予激素、环磷酰胺(累计剂量 5.6g)、抗凝及改善循环治疗。2014 年开始出现反复全身皮疹,活检考虑"肉芽肿性炎"。2015 年 10 月皮疹加重,颈部、躯干、上肢泛发丘疹与小结节,融合形成环状隆起皮损,呈棕红色,环中部皮肤扁平,血常规发现嗜酸性粒细胞增多:43.9%(绝对值 4.91×10⁹/L);

皮肤活检符合环状肉芽肿,予以"甲泼尼龙、羟基脲"等治疗后皮疹好转,但减量后反复。其后反复查血发现嗜酸性粒细胞增多,并于外院行血寄生虫全套为阴性;骨髓分析:嗜酸性粒细胞增多症;PDGFRα、PDGFRβ、FGFR1基因阴性。

2018年2月开始出现右眼不适,同年5月7日当地县医院CT:右眼球轻度凸出,眼球左后片状模糊影。考虑"慢性泪囊炎"。

【个人史、家族史】

无特殊。

【入院查体】

体温38.5℃、脉搏110次/min、呼吸20次/min、血压121/67mmHg、SpO₂99%(吸空气下),右眼睑肿胀(图15-2A)。躯干见密集的半粒绿豆大小的暗红色小结节,质韧,多孤立,少部分融合。双下肢可见片状红色、暗红色斑丘疹融合成片,无明显脱屑(图15-3)。双肺呼吸音清,未闻及干湿啰音。

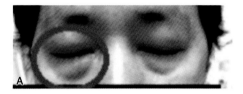
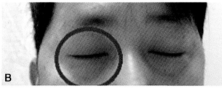

图15-2　眼部表现
A:治疗前右眼睑肿胀;B:治疗后右眼睑肿胀较前消退。

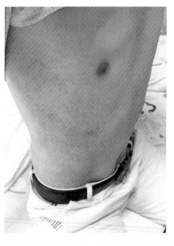
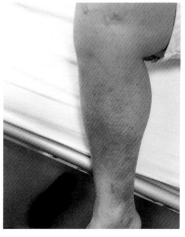

图15-3　2018年5月治疗前皮肤情况,皮肤科会诊考虑:腹部新发皮疹呈肉芽肿性改变,下肢陈旧皮疹呈血管炎样改变

![思维引导]

询问病史与体格检查是临床医师重要的基本功,特别是当诊治出现疑问时,一些容易被忽略的细节往往会成为临床医师揭开谜底的金钥匙。对该患者追问病史后发现,除了"哮喘"外,该患者还存在鼻窦炎、皮疹、泪囊炎等病史,并且有血管病变、肉芽肿性炎及嗜酸性粒细胞增多,因此我们高度怀疑患者有"EGPA"的可能。

【辅助检查】

血常规:白细胞 $24.30\times10^9/L$,中性粒细胞比率 20.4%(绝对值 $4.96\times10^9/L$),嗜酸性粒细胞比率 62.1%(绝对值 $15.10\times10^9/L$)。血气分析:吸氧浓度 21%、pH 7.462、PCO_2 30.3mmHg、PO_2 66.2mmHg、碳酸氢根浓度 21.3mmol/L。血沉 16mm/h、超敏 CRP 64.94mg/L、CRP 6.05mg/dl、类风湿因子 28.0IU/ml。免疫八项:补体 C3 0.869g/L、β2-微球蛋白 4.69mg/L。ANA、抗核抗体十一项、血管炎三项、抗心磷脂抗体两项、抗 CCP:阴性。血 *JAK2*、*FLT3* 基因阴性。

肺肿瘤五项:NSE 57.62ng/ml。PCT 0.24ng/ml。病原学检查未见异常。总 IgE、食物、霉菌及吸入专项变应原筛查、FeNO:阴性。诱导痰:中性粒细胞 88.5%,巨噬细胞 2.5%,嗜酸性粒细胞 1%,淋巴细胞 8%。

肺功能检查:①轻度非特异性肺通气功能障碍(FVC 3.62L,FVC% pred 88%,FEV_1 2.65L,FEV_1% pred 76%,FEV_1/FVC 73.2%),支气管激发试验阴性(累计吸入乙酰甲胆碱 2.5mg,FEV_1 下降小于 20%);②弥散功能正常;③肺总量正常,残气量、残总比增高;④呼吸总阻抗(Z5)、总气道阻力(R5)、中心气道阻力(R20)、周边弹性阻力(X5)正常。

鼻窦+胸部 CT(吸气相+呼气相)(见图 15-1B):①两侧上颌窦、筛窦及蝶窦炎症,较前片稍增多;②两肺多发渗出病灶较前片增多;③呼气相,两肺通气灌注不均匀,考虑小气道病变所致;④两肺门、纵隔多发淋巴结增大,较前相仿,考虑反应性增生。肌电图正常。

支气管镜 BALF:中性粒细胞 68.5%、巨噬细胞 16%、嗜酸性粒细胞 11%、淋巴细胞 4.5%。支气管镜活检:左下叶黏膜组织改变为黏膜慢性炎;左下肺组织改变考虑嗜酸性粒细胞相关疾病。腹壁皮肤活检(图 15-4)及右小腿皮肤活检:送检皮肤组织真皮层可见小血管周围淋巴细胞及嗜酸性粒细胞浸润,数个肉芽肿病灶,无明显坏死,胶原纤维增生,组织改变为皮肤肉芽肿性病变,考虑为嗜酸性粒细胞相关性病变。

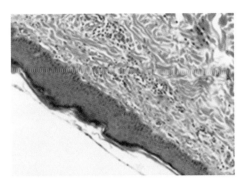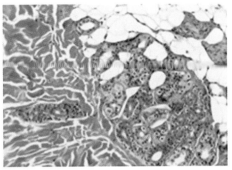

图 15-4　2018-05-22 腹壁皮肤活检：组织改变为皮肤肉芽肿性病变，考虑为嗜酸性粒细胞相关性病变

我院病理会诊外院皮肤活检病理片（图 15-5A）示：皮下小血管周围可见有大量的淋巴细胞浸润，个别嗜酸性粒细胞浸润，并见有肉芽肿病灶，无明显干酪样坏死，胶原纤维增生，特殊染色：弹力（−）、阿新蓝（间质+）、GMS（−）、PAS（−）、抗酸（−）、Ag（−），考虑组织改变为皮肤肉芽肿性病变。我院病理会诊外院骨髓活检病理片（图 15-5B）示：增生大致正常，粒红系比例正常，粒红系增生均以中晚幼阶段为主，巨核以成熟分叶核为主，间质有嗜酸性粒细胞，并见少量肉芽肿病灶。也可见有含铁血黄素颗粒，组织改变为骨髓肉芽肿性病变伴嗜酸性粒细胞增多。

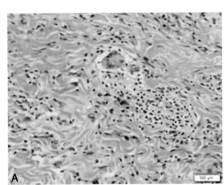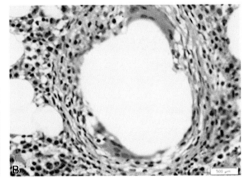

图 15-5　2018-5-22 我院病理会诊

A：2015-10-09 外院皮肤活检病理片组织改变为皮肤肉芽肿性病变；B：2017-12 外院骨髓活检病理片组织改变为骨髓肉芽肿性病变伴嗜酸性粒细胞增多。

思维引导：

患者存在血管炎表现及哮喘样表现，血嗜酸性粒细胞增多、双肺渗出、鼻窦病变、病理可见血管外嗜酸性粒细胞浸润，目前诊断明确。

【诊断】

EGPA［累及肺、皮肤、右泪囊，5 因子评分（five-factors score，FFS）0 分，ANCA 阴性］

【诊治经过一】

治疗予"哌拉西林钠-舒巴坦钠"（2018-05-16—2018-05-24）、"头孢泊肟酯"（2018-05-24—2018-05-29）抗感染，"甲泼尼龙 80mg 静脉滴注 1 次/d"，7 天后序贯口服"泼尼松 60mg 1 次/d"，并加用免疫抑制剂"环磷酰胺 0.8g 1 次/月""布地奈德-福莫特罗粉吸入剂（320μg/9μg）1 吸 1 次/12h""孟鲁司特钠 10mg1 次/d""糠酸莫米松鼻喷雾剂"及洗鼻、化痰等治疗。2018 年 7 月 9 日复查胸部 CT（图 15-6A）：两肺多发病灶较前吸收、减少；两肺门、纵隔多发淋巴结增大较前稍缩小，考虑反应性增生。

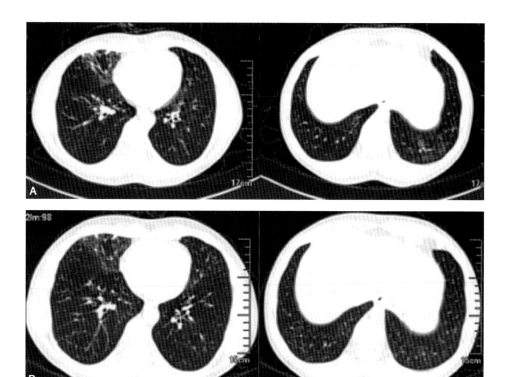

图 15-6 复查胸部 CT

A：2018-07-09，两肺多发病灶较前吸收、减少；B：2018-10-09，两肺细支气管炎较前增多。

【诊治经过二】

患者反复感染（约 1 次/月），在激素减量过程中气促症状明显加重，且肺功能下降（2018-08-03：FVC 2.78L，FVC% pred 67%，FEV$_1$ 1.8L，FEV$_1$% pred 51.5%，FEV$_1$/FVC 64.8%），加用"噻托溴铵喷雾剂 5μg 1 次/d"，"茶碱缓释片 0.2g 1 次/12h"，"环磷酰胺改口服 50mg 2 次/d"，并维持"泼尼松 20mg 1 次/d"。但肺功能仍进行性下降（2018-10-08：FVC 2.72L，FVC% pred 67%，FEV$_1$ 1.54L，FEV$_1$% pred 45%，FEV$_1$/FVC 56.6%。），2018 年 10 月 9 日复查胸部 CT（图 15-6B）：两肺细支气管炎较前增多。

【诊治经过三】

考虑 EGPA 控制欠佳，且因反复感染，需严格控制激素用量及免疫抑制剂用量。2018 年 10 月 23 日开始加用贝那利单抗（Benralizumab）皮下注射治疗。随诊至 2019 年 8 月，患者气促减轻，急性发作次数明显减少，皮疹及右眼睑肿胀消退（图 15-2B）。血嗜酸性粒细胞数降至 0，肺功能有所恢复（2019-08-08：FVC 3.53L，FVC%pred 85.8%，FEV$_1$ 2.01L，FEV$_1$% pred 57.8%，FEV$_1$/FVC 57.0%）。目前免疫抑制剂已改为"甲氨蝶呤 15mg 1 次/周"，激素减至"泼尼松 15mg 1 次/d"。

分析与讨论

嗜酸性肉芽肿性多血管炎（eosinophilic granulomatosis with polyangiitis，EGPA）是一种可累及全身多个系统的、罕见的自身免疫性疾病。主要表现为外周血及组织中嗜酸性粒细胞增多、浸润及中小血管的坏死性肉芽肿性炎症，属于抗中性粒细胞胞质抗体（ANCA）相关性系统性血管炎。可累及鼻窦、肺、皮肤、神经系统、心脏、胃肠道、肾脏等多个脏器。

目前 EGPA 的诊断主要参考 1990 年美国风湿病学会提出的分类标准，包括：①哮喘样表现；②外周血嗜酸性粒细胞大于 10%；③单发或多发神经病变；④非固定性肺浸润；⑤鼻窦病变；⑥血管外嗜酸性粒细胞浸润，符合 4 条或以上即可诊断 EGPA。该标准中的第 1 条"哮喘"的真正含义是指哮喘样表现，包括喘息、咳嗽、胸闷及呼吸困难等。本例患者有反复鼻息肉病史，之后逐步出现皮疹、咳嗽伴可逆性气流受限及右泪囊病变，外周血嗜酸性粒细胞增多>10%，影像学表现为鼻窦病变、两肺非固定性渗出影、支气管管壁增厚、呼气相空气潴留，病理学提示血管外嗜酸性粒细胞渗出，符合 6 条诊断标准中 5 条，可诊断为 EGPA。

EGPA 发病机制为 ANCA 介导的血管壁损伤和嗜酸性粒细胞浸润。但需注意的是，虽然 EGPA 属于 ANCA 相关性血管炎，但仅 38% ~ 50% 的 EGPA 患者 p-ANCA 阳性，其中 p-ANCA 阳性的患者中 92% ~ 100% 为 MPO-ANCA 阳性，约 9% 的 EGPA 患者为 c-ANCA 阳性，ANCA 阴性时不能排除 EGPA 的可能性。

ANCA 阴性的患者较 ANCA 阳性的患者通气功能下降更明显。ANCA 介导的 EGPA 以肾脏受累为主,还可出现紫癜、肺泡出血、鼻窦炎等,周围神经病变的发生率较高;而嗜酸性粒细胞浸润介导的 EGPA 以肺部受累为主,心脏受累(如心包炎和心肌病)、胸腔积液和发热的发生率更高。就如本例患者嗜酸性粒细胞增多,但反复查 ANCA 均为阴性。

EGPA 自然病程可分为前驱期、组织嗜酸性粒细胞浸润期和血管炎期,但不是所有 EPGA 患者均会经历 3 个分期,且分期没有明显的界限,可同时出现喘息、嗜酸性粒细胞浸润和血管炎的表现。EGPA 前驱期除出现一般症状如发热、全身不适外,常出现多种呼吸道疾病症状:96%～100%的患者可出现喘息、咳嗽、呼吸困难等,与单纯哮喘难以鉴别。大部分患者有多组鼻窦受累,少部分患者可累及眼眶。组织嗜酸性粒细胞浸润期常表现为外周血嗜酸性粒细胞增多及器官浸润(包括肺、心肌、胃肠道等),60%～70%的患者出现肺部受累,可持续数月或数年,亦可出现在血管炎期。血管炎期常表现为严重的喘息、呼吸困难及系统性(坏死性)血管炎引起的一系列继发性改变,如发热、咯血、皮肤损害、心功能不全、肾功能不全及神经系统损伤等。70%的 EGPA 患者可出现皮肤受累,皮肤损害也是血管炎期的主要表现之一,常表现为分布在四肢和头皮的紫癜、结节及丘疹等。多发的斑丘疹、红斑类似多形性红斑、网状青斑、水疱、无菌性脓疱、瘀点、瘀斑和荨麻疹等均可在疾病的不同阶段出现,丘疹和结节状病变可能会发生坏死或破溃。本例患者有反复鼻息肉病史,之后逐步出现皮疹、咳嗽伴可逆性气流受限及右泪囊病变,可见有时候 EGPA 自然病程 3 个分期没有明显的界限,但因多系统累及,患者常反复就诊于不同科室。

EGPA 的治疗应根据是否存在影响预后的因素而决定。目前评估预后的标准主要参考 2011 年修订的 5 因子评分(FFS)评价体系:①胃肠道受累;②心脏受累;③肾功能不全(血肌酐>150μmol/L);④年龄>65 岁;⑤缺乏耳鼻喉部位受累的证据。每项计 1 分,总分 5 分,分数越高,预后越差。EGPA 患者的预后与最初治疗的方案相关。制订治疗方案前要先进行 FFS 以评估是否存在预后不良的因素。FFS=0 分:EGPA 患者可使用激素控制症状;FFS≥1 分:建议激素和免疫抑制剂联合治疗。如仅按 FFS(该患者为 0 分),则该患者仅给予激素治疗,但需要注意的是,EGPA 的治疗不仅单纯取决于 FFS,还要取决于疾病的严重程度、受累的器官、病情是否活动等因素:①对危及生命和/或有严重器官受累的患者(如:严重肺泡出血、眼部病变、暴发性的多发性单神经炎等),尽管这些表现未被列入 FFS 评价体系,但仍建议联合免疫抑制剂治疗;②活动期全身型 EGPA 定义为新出现或复发或恶化的 EGPA(不包括哮喘和/或耳鼻咽喉部表现),需要添加或增加激素用量和/或添加或更换其他免疫抑制剂;③对于不危及生命和/或无严重器官受累表现者可单用激素治疗,若患者不能在3~4个月内将激素减至<7.5mg/d时,可考虑添加免疫抑制剂,对于复发的EGPA患者也要考虑添加免疫抑制剂。该患者2018年5月来我院时,属于活动期全身型EGPA及EGPA复发,故我们加用了激素及免疫抑制剂。按照总体治疗方案分为诱导缓解和维持治疗两个阶段:缓解的定义为临床表现(除外哮喘和/或耳鼻咽喉部表现)消失。诱导缓解治疗方案主要包括激素和/或免疫抑制剂(如环磷酰胺),诱导缓解治疗的疗程目前尚无定论。但该患者使用了激素及免疫抑制剂后病情未能缓解,并出现反复感染,因此有联合使用靶向治疗药物的指征。

目前能用于EGPA治疗的生物靶向治疗药物仍较少。目前有IL-5拮抗剂美泊利单抗(Mepolizumab)于2017年12月获美国FDA批准作为EGPA附加维持疗法。另外,贝那利单抗(benralizumab)作为目前全球首个也是唯一一个直接作用于嗜酸性粒细胞从而达到清除嗜酸性粒细胞的生物制剂,和其他IL-5拮抗剂作用机制不同,IL-5拮抗剂通过消除IL-5继而被动引起嗜酸性粒细胞凋亡,但非IL-5的细胞因子仍可能促进嗜酸性粒细胞炎症的发生,贝那利单抗可直接与嗜酸性粒细胞表面的IL-5受体α结合,通过岩藻糖基化Fc区域,增强自身对自然杀伤细胞FcγRⅢa受体的结合力,募集NK细胞靶向结合嗜酸性粒细胞,引起抗体依赖性细胞介导的细胞毒性作用(antibody-dependent cell-mediated cytotoxicity,ADCC)从而导致嗜酸性粒细胞的消亡。2018年11月26日美国FDA授予贝那利单抗为治疗EGPA的孤儿药指定。本例患者加用贝那利单抗治疗后症状得到改善,急性发作次数减少,激素用量有所下调,但需长期随访跟踪,评估诱导缓解和维持治疗的时间。未来需扩大病例,得到更多的证据证明。

EGPA的预后取决于是否得到早期诊断和及时治疗。早诊断、早治疗可改善预后,提高患者的生存质量。EGPA的5年生存率为68%~100%,10年生存率约为79.4%。EGPA首位死亡原因是心力衰竭或心肌梗死,其次是肾衰竭和中枢神经系统病变。哮喘频繁发作及全身血管炎进展迅速者预后不佳。年龄>65岁是高病死率的因素之一,心肌受累可能降低生存率。p-ANCA阳性及周围神经病变可能是疾病复发的危险因素。

（陈健华　张筱娴）

专 家 评 析

张清玲主任医师:临床上当患者出现多系统症状时,需要首先要考虑到用一元论来解释,注重系统性疾病的存在。住院医师对复杂病例的病史询问及对诊治经过的追溯显得特别重要,通常能给诊断提供很重要的线索。对于存在嗜酸性粒细胞增多的难治性哮喘患者,我们需要警惕 EGPA 的可能,难治性 EGPA 患者,可考虑联合 IL-5/5R 单抗治疗。

参 考 文 献

1. 嗜酸性肉芽肿性多血管炎诊治规范多学科专家共识编写组. 嗜酸性肉芽肿性多血管炎诊治规范多学科专家共识[J]. 中华结核和呼吸杂志,2018,41(7):514-521.

2. MUKHERJEE M,SEHMI R,NAIR P. Anti-IL5 therapy for asthma and beyond[J]. World Allergy Organ J,2014,7(1):32.

3. TAN L D,BRATT J M,GODOR D,et al. Benralizumab:a unique IL-5 inhibitor for severe asthma [J]. J Asthma Allergy,2016,9:71-81.

4. LAVIOLETTE M,GOSSAGE D L,GAUVREAU G,et al. Effects of benralizumab on airway eosinophils in asthmatic patients with sputum eosinophilia[J]. J Allergy Clin Immunol,2013,132(5):1086-1096.

病例 16 咳嗽、喘息、咯血,双肺渗出,血栓栓塞

导读:该患者最初诊断"支气管哮喘",但其后出现血及 BALF 嗜酸性粒细胞增多伴双肺多发渗出影,考虑"嗜酸性粒细胞相关性肺疾病",予激素及免疫抑制剂治疗,但患者反复出现感染、栓塞。经过多个医院诊治,最后明确诊断并控制病情。

病 历 摘 要

患者男性,26 岁,保险公司文员,既往吸烟 10 余年,20 支/d,已戒烟 4 年。因"反复咳嗽、喘息 6 年,咯血 4 年,加重 1 个月余"于 2017 年 12 月 12 日入住我院。

患者于 2012 年年底开始出现反复咳嗽、咳痰、喘息,于当地医院诊断为"支气管哮喘",予规律使用"沙美特罗-氟替卡松粉吸入剂(50μg/250μg)1 吸,2 次/d"治疗,但症状控制欠佳。2013 年 11 月,患者活动耐量进行性下降,步行数十米不能耐受。再次就诊于当地医院,2013 年 11 月 7 日肺功能:重度混合性通气功能障碍(FVC 3.17L, FEV$_1$ 2.02L, FEV$_1$% pred 47.8%, FEV$_1$/FVC 63.7%)。加用

"甲泼尼龙 40~80mg"治疗后症状好转,2013 年 11 月 18 日复查肺功能基本正常 (FVC 5. 14L,FEV_1 4. 29L,FEV_1%pred 102%,FEV_1/FVC 83. 4%),但停用"甲泼尼龙"后症状复发。

2013 年 12 月—2014 年 12 月于北京某三甲医院 A 诊断"慢性嗜酸性粒细胞性肺炎",具体诊疗过程见表 16-1、图 16-1。

表 16-1　患者 2013 年 12 月—2014 年 11 月诊治过程

项目	2013 年 12 月—2014 年 2 月	2014 年 2 月—2014 年 11 月
症状	咳嗽、喘息、活动后气促,痰中带血,2014 年 1 月出现发热	激素减量时咳嗽、气促反复
其他辅助检查	血 Eos 13.6%;BALF:Eos 42%。风湿指标正常,肺功能正常肌电图正常鼻窦 CT:鼻窦炎	双下肢彩超:深静脉血栓肺功能:轻度阻塞性通气功能障碍(FVC 5. 05L,FEV_1 3. 34L,FEV_1%pred 79%,FEV_1/FVC 66%)
治疗	甲泼尼龙:12mg → 8mg → 24mg 1 次/d莫西沙星、左氧氟沙星、克拉霉素	甲泼尼龙:24mg →16mg →泼尼松 60mg →45mg→50mg 1 次/d环磷酰胺(2014-06)→吗替麦考酚酯(2014-11)抗凝:华法林放置下腔静脉滤网(3 个月后取出)

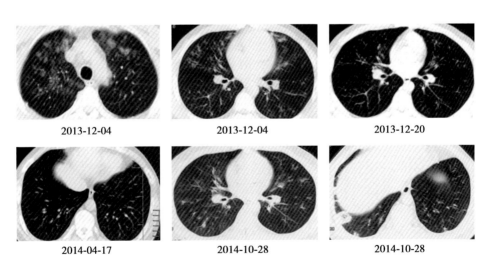

2013-12-04　　　　2013-12-04　　　　2013-12-20

2014-04-17　　　　2014-10-28　　　　2014-10-28

图 16-1　2013-12-04 胸部 CT 示:双肺新发散在弥漫沿支气管血管束分布的斑片状模糊影(不累及胸膜),伴支气管壁增厚、轻度支气管扩张及树芽征。治疗后 2013-12-20 及 2014-04-17 上述病灶吸收。2014-10-28 又见两肺散在小斑片模糊影及树芽征,双下肺近胸膜处新发宽基底斑片状影。(以上为我院放射科阅片意见)

2014年12月患者反复出现咳嗽、喘息,伴胸痛,咯血。遂前往北京某三甲医院B。胸部CT(图16-2)出现双下肺新发空洞影,右肺空洞内可见液平面,考虑肺脓肿,右下肺近胸膜处可见宽基底斑片状影。CT引导下行左下肺空洞穿刺活检(图16-3):见少量肺组织,其内见较多中性粒细胞渗出及多灶凝固性坏死。纤维组织增生。特殊染色:PAS/GMS/抗酸/GS(-),病理改变考虑为感染性病变。先后培养出:苯氧西林敏感的金黄色葡萄球菌、白念珠菌、青霉菌、热带念珠菌、铜绿假单胞菌。肺通气/灌注显像提示高度怀疑肺栓塞。诊断“嗜酸性粒细胞相关性肺疾病、肺部感染:肺脓肿(甲氧西林敏感金黄色葡萄球菌+铜绿假单胞菌)曲霉感染不除外、肺栓塞、下肢深静脉血栓形成、类固醇糖尿病”。给予抗感染(“厄他培南”“利奈唑胺”“左氧氟沙星”“米诺环素”“复方磺胺”“伊曲康唑”“克拉霉素”“头孢他啶”等)、抗凝、激素(“甲泼尼龙”80mg→“泼尼松”27.5mg→60mg→12.5mg)及免疫抑制剂[“吗替麦考酚酯”(至2015年1月8日)→“他克莫司”(2015-01-08—2015-08-25)、“硫唑嘌呤”(2015年1月18日起)]治疗后,患者症状好转。

2015年9月—2017年12月患者于北京某三甲医院B就诊,诊断为“EGPA可能”,大剂量激素和免疫抑制剂治疗有效,但在激素减量过程中病情反复,并

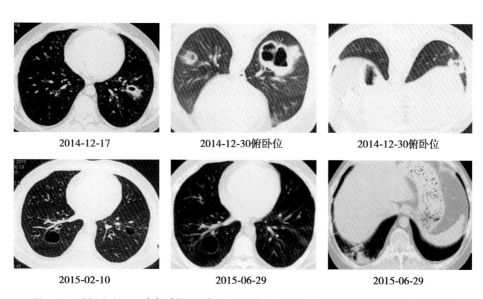

图 16-2　2014-12-17胸部CT示:出现左下肺新发厚壁空洞影,2014-12-30行CT引导下穿刺(俯卧位)时发现右肺新发厚壁空洞内可见液平面,考虑肺脓肿;右下肺近胸膜处仍可见宽基底斑片状影。治疗后2015-02-10双肺厚壁空洞较前吸收,变为薄壁空洞,体积较前变小。2015-06-29左侧空洞消失,仅余右侧薄壁空洞,但右下肺近胸膜处新见宽基底斑片状影。(以上为我院放射科阅片意见)

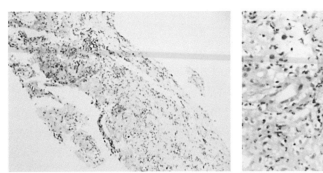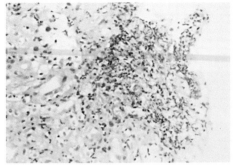

图 16-3　2014-12-30 行 CT 引导下左下肺空洞穿刺活检：组织改变考虑为感染性病变

反复出现感染，具体见表 16-2、表 16-3。

表 16-2　患者 2015 年 9 月—2017 年 3 月诊治过程

项目	2015 年 9 月—2016 年 3 月	2016 年 4 月—2016 年 10 月	2016 年 11 月—2017 年 3 月
症状	反复咳嗽、气促伴胸痛、咯血，2016 年 2 月出现高热	咳嗽、气促，激素减量过程中症状反复	症状再发，伴发热。咳暗红色血痰
胸部影像	新见左下叶胸膜下宽基底斑片影		沿支气管分布多发斑片影双下肺为著，双下肺后基底段胸膜下片状实变影
其他辅助检查	左侧胫后及小腿静脉附壁小血栓形成通气/灌注显像考虑血管炎相关肺梗死可能痰真菌培养：烟曲霉 2 次，白念珠菌 3 次	血嗜酸性粒细胞比率 8%	细菌涂片阳性真菌培养青霉菌、念珠菌阳性
治疗	泼尼松 12.5mg 1 次/d 停用他克莫司硫唑嘌呤 50mg 1 次/12h 抗感染：亚胺培南-西司他汀钠、莫西沙星、复方磺胺、左氧氟沙星、伊曲康唑	泼尼松 30mg→15mg→30mg → 20mg → 40mg 1 次/d 停用硫唑嘌呤，改为环磷酰胺抗感染：伊曲康唑	甲泼尼龙 80mg→泼尼松逐渐减量至 15mg 1 次/d 环磷酰胺 0.1g 1 次/d 抗感染：厄他培南、头孢他啶、莫西沙星伊曲康唑→伏立康唑

表 16-3　患者 2017 年 3 月—2017 年 12 月诊治过程

项目	2017 年 3 月—2017 年 7 月	2017 年 7 月—2017 年 12 月
症状	激素减量过程中出现咳嗽、气促反复	咳嗽、咳痰加重,咳黄白色稀薄痰,伴气短,活动耐量下降,不能爬楼
胸部影像		CTPA:右肺下叶外基底段肺动脉可疑充盈缺损,肺栓塞不除外
其他辅助检查		通气/灌注显像提示右肺下叶后基底段、左肺上叶尖端灌注受损,与通气不匹配,肺栓塞高度可疑。总 IgE 128.0kU/L
治疗	泼尼松 15mg→60mg→30mg 1 次/d 环磷酰胺 0.1g1 次/d 抗感染:伊曲康唑	甲泼尼龙 50mg→30mg 1 次/d 吗替麦考酚酯 抗感染:莫西沙星 伏立康唑(7 月份用了一个月)

患者因激素依赖,同时仍有咳嗽、脓痰、气促及右侧胸痛,为进一步诊治于 2017 年 12 月 12 日入住我院。

【入院查体】

生命体征平稳,全身皮肤紫纹明显(图 16-4),双手可见有雷诺现象(视频 16-1),听诊双肺呼吸音粗,双下肺闻及少许湿啰音,呼气末闻及哮鸣音,ACT 评分 10 分。

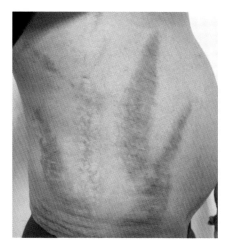

图 16-4　**皮肤紫纹**

视频 16-1　**雷诺现象**

【辅助检查】

血常规见表 16-4。

表 16-4　患者在我院住院期间血常规检查情况

日期	WBC/(×10⁹·L⁻¹)	Eos/(×10⁹·L⁻¹)	Eos/%	Neu/%
2017-12-13	7.46	0.02	0.20	65.6
2018-01-24	12.50	0.10	0.70	81
2018-02-26	13.39	0.83	6.20	68
2018-07-11	11.30	0.50	4.40	66
2018-10-29	9.80	0.50	4.80	71

尿粪常规、肝肾功能正常。糖化血红蛋白 6.1%。超敏 CRP 3.09mg/L。免疫八项：IgM 0.439g/L，C3 0.880g/L，C4 0.176g/L。血沉、ANCA、抗心磷脂抗体：阴性。KL-6：540U/ml。肺肿瘤五项：NSE 18.71ng/ml，CA153 26.31U/ml。总 IgE 54kU/L，食物、吸入及霉菌专项变应原筛查：均为阴性。

肺功能（2017-12-15）：①中度阻塞性肺通气功能障碍（FVC 4.25L，FEV$_1$ 2.52L，FEV$_1$%pred 61%，FEV$_1$/FVC 59%）；②支气管舒张试验阴性；③肺总量正常，残气量、残总比增高；④总阻抗 Z5、气道总阻力 R5、中心气道阻力 R20 正常，周边弹性阻力 X5 增高；⑤弥散功能轻度下降。FeNO（2018-02-28）：59ppb。

诱导痰（2018-03-01）：中性粒细胞 57.5%，巨噬细胞 6.5%，嗜酸性粒细胞 34.5%，淋巴细胞 1.5%。BALF（2018-03-01，图 16-5）：中性粒细胞 95.7%，巨噬细胞 0.5%，嗜酸性粒细胞 3.75%，淋巴细胞 0。

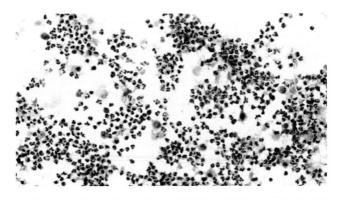

图 16-5　2018-03-01 BALF：中性粒细胞 95.7%，嗜酸性粒细胞 3.75%

感染指标:2017 年 12 月 17 日两次痰培养均为烟曲霉。一般细菌涂片检查:见革兰氏阴性杆菌及阳性球菌。2018 年 3 月 1 日痰培养和组织培养:大肠埃希菌 ESBLs(-)×10^7 菌落数/ml。BALF 真菌 G 试验:238.7pg/ml。PCT、血真菌 G 试验、血及 BALF 真菌抗原二项阴性。结核菌涂片(痰+气管镜痰)、TB-DNA、X-pert 均为阴性。

血栓相关指标:D 二聚体,1 198ng/ml(2018-01-28)、419ng/ml(2018-02-26)、285ng/ml(2018-08-23)。双下肢静脉彩超:2017 年 12 月 19 日及 2018 年 1 月 23 日未见明显异常声像;2018 年 3 月 2 日,左侧胫后静脉后一支中段见血流充盈缺损,未排除局限血栓可能;2018 年 8 月 24 日,右侧股总静脉及左侧胫后静脉后一支中段异常回声,考虑局限性血栓可能。全身红外显像提示(2018-03-07,图 16-6):双下肢红外表达呈不对称分布,左下肢分布温度略高于对侧,且见片状异常高温区,考虑左下肢静脉曲张,不排除左下肢血栓形成可能。

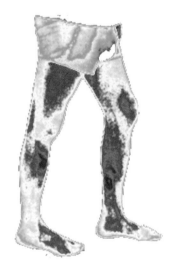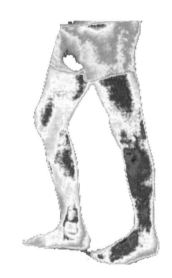

图 16-6　**2018-03-07 全身红外显像:左下肢分布温度略高于对侧**

肺通气/灌注显像(2018-01-29,图 16-7):①右肺上叶前段、右肺中叶、左肺上叶舌段及左肺上叶尖后段等多发灌注功能受损灶,与通气显像呈不匹配性、欠匹配性改变,考虑肺血管性病变(血管炎? 亚肺段性肺栓塞?);②右肺下叶斑片状稍高密度影,相应部位灌注与通气功能匹配性受损,肺梗死? 炎症;③余两下肺多发斑片、条索影,相应部位灌注与通气功能呈匹配性、欠匹配性受损,多考虑炎症;④分肺灌注功能的测定:左肺占全肺的 50.46%,右肺占全肺的 49.54%;⑤双侧少量胸腔积液。

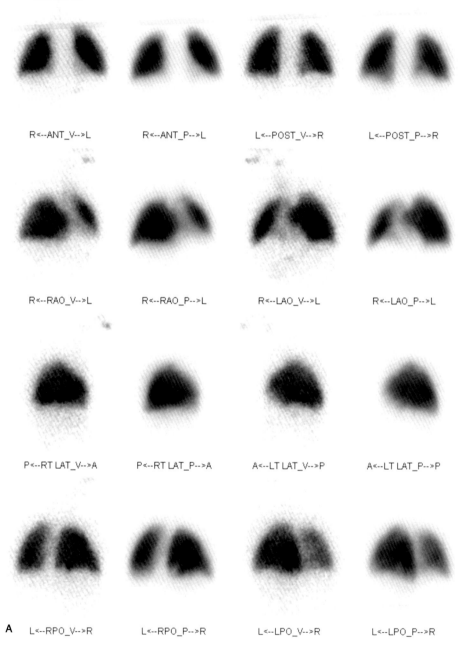

2016-01-29

R<--ANT_V-->L   R<--ANT_P-->L   L<--POST_V-->R   L<--POST_P-->R

R<--RAO_V-->L   R<--RAO_P-->L   R<--LAO_V-->L   R<--LAO_P-->L

P<--RT LAT_V-->A   P<--RT LAT_P-->A   A<--LT LAT_V-->P   A<--LT LAT_P-->P

A   L<--RPO_V-->R   L<--RPO_P-->R   L<--LPO_V-->R   L<--LPO_P-->R

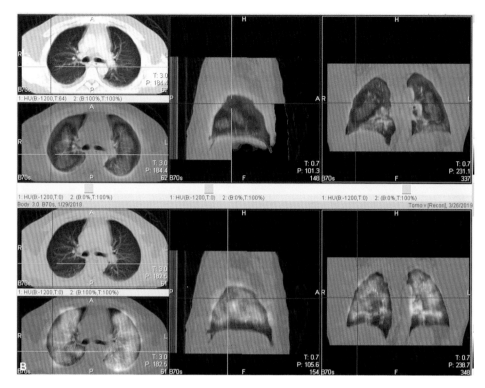

图 16-7　2018-01-29 肺通气/灌注(V/Q)显像

A(V/Q 平面显像):双肺灌注显像清晰,双肺放射性分布欠均匀,可见多发放射性分布稀疏改变,以双肺下野为著;双肺通气显像大致清晰,放射性分布尚均匀、对称;上述肺灌注受损灶与通气显像呈欠匹配性改变;B[V/Q SPECT(单光子发射计算机断层成像)/CT]:肺灌注 SPECT/CT(上排)示右肺上叶前段、后段胸膜下见小斑片状放射性分布稀疏、缺损改变,CT 于上述部位未见明显密度改变;肺通气 SPECT/CT(下排)见相应部位放射性填充。

鼻窦 CT(2017-12-15):①两侧上颌窦少量炎症;②右侧上颌窦黏膜下囊肿。胸部 CT 结果见图 16-8。CTPA(2018-01-25,图 16-9):考虑右下肺后基底段慢性肺动脉栓塞,并支气管动脉-右下肺后基底段动脉瘘(体肺分流)。

气管镜(2018-03-01):腔内未见异常。经气管镜活检:右下叶外后基底段送检少量肺组织,其内见较多中性粒细胞渗出及多灶凝固性坏死,纤维组织增生,特殊染色结果:GMS(-),PAS(-),抗酸(-),革兰氏(-),组织改变未能排除感染性病变。

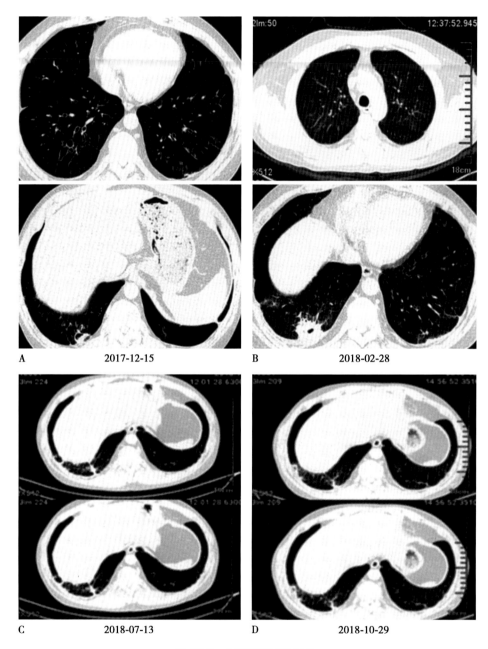

图 16-8　**复查胸部 CT 对比**

A:2017-12-15 两下肺基底段胸膜下宽基底的斑片状影,右下肺后基底段空洞吸收后明显缩小;B:2018-02-28 右下肺后段基底段病灶较前增大,可见空洞;C:2018-07-13 右下肺后段基底段病灶较前缩小,左上肺尖后段新见病灶;D:2018-10-29 左上肺尖后段病灶较前减少、缩小,余病灶大致同前。

116

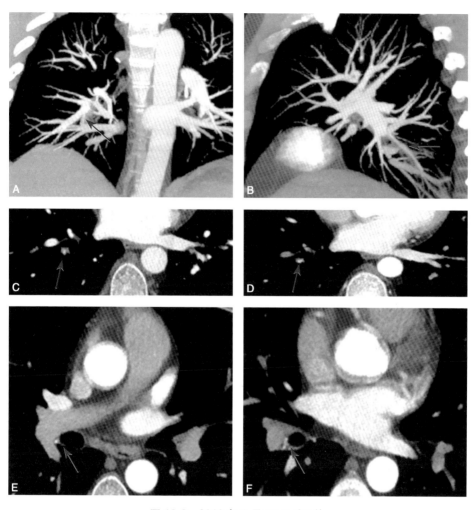

图 16-9　**2018 年 1 月 25 日 CT 片**

A、B 为 CT 肺动脉造影,A 为冠状位最大密度投影(MIP)血管重建,B 为矢状位 MIP 血管重建,显示右下肺后基底段(箭头)血管纤细,密度与主动脉一致,密度低于其他肺动脉分支;C 为 CT 肺动脉横截面图像,右下肺后基底段血管纤细,显影密度与主动脉一致,密度低于其他肺动脉分支,周围环绕软组织密度影;D 为 CT 主动脉造影横截面图像,右下肺后基底段分支与主动脉同密度显影,密度高于其他肺动脉分支;E、F 为 CT 主动脉造影横截面图像,箭头示右侧支气管动脉增粗,走行向右下肺后基底段区;上述 CT 肺动脉造影及主动脉造影成像,考虑右下肺后基底段慢性肺动脉栓塞,并支气管动脉-右下肺后基底段动脉瘘(体肺分流)。

【诊治经过】

患者在我院诊治经过见图 16-10、图 16-11。

同时予以"布地奈德-福莫特罗粉吸入剂(320μg/9μg)1 次/8h"及"噻托溴

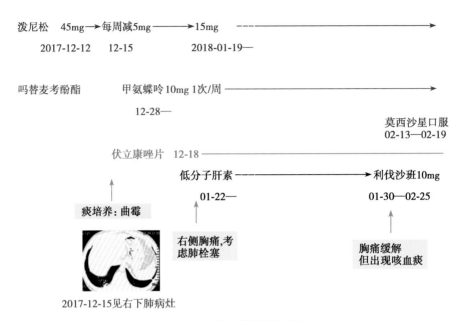

图 16-10 **患者在我院诊治经过一**

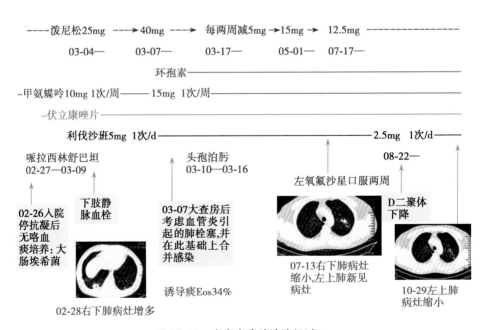

图 16-11 **患者在我院诊治经过二**

铵喷雾剂 5μg 1 次/d"吸入、"吸入用复方异丙托溴铵"及"布地奈德"雾化、"孟
鲁司特"口服、"盐酸氮卓斯汀"及"糠酸莫米松"喷鼻、洗鼻、补钙、护胃、降血糖
等治疗。

【诊断】

1. EGPA 局限型［累及肺,FFS=0 分,ANCA(-)］
2. 多发性肺栓塞并右下肺梗死
3. 肺部混合感染(真菌+细菌)
4. 双下肢静脉血栓形成
5. 类固醇性糖尿病

【随访】

2019 年 1 月随访患者咳嗽、气促逐渐减轻,无胸痛、咯血。查体:双肺呼吸
音清,未闻及干湿啰音。ACT 评分 22 分。

分析与讨论

该患者最初诊断"支气管哮喘",但其后出现血及 BALF 嗜酸性粒细胞增多
伴双肺多发渗出影,于北京某三甲医院 A 诊断"慢性嗜酸性粒细胞性肺炎"。慢
性嗜酸性粒细胞性肺炎(chronic eosinophilic pneumonia,CEP)又称迁延型嗜酸性
粒细胞增多症,早在 1969 年,已由 Carrington 等人在一组女性患者中发现并定义
了此疾病。该病任何年龄均可发病,但中年为高峰,妇女几乎是男性的 2 倍,大
部分病例为高加索人。1/3~1/2 的患者有过敏性鼻炎或鼻息肉等病史,小于
10% 的患者为有长期吸烟史,2/3 以上的患者原无支气管哮喘史,而在患本病前
数月发生支气管哮喘或在患 CEP 同时出现支气管哮喘的症状。CEP 的病因尚
不清楚,但许多证据表明,嗜酸性粒细胞在肺组织损伤中发挥着初始的且重要的
作用。

CEP 常见的症状有发热、盗汗,中度体重下降,咳嗽,有少许黏痰,部分患者
伴有少量咯血,后期 CEP 患者可发展为渐进性的呼吸困难,与发作性喘息有关。
极少数患者可并发急性严重的呼吸衰竭或急性呼吸窘迫综合征。患者在明确诊
断前多存在较长时间的不典型的临床表现。90% 患者外周血嗜酸性粒细胞增
多,常呈轻至中度增高,50% 的患者出现痰嗜酸性粒细胞增多,BALF 嗜酸性粒细
胞比率非常高,约半数的病例血总 IgE 升高。肺功能变化主要为中、重度限制性
通气障碍和弥散功能减低,伴有哮喘时可有阻塞性通气障碍。胸部影像学示肺
段或叶性分布的片状阴影,常为上叶和双侧外带分布("肺水肿反转"表现),阴
影在同一局部可反复发生,进而变为纤维化或蜂窝状改变,糖皮质激素治疗后阴

影很快吸收,少数病例出现淋巴结病和胸腔积液,但空洞病变非常罕见。病理学检查一般不是 CEP 诊断的必要条件,其主要病理学特点表现为肺泡和间质以嗜酸性粒细胞为主的浸润,并见有相关的巨噬细胞、少到中等的淋巴细胞和偶尔的浆细胞。

CEP 目前尚无统一的诊断标准。国外有学者认为具备以下 4 项即可确诊为CEP:①咳嗽及呼吸困难等呼吸道症状持续 2 周以上;②BALF 和/或外周血中嗜酸性粒细胞增多,BALF 嗜酸性粒细胞≥40%,血嗜酸性粒细胞绝对计数≥1 000×10^6/L,尤其是≥1 500×10^6/L;③胸片显示为周围性肺浸润;④排除其他原因引起的嗜酸性粒细胞性肺病。治疗主要是使用糖皮质激素,大多数病例用泼尼松(40mg/d,初始剂量)治疗后,6 小时内退热,24~48 小时呼吸困难、咳嗽和嗜酸性粒细胞浸润减轻,低氧血症在 2~3 天得到缓解,1~2 周 X 线改善,快者 2~4天。症状完全缓解在 2~3 周,X 线在 2 个月内恢复正常。待症状好转和肺部症状吸收后逐渐减量(10~14 天),疗程 4~6 个月。CEP 预后一般良好,未经治疗的患者很少能缓解,如果激素过快减量或间断时,58%~80%的患者复发,复发常出现在原来的解剖部位上。若复发在原位则需 1~2 年的治疗,25%的患者需长期维持剂量(泼尼松 2.5~10mg/d)。

EGPA 于 1951 年由 Churg 和 Strauss 发现并报道,曾称为 Churg-Strauss 综合征(Churg-Strauss syndrome,CSS)或变应性肉芽肿性血管炎(allergic granulomatosis angiitis,AGA)。2012 年 Chapel Hill 会议根据其临床及实验室检查特点将其更名为 EGPA。国外报道总患病率为 10.7~13.0 例/100 万人,年发病率为 0.5~6.8 例/100 万人。支气管哮喘人群中 EGPA 的发病率为 0~67 例/100 万人,年发病率则高达 64.4 例/100 万人,远高于总人群中 EGPA 的发病率。我国尚缺乏流行病学资料。EGPA 发病高峰年龄为 30~40 岁,男女均可发病,病因不明。

大部分 EGPA 患者以喘息发病,95%以上的患者有喘息、咳嗽等病史,75%的患者出现变应性鼻炎,是 EGPA 的典型初始症状。嗜酸性粒细胞增多可出现于 EGPA 病程的任何阶段,长期口服激素可影响外周血嗜酸性粒细胞的实际水平,了解发病时或治疗前的血嗜酸性粒细胞比率,有助于早期发现 EGPA。EGPA 喘息症状出现时常伴有外周血嗜酸性粒细胞比率增高,诱导痰或 BALF 嗜酸性粒细胞明显增多也是其重要特点之一,EGPA 患者 BALF 嗜酸性粒细胞的比率常可高达 25%以上。血 IgE 水平与 EGPA 病情相关,血管炎反复发作时,血IgE 可持续升高,EGPA 病情缓解时下降,EGPA 前驱期变应原特异性 IgE 可以增高。肺部游走性或一过性浸润影是 EGPA 的特征性影像学表现之一,激素治疗后短时间内变化明显。常见的影像学异常包括广泛的支气管壁增厚、斑片状磨玻璃影和肺纹理增加,还可出现多发小叶中心结节、树芽征、小结节、空气潴留、支气管痰栓、肺气肿、实变灶、支气管扩张、肺小血管纹理增粗、肺不张、肺间质性改变、纵隔淋巴结肿大、胸腔积液及胸膜增厚等,66%的患者表现为气道壁增厚和支气管扩张,86%的活动期 EGPA 可出现肺部磨玻璃影,25%可发现肺外周小结节影。EGPA 患者的肺功能变化可与支气管哮喘类似,出现肺部浸润时,常伴有肺弥散功能下降。病理学检查对 EGPA 的诊断非常有帮助。EGPA 典型表现为肉芽肿和坏死性病变,坏死灶内可见嗜酸性粒细胞、嗜酸性坏死碎片或夏科-莱登结晶,周围有类上皮细胞和多核巨细胞形成的肉芽肿。肺活检发现肺组织及肺、支气管小血管内外和/或血管壁嗜酸性粒细胞浸润,可高度提示 EGPA 的诊断,但经支气管镜肺活检术(transbronchial lung biopsy,TBLB)病理发现典型坏死性肉芽肿性病变的阳性率不高。

2018 年我国首次发布了《嗜酸性肉芽肿性多血管炎诊治规范多学科专家共识》,该共识首次提出了 EGPA 可分为局限型和全身型两种,并定义了局限型EGPA[满足 1990 年美国风湿病学会制定的 6 条标准中的至少 4 条,且仅有肺部和呼吸系统受累(包括耳鼻喉)的 EGPA 患者]和全身型 EGPA(满足 1990 年美国风湿病学会制定的 6 条标准中的至少 4 条,有至少 2 个及以上脏器受累者),其中局限型 EGPA 可以转化为全身型 EGPA。该分型与定义的提出,对于 EGPA患者的早期诊断与早期治疗有极大的临床意义。就如本例患者,有支气管哮喘的症状体征,肺功能从重度混合性通气功能障碍到通气功能正常,再进展为中度混合性通气功能障碍,具有可逆性;外周血嗜酸性粒细胞最高 13.6%,诱导痰嗜酸性粒细胞 34.5%,BALF 嗜酸性粒细胞 42%;有鼻窦炎;胸部 CT 提示反复出现的肺部渗出影;这些特征是 CEP 与 EGPA 共有的。但该患者影像学所提示的肺部渗出是沿气管血管束分布、广泛支气管壁增厚、树芽征、轻度支气管扩张、肺栓塞的这些表现及浸润影呈非固定性,更加符合 EGPA 的表现。从治疗上看,该患者单纯激素治疗病情反复,需予激素和免疫抑制剂治疗,这也更加符合 EGPA 的表现。同时该患者是否真的只有呼吸系统表现还是因长期激素及免疫抑制剂治疗可能掩盖了多器官受累的表现? 我们不可能停用药物使病情加重以证实。CEP 与仅累及肺的 EGPA 临床特征十分相似,是单独的一类疾病,还是包含了部分 EGPA 的早期阶段,有待进一步的研究观察。但局限型 EGPA 的诊断,有利于促进我们对该类患者的早期诊断与早期治疗。

需要注意的是,该患者如仅按 FFS(该患者为 0 分),则仅给予激素治疗,但实际上,EGPA 的治疗不仅只单纯取决于 FFS,还要取决于疾病的严重程度、受累的器官、病情是否活动及对激素的反应等因素。参照我国《支气管哮喘防治指南（2016年版）》，活动期局限型EGPA的定义为喘息、咳嗽、胸闷等症状加重，并伴有呼气峰流速下降和/或外周血嗜酸性粒细胞升高，同时，单用激素治疗，若患者不能在3~4个月内将激素减至<7.5mg/d时，可考虑添加免疫抑制剂，因此，该患者必须使用激素加免疫抑制剂才有可能把病情控制。在诱导缓解治疗后是建议给予免疫抑制剂维持治疗以避免复发并减少激素用量，还是维持治疗疗程尚无定论。2015年全球EGPA诊治专家共识推荐的治疗时间为疾病达到缓解后至少24个月。该患者先后单用或联用过环磷酰胺、吗替麦考酚酯、他克莫司、硫唑嘌呤这些免疫抑制剂，但病情控制仍欠佳。2017年来我院前，患者激素无法减至泼尼松30mg以下，并出现了激素的明显副作用：全身皮肤紫纹明显、类固醇性糖尿病、反复感染等。

患者来我院后，我们也是不断摸索才发现该患者的疾病特点，而该患者的治疗难度集中在平衡血管炎、感染与栓塞这三者的关系上。

（一）血管炎与栓塞的关系

患者2018年1月在维持抗真菌治疗、激素减量过程中出现胸痛症状加重，影像学考虑肺栓塞所致，加用抗凝治疗胸痛缓解，也证实了肺栓塞的存在；但抗凝后出现咯血，咯血后并发感染加重，遂我们减少了抗凝药物剂量，该患者抗凝剂量未能按常规肺栓塞抗凝使用，而在减少抗凝药物基础上，3月7日大查房后，根据血、诱导痰嗜酸性粒细胞增多伴影像学表现，增加针对血管炎的治疗（加大激素用量联合使用甲氨蝶呤和环孢素）后，患者右下肺栓塞病灶好转；因该患者存在下肢静脉血栓，同时也无病理证据，我们无法证明肺栓塞的栓子来源与性质，但从治疗上看，该患者的肺栓塞与其血管炎相关。据文献报道，EGPA中静脉血栓栓塞的发生率在5.8%~30%，嗜酸性粒细胞增多与血栓形成关系目前尚不完全清楚，可能机制包括：嗜酸性粒细胞阳离子蛋白（eosinophil cationic protein，ECP）通过因子XII依赖机制促进凝血，主要碱性蛋白（major basic protein，MBP）通过结合血栓调节蛋白抑制内皮膜的抗凝活性，嗜酸性粒细胞过氧化物酶（eosinophil peroxidase，EPO）损伤血管内皮细胞，MBP和EPO激活血小板，EPO的主要氧化产物低硫氰基酸通过刺激组织因子表达促进血栓形成，ECP阻断肝素与抗凝血酶结合导致因子X不能活化及生成凝血酶。激素本身可能加重血栓形成，但在血管炎患者里，使用适当的激素及加用免疫抑制剂后抑制嗜酸性粒细胞及相关炎症，反而可能有利于减少栓塞形成。

（二）感染与肺栓塞、血管炎的关系

患者右下肺病灶为慢性肺动脉栓塞所致，2017年12月痰培养提示合并曲霉，我们一般认为，合并感染时激素应该减量，但实际上，该患者在2017年12月激素减量后,肺栓塞加重,2018 年 2 月 28 日 CT 示病灶增大考虑肺栓塞抗凝后出血合并细菌感染,其后我们同时加强抗感染及增加针对血管炎的治疗(包括加大激素用量联合两种免疫抑制剂),病灶吸收。因此血管炎所致栓塞病灶合并的感染体现出与单纯感染控制不同的用药原则。但患者 2018 年 7 月左上肺新发病灶,不贴近胸膜,考虑单纯感染病灶,不考虑合并栓塞,因此抗感染同时激素减量,患者病灶复查吸收也证实其为单纯感染病灶。

该患者来我院后联用两种免疫抑制剂加激素治疗以加强抗感染治疗,并处理好栓塞与感染关系,之后激素减量维持在泼尼松 12.5mg,虽然对比既往情况有所改善,但也出现治疗上的瓶颈。同时,该患者为年轻男性,目前已结婚,有生育要求,因此下一步的诊治给我们也提出了更高的要求,目前建议在经济与条件成熟情况下,可考虑予以生物靶向治疗。

(姜磊　胡杰英　张筱娴)

专 家 评 析

张清玲主任医师:临床诊断单纯"慢性嗜酸性粒细胞性肺炎"需要特别慎重,因为"慢性嗜酸性粒细胞性肺炎"往往是系统性疾病在肺部的表现。我院在临床实践中发现,出院诊断为慢性嗜酸性粒细胞性肺炎的患者中,经过随访,大部分都发现了背后隐藏的基础疾病。EGPA 最早且最易累及呼吸道和肺脏,绝大多数首发症状为喘息样发作和鼻-鼻窦炎症状,因此首诊于呼吸内科,且常误诊为难治性支气管哮喘。随着病情的进展,全身多系统均可受累并造成不可逆的器官损害。大部分 EGPA 患者在出现多器官损害后才得以确诊,给治疗带来困难,并影响预后,因此,对局限型 EGPA 的早期诊断与治疗尤为重要。对于合并栓塞的血管炎患者,需在抗凝同时增加抗感染和/或免疫抑制治疗,而对于同时合并肺栓塞与感染的 EGPA,治疗时需充分平衡三者关系。

参 考 文 献

1. 朱巧洪,孙翀鹏,林翰菲,等. 支气管动脉-肺动脉瘘的多层螺旋 CT 血管成像表现[J]. 中华放射学杂志,2012,46(8):750-752.

2. 朱巧洪,伍筱梅,林翰菲,等. 支气管动脉-肺动脉瘘的临床和 CT 血管造影分析[J]. 中华结核和呼吸杂志,2014,37(9):687-691.

3. MARCHAND E,CORDIER J F. Idiopathic chronic eosinophilic pneumonia[J]. Orphanet J Rare Dis,2006,1:11.

4. LEE J. Chronic eosinophilic pneumonia[EB/OL]. [2019-03-01]. http://www. merckmanuals. com/professional/pulmonary-disorders/interstitial-lung-diseases/chronic-eosinophilic-pneumonia

#v8496713.

5. 嗜酸性肉芽肿性多血管炎诊治规范多学科专家共识编写组. 嗜酸性肉芽肿性多血管炎诊治规范多学科专家共识[J]. 中华结核和呼吸杂志,2018,41(7):514-521.

6. AMES P R, MARGAGLIONE M, MACKIE S, et al. Eosinophilia and thrombophilia in churg strauss syndrome:a clinical and pathogenetic overview[J]. Clin Appl Thromb Hemost,2010,16(6):628-636.

病例 17　咳嗽、气促、皮疹,腹痛

导读:青年女性患者,"支气管哮喘"诊断明确,伴鼻部症状控制欠佳,但其后出现皮疹、腹痛、血嗜酸性粒细胞增多,上述病变能否用一个病解释,下一步该如何诊治?

病 历 摘 要

患者女性,32 岁,护士,因"反复咳嗽、气促 6 年,加重伴皮疹、腹痛 2 年"于 2017 年 4 月入院。

患者于 2011 年 5 月开始无明显诱因出现咳嗽、咳痰,伴有轻度气促,流涕、鼻塞,严重发作时可闻及喘鸣音。到中山市某医院门诊就诊,当时行肺功能检查,支气管激发试验阳性,诊断为"支气管哮喘"(具体不详),予"沙美特罗-氟替卡松粉吸入剂、泼尼松、茶碱"治疗好转。之后多次到呼吸科门诊、急诊科就诊,喘息症状常于夜间明显,常于活动时和月经前加重。2012—2013 年气促症状控制尚可,但鼻塞明显,不规律予"糠酸莫米松鼻喷雾剂"喷鼻治疗。

2014 年患者自觉咳嗽、咳痰、气促较前加重,改为"布地奈德-福莫特罗粉吸入剂(320μg/9μg)1 吸 1 次/d",口服"泼尼松、茶碱缓释片",不规律喷鼻及予中药调理治疗。2015 年出现咳嗽、鼻塞加重,伴皮疹、腹痛,腹痛加重时呈全腹部绞痛,伴气促、恶心、便意明显,但无大便解出,曾自行使用"开塞露"解出大便后腹痛稍缓解,但常感腹部隐痛。于当地医院查血嗜酸性粒细胞 34.8%(绝对值 3.10×10⁹/L),到广州某医院诊断"①嗜酸性粒细胞性胃肠炎? ②支气管哮喘",在原有治疗上加用抑酸护胃治疗,气促、腹痛症状有所缓解。

2017 年 2 月再次因腹痛、气促加重到中山市某医院住院治疗,而后仍感病情控制不佳,腹痛、气促症状反复发作,偶有四肢麻木情况,转我院进一步诊治。

【外院检查】（2015—2017 年）

鼻镜检查（2015-05）：慢性鼻炎，慢性咽炎。鼻窦、胸部 CT：全组鼻窦炎，鼻中隔偏曲，双下鼻甲肥大，双肺炎症。心电图正常。心脏彩超：左室舒张功能降低。胃镜：慢性浅表性胃炎伴糜烂。

胸部 CT（2015-07）：双肺炎症，较前增多。肠镜检查：结直肠炎。

胃镜（2015-10）：慢性浅表性胃炎，食管炎？行食管病检：食管鳞状上皮无异形增生，可见真菌菌丝及孢子，淋巴细胞浸润。

全腹部 CT（2015-12）：盆腔少量积液，胆囊内胆汁淤积。胃镜：慢性浅表性胃炎。

胸部 CT（2017-02）：双肺散在炎症。

患者 2015 年血常规变化情况见表 17-1。

表 17-1　患者 2015 年血常规变化情况表

日期	WBC/($\times10^9 \cdot L^{-1}$)	Neu/%	Neu/($\times10^9 \cdot L^{-1}$)	Eos/%	Eos/($\times10^9 \cdot L^{-1}$)
2015-05-18	9.47	56.3	5.33	9.6	0.91
2015-05-27	17.57	85.4	15	0.1	0.01
2015-07-09	20.73	87.7	18.18	0.7	0.14
2015-07-10	13.51	76.8	11.91	0.1	0.02
2015-10-24	10.56	65	6.86	5.4	0.57
2015-10-27	8.87	47.6	4.22	9.2	0.82
2015-11-25	9.16	29.9	2.14	34.8	3.25
2015-11-27	10.68	39.2	4.19	30.4	3.25
2015-12-01	11.96	39	4.68	14.5	1.73
2015-12-03	10.31	67.4	6.95	0	0.05

【既往史、个人史】

曾于 2007 年行"左侧附件切除术"，诊断为"畸胎瘤"（具体不详）。否认高血压、糖尿病、心脏病病史。对"止痛药（具体不详）"过敏，对尘螨、虾蟹过敏。否认有烟酒嗜好。

【入院查体】

生命体征平稳，双侧胸廓对称，双肺叩诊呈清音，双肺呼吸音清，未闻及干湿啰音。

【辅助检查】

血常规：白细胞 7.6×10^9/L，嗜酸性粒细胞比率 24.1%（绝对值 1.8×10^9/L）。

PDGFRα、PDGFRβ、FGFR1 基因阴性。血管炎二项阴性。总 IgE 131kU/L。诱导痰：中性粒细胞 17.5%，嗜酸性粒细胞 76%，淋巴细胞 0.5%。FeNO 39ppb。肌电图正常。肺功能（图 17-1）：①中重度阻塞性通气功能障碍（FVC 2.06L，FVC%pred 69.7%，FEV₁ 1.36L，FEV₁%pred 53.3%，FEV₁/FVC 65.91%）；②支气管舒张试验阴性（吸入沙丁胺醇 400μg，FEV₁ 上升＜12%，绝对值增加 ＜200ml）；③弥散功能在正常范围内；④肺总量正常，残气量、残总比升高；⑤呼吸总阻抗（Z5）、总气道阻力（R5）、中心气道阻力（R20）升高，周边气道阻力（X5）正常。鼻窦及胸部 CT（图 17-2）：①全组鼻窦炎症；②两肺呼气相空气潴留；两肺多发支气管壁增厚；两肺多发炎症，大部分为细支气管炎症。

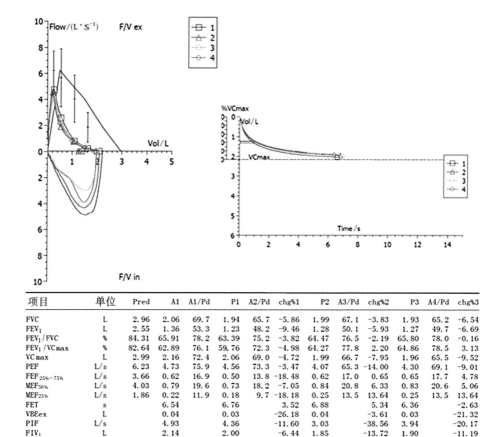

图 17-1　**2017-04-24 肺功能**

P：患者吸入沙丁胺醇（400μg）后的实测值。

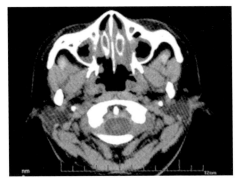
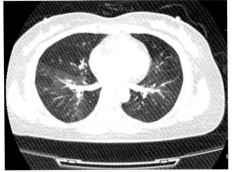

图 17-2　**2017-04-25 鼻窦及胸部 CT**

胃镜(2017-04-21):慢性浅表性胃炎;胃窦活检(图 17-3),见轻度浅表黏膜慢性炎,固有层内散在数个嗜酸性粒细胞浸润。

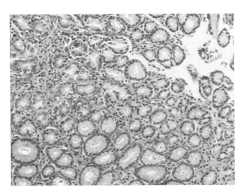
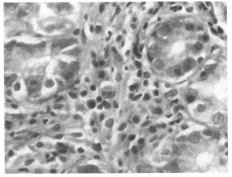

图 17-3　**2017-04-21 胃窦活检:固有层内散在数个嗜酸性粒细胞浸润**

气管镜检查(2017-04-26,图 17-4)腔内未见异常。气管镜活检(图 17-5):鼻黏膜送检黏膜组织,基底膜增宽,黏膜下及小血管周围散在淋巴细胞及嗜酸性粒细胞浸润;右下叶送检黏膜组织,部分黏膜上皮脱落,黏膜下水肿,淋巴细胞浸润,偶见嗜酸性粒细胞。

【最终诊断】

EGPA(累及肺、消化道,FFS＝1 分,ANCA 阴性)

【诊治经过】

予"甲泼尼龙 80mg 静脉滴注 1 次/d"抗感染、吸入"布地奈德-福莫特罗粉吸入剂(160μg/4.5μg)2 吸 1 次/12h""糠酸莫米松＋盐酸氮卓斯汀"喷鼻及化痰、护胃、调节肠道菌群治疗,症状好转出院。出院后激素改为"泼尼松",并先后加用"环磷酰胺、环孢素＋甲氨蝶呤"治疗,治疗后咳嗽、咳痰、气喘症状好转。

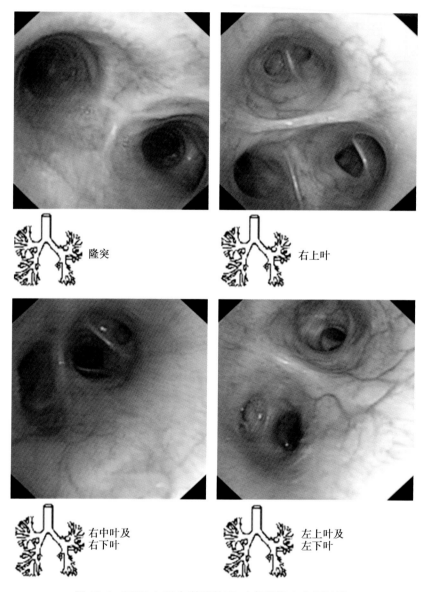

隆突

右上叶

右中叶及
右下叶

左上叶及
左下叶

图 17-4 **2017-4-26 气管镜检查:支气管腔内未见异常**

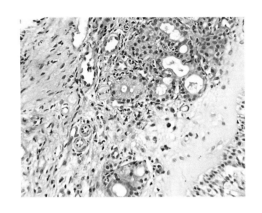

图 17-5　2017-04-26 气管镜活检病理:右下叶送检黏膜组织,部分黏膜上皮脱落,黏膜下水肿,淋巴细胞浸润,偶见嗜酸性粒细胞

【随访】

患者规律随访治疗,但症状仍有反复,伴有皮疹、腹痛等,在 2017 年 11 月及 2018 年 4 月均因 EGPA 复发入院。考虑患者经过规范激素、免疫抑制剂治疗症状仍难控制,2018 年 8 月起在原来的治疗基础上加用"奥马珠单抗 150mg 皮下注射 1 次/月"治疗,症状明显缓解,治疗 4 个月随访未再出现咳嗽、喘息症状,见表 17-2 所示。

表 17-2　患者奥马珠单抗治疗期间的症状控制情况表

奥马珠单抗皮下注射 150mg/月	2018-08-28 (治疗前)	2018-10-25 (治疗 2 个月后)	2018-12-25 (治疗 4 个月后)
症状	偶有气喘、咳痰	无咳嗽喘息	无咳嗽喘息
ACT/分	23	24	24
AQLQ/分	5.72	5.97	6.09
血 Eos/($\times 10^9 \cdot L^{-1}$)	0.4	0.2	0.2
血 Eos/%	4.8	1	1.6
血总 IgE/($kU \cdot L^{-1}$)	30	237	-
PEF/ml	320~420	350~420	420~450
FeNO(ppb)	14	20	
FEV_1/%	100.3	91.08	93.8
FEV_1/FVC/%	83.85	81.62	81.92
治疗			
泼尼松	15mg	10mg	10mg
免疫抑制剂	环孢素 50mg 2 次/d+甲氨蝶呤 10mg 1 次/周	环孢素 50mg 2 次/d+甲氨蝶呤 10mg 1 次/周	环孢素 50mg 2 次/d+甲氨蝶呤 10mg 1 次/周
ICS+LABA+LAMA	布地奈德-福莫特罗粉 320μg/9μg 2 吸 1 次/12h,噻托溴铵吸入	布地奈德-福莫特罗粉 320μg/9μg 2 吸 1 次/12h	布地奈德-福莫特罗粉 320μg/9μg 2 吸 1 次/12h
洗鼻+喷鼻	√	√	√

注:Eos,嗜酸性粒细胞

分析与讨论

该患者诊断为 EGPA 较为明确,腹痛为典型 EGPA 消化道症状,EGPA 的消化道损害较少见,可表现为腹痛腹泻(20.3%)、肝脏肿大或转氨酶升高(15.9%)、消化道出血(9.8%)、肠穿孔(2.9%)、假性肠梗阻(2.9%)。文献报道称出现肠道穿孔和腹膜炎是预后不良的指征之一。EGPA 消化道症状的出现与嗜酸性粒细胞性胃肠炎相关,肠系膜血管受累甚至可导致消化道溃疡、缺血、穿孔。EGPA 相关消化道表现研究较少,缺乏大样本研究,但临床医师应树立系统性疾病的思维,不能观局部而忘全身,对于有消化道症状首诊同时有外周血嗜酸性粒细胞增高的患者应提高警惕,考虑到系统性疾病的可能。

由于该患者全身症状明显,治疗上需要联合糖皮质激素+二联免疫抑制剂治疗,长期使用免疫抑制剂需警惕不良反应的发生,包括肝肾损害及骨髓抑制等。为降低糖皮质激素和免疫抑制剂的剂量,可考虑使用生物靶向药物治疗,本例患者使用奥马珠单抗联合治疗有效,临床症状和肺功能均改善,可考虑继续使用。有临床研究显示奥马珠单抗治疗 EGPA 有效率达 65%,还可减少急性发作次数,此外也可有效减少全身糖皮质激素使用。截至 2018 年 11 月,广州呼吸健康研究院奥马珠单抗治疗 EGPA 的结果显示,治疗后随访 4 个月,患者肺功能 FEV_1、PEF 变异率、ACT 评分均较前改善,每月急性发作次数、OCS 剂量及外周血嗜酸性粒细胞数均较前减少,结果与国外研究相仿。

由于嗜酸性粒细胞在 EGPA 的发病机制中起重要作用,针对嗜酸性粒细胞的生物靶向药抗 IL-5/5R 单克隆抗体直接以嗜酸性粒细胞为靶点,是治疗 EGPA 更为有效的药物,主要有美泊利单抗和贝那利单抗,美泊利单抗用于 EGPA 的安全性和有效性均已获得多中心、双盲、对照临床研究证实,总体有效率达 80% 左右,本专业治疗组已经积累了多例难治性 EGPA 患者使用贝那利单抗治疗的经验,疗效好。抗 IL-5/5R 单克隆抗体价格昂贵,对于抗 IL-5/5R 单克隆抗体治疗 EGPA 未来仍需长期大样本的临床研究以评估合适的剂量及维持治疗的时间。

(廖永康 苏柱泉)

专家评析

张清玲主任医师:EGPA 治疗目前仍然缺乏非常有效的药物,患者通常采用长期大剂量 OCS 或者联合免疫抑制剂治疗,然而当尝试减少 OCS 时,患者的病情容易复发,需要重新增加 OCS 甚至静脉糖皮质激素和免疫抑制剂治疗。因此在临床上,治疗 EGPA 的一个主要目标是诱导和维持缓解,同时减少糖皮质激素和其他免疫抑制疗法的使用。生物靶向药物如抗 IgE 单抗、抗 IL-5 单抗、抗 IL-5R 单抗为 EGPA 的治疗带来了新的希望,这类药物能减少 EGPA 的复发、增加累计缓解时间、减少全身糖皮质激素的使用,而且安全性良好,无明显不良反应。

参 考 文 献

1. JACHIET M,SAMSON M,COTTIN V,et al. Anti-IgE monoclonal antibody (omalizumab) in re-fractory and relapsing eosinophilic granulomatosis with polyangiitis (Churg-Strauss):data on sev-enteen patients[J]. Arthritis Rheumatol,2016,68(9):2274-2282.

2. SOZENER Z C,GORGULU B,MUNGAN D,et al. Omalizumab in the treatment of eosinophilic granulomatosis with polyangiitis (EGPA):single-center experience in 18 cases[J]. World Aller-gy Organ J,2018,11(1):39.

3. 陈红梅,傅满姣.嗜酸性肉芽肿性多血管炎 20 例误漏诊原因剖析[J].临床误诊误治,2017,30(6):48-50.

4. 何静妮,田忠,王鹤令,等.警惕活动期血管炎患者的腹部体征[J].中国现代医学杂志,2015,25(27):63-66.

5. 张立春,高峰.嗜酸性肉芽肿性多血管炎 186 例临床荟萃分析[J].中国呼吸与危重监护杂志,2017,16(5):505-508.

● 附 2　重症哮喘与嗜酸性肉芽肿性多血管炎的生物靶向治疗相关知识点

重症哮喘是指在过去的 1 年需要指南建议的 GINA 4～5 级哮喘药物治疗(大剂量 ICS 联合 LABA 或白三烯调节剂/茶碱)或全身激素治疗≥50% 的时间,以防止变成未控制哮喘,或即使在上述治疗下仍表现为未控制的哮喘。尽管重症哮喘患者只占总哮喘人群的 5%～10%,但产生的医疗费用占所有哮喘的 50% 以上,《重症哮喘诊断与处理中国专家共识》提出在明确重症哮喘诊断和危险因素的基础上,根据重症哮喘的表型实施个体化治疗。基于表型和生物标志物的治疗药物和方法已成为当前重症哮喘管理的重要环节,尤其是针对高 T2 表型患者的生物靶向治疗药物。

EGPA 是一种罕见的慢性自身免疫性疾病,特征是小血管内壁广泛的炎症,该病可累及多个器官,包括肺、心脏、皮肤、胃肠道、肾脏及神经系统。嗜酸性粒细胞水平的升高在 EGPA 疾病的病理生理学上起着中心作用。所有 EGPA 患者在其疾病的某些时期,外周血和受影响的组织或器官中都有非常高水平的嗜酸性粒细胞。EGPA 患者通常采用长期大剂量 OCS 治疗,然而当尝试减少 OCS 时,病情可经历复发。因此在临床上,治疗 EGPA 的一个主要目标是诱导和维持缓解,同时减少糖皮质激素和其他免疫抑制疗法的使用。

既往对于重症哮喘和 EGPA 的治疗药物有限,主要是糖皮质激素或联合免疫抑制剂,但部分患者对糖皮质激素不敏感,且存在全身副作用大等缺点,近年来生物靶向药物的出现为重症哮喘和 EGPA 的重大进展,目前国内外针对重症哮喘与 EGPA 已经获批的生物靶向药物包括抗 IgE 单抗、抗 IL-5 单抗、抗 IL-5R 单抗、抗 IL-4Rα 单抗。

一、抗 IgE 单抗

奥马珠单抗(omalizumab)是重组人源化抗 IgE 单克隆抗体,由人 IgG 组成,仅保留与 IgE 特异性结合的互补决定区,鼠来源的分子序列占奥马珠单抗分子的比例<5%。奥马珠单抗通过与 IgE 特异性结合,形成以异三聚体为主的复合物,剂量依赖性降低游离 IgE 水平,同时抑制 IgE 与效应细胞(肥大细胞、嗜碱性粒细胞)表面的高亲和力受体的结合,减少炎症细胞的激活(如肥大细胞脱颗粒)和多种炎性介质的释放,从而阻断诱发过敏性疾病炎症的级联反应。通过抑制肥大细胞来源的炎症介质的释放,奥马珠单抗可减少炎症细胞(尤其是嗜酸性粒细胞)在气道的募集、组织重塑和肺功能的恶化,还通过减少气道网状基底膜的增厚,从而延缓气道重塑。

奥马珠单抗的用法:总 IgE 水平是计算患者用药剂量的基础,根据患者治疗前测定的血清总 IgE(IU/ml)和体重(kg),利用剂量表确定奥马珠单抗合适的给药剂量和给药频率(每 2 周或 4 周给药 1 次)。每次给药剂量为 75~600mg,若剂量≤150mg,则于一个部位皮下注射;若剂量>150mg,则按需分 1~4 个部位分别皮下注射。奥马珠单抗每次给药的最大剂量推荐为 600mg,1 次/2 周。我国奥马珠单抗说明书中,用于计算剂量的患者基线血清总 IgE 水平范围为 30~1 500IU/ml。

目前奥马珠单抗的主要适应证:①确诊中重度哮喘,符合中国《支气管哮喘防治指南(2016 年)》诊断标准的成人(≥18 岁)或青少年(12~18 岁)的中重度哮喘患者;②检测变应原或过敏状态,通过皮肤点刺试验、血清总 IgE 或特异性 IgE 检测确诊患者的过敏状态。禁忌证:①对奥马珠单抗活性成分或者其他任何辅料有过敏反应的患者;②奥马珠单抗不适用于哮喘急性发作的治疗;③总 IgE<30IU/ml 或>1 500IU/ml 的患者不在推荐剂量表的范围内。

由于 EGPA 发病机制中过敏成分参与及高 IgE 水平,近年来不少报道研究奥马珠单抗作为 ANCA 相关血管炎的靶向治疗手段。一项全国性回顾性研究，纳入 17 例 EGPA 患者，88%合并重度激素依赖性哮喘，18%合并鼻窦相关症状，所有患者均使用奥马珠单抗治疗，中位随访 22 个月，研究显示奥马珠单抗治疗 EGPA 有效率达 65%，还可减少急性发作次数，此外也可有效减少糖皮质激素使用。截至 2018 年 11 月，广州呼吸健康研究院奥马珠单抗治疗 EGPA 的结果显示，治疗后随访 4 个月，患者肺功能 FEV_1、PEF 变异率、ACT 评分均较前改善，每月急性发作次数、口服激素剂量及外周血嗜酸性粒细胞数均较前减少，结果与国外研究相仿。值得注意的是，由于目前尚未有关于奥马珠单抗治疗 EGPA 随机临床试验，长期疗效及相关不良反应仍未十分明确，尤其需注意减少糖皮质激素剂量有可能存在 EGPA 病情加剧的风险。

奥马珠单抗的治疗时间和安全性：奥马珠单抗治疗应至少使用 12~16 周以判断其有效性。治疗 16 周后根据总体哮喘控制效果判断是否继续应用奥马珠单抗，如若无显著改善，则应停用；如果出现显著改善，应继续用药。目前尚无任何指南给出奥马珠单抗治疗哮喘或血管炎明确疗程的建议，大部分使用均为个体化经验性用药，但在继续使用奥马珠单抗时应常规每 3 个月对疾病控制情况进行评估，若病情控制良好，可以延长给药间期或逐渐停药，若病情加重应重复使用。

临床研究结果显示，奥马珠单抗的总体安全性良好。汇总对照研究数据结果显示，奥马珠单抗组的不良事件发生率与对照组相当，大多数不良事件为轻~中度，且持续时间短。12 岁以上青少年和成人患者临床试验期间，常见不良反应（≥1%至<10%）为注射部位的不良反应（包括注射部位疼痛、肿胀、红斑、瘙痒）和头痛；十分常见不良反应（≥10%）为发热。这些反应多为轻~中度。奥马珠单抗治疗后过敏反应罕见，且 70%发生于奥马珠单抗治疗后 2 小时内。过敏反应表现为支气管平滑肌痉挛、低血压、晕厥、荨麻疹和/或喉头或舌头血管性水肿。其他潜在风险包括免疫系统疾病、恶性肿瘤、动脉血栓栓塞事件及寄生虫感染等，但无明确证据显示这些事件与奥马珠单抗使用存在因果关系。真实世界大样本分析结果表明，奥马珠单抗与恶性肿瘤风险增加无关。由于形成 IgE-抗 IgE 免疫复合物，EGPA 患者使用奥马珠单抗后，血清总 IgE 水平可能仍处于较高水平，因此，并不能根据血清 IgE 的水平评估奥马珠单抗的疗效。

二、抗 IL-4Rα 单抗

度普利尤单抗（duplizumab）是一种全人源 IL-4Rα 单克隆抗体，可特异性抑制 IL-4 和 IL-13 通路，从而抑制 Th2 介导的炎症反应。IL-4 和 IL-13 是哮喘气道炎症气道高反应性的核心,是哮喘发病机制中至关重要的 2 型炎性细胞因子,介导免疫应答和屏障功能障碍,引发疾病临床表现。度普利尤单抗可以显著降低严重急性发作率,对 FEV₁ 进行快速且持续的改善显著降低了 FeNO 和总 IgE 水平,无论是否合并 CRS,度普利尤单抗还可以改善患者的 ACQ-5,可显著减少OCS 剂量,同时保持哮喘控制。ERS/ATS 指南推荐度普利尤单抗用于成年重度嗜酸性粒细胞性哮喘患者和严重皮质类固醇依赖型哮喘患者的附加治疗(无论嗜酸性粒细胞水平如何)。中国《支气管哮喘防治指南(2020 年版)》增加了抗 IL-4Rα 单克隆抗体等 2 型炎性通路生物制剂用于阶梯治疗。美国 FDA 已经批准度普利尤单抗用于:中重度特应性皮炎、中重度哮喘、慢性鼻窦炎伴鼻息肉。2020 年 6 月,度普利尤单抗在中国获批上市,用于治疗成人中重度特应性皮炎。对于 EGPA 度普利尤单抗仅有个案报道,因此其疗效有待进一步的随机对照临床试验来检验。

三、抗 IL-5/5R 单抗

由于奥马珠单抗应用于 EGPA 有局限性,对于 EGPA 最直接的生物靶向药为抗 IL-5/5R 单克隆抗体,作用于嗜酸性粒细胞,主要有美泊利单抗和贝那利单抗。2014 年开始的美泊利单抗(mepolizumab)用于治疗 EGPA 的疗效和安全性Ⅲ期临床试验结果显示,在为期 52 周的治疗期间,与安慰剂组相比,美泊利珠单抗治疗组实现了显著更长的累计缓解时间,该研究达到了共同主要终点和全部次要终点,2018 年美国 FDA 批准美泊利单抗用于治疗 EGPA 成年患者,近期相关临床研究结果显示,使用美泊利单抗诱导缓解后转用甲氨蝶呤维持治疗的患者,其复发率较高,提示 EGPA 患者可能需要长期使用美泊利单抗。

贝那利单抗(benralizumab)是结合到白介素-5 受体的 α 链上的一种人源化单克隆抗体。与美泊利单抗不同的是,它通过抗体依赖性细胞毒性来诱导嗜酸性粒细胞凋亡。2018 年美国 FDA 已授予贝那利单抗为治疗 EGPA 的孤儿药指定,目前贝那利单抗用于治疗 EGPA 的临床试验(NCT02947945 和 NCT03010436)正在进行中。总体上对于抗 IL-5/5R 单克隆抗体治疗 EGPA 未来仍需长期大样本的临床研究以评估合适的剂量及维持治疗的时间。

(廖永康　苏柱泉　谢佳星)

参 考 文 献

1. JACHIET M,SAMSON M,COTTIN V,et al. Anti-IgE monoclonal antibody(omalizumab) in re-fractory and relapsing eosinophilic granulomatosis with polyangiitis (Churg-Strauss) :data on sev-

enteen patients[J]. Arthritis Rheumatol,2016,68(9):2274-2282.

2. SOZENER Z C,GORGULU B,MUNGAN D,et al. Omalizumab in the treatment of eosinophilic granulomatosis with polyangiitis (EGPA):single-center experience in 18 cases[J]. World Allergy Organ J,2018,11(1):39.

3. BUSSE W,SPECTOR S,ROSEN K,et al. High eosinophil count:a potential biomarker for assessing successful omalizumab treatment effects[J]. J Allergy Clin Immunol,2013,132(2):485-486.

4. WECHSLER M E,AKUTHOTA P,JAYNE D,et al. Mepolizumab or placebo for eosinophilic granulomatosis with polyangiitis[J]. N Engl J Med,2017,376(20):1921-1932.

5. 中华医学会呼吸病学分会哮喘学组:支气管哮喘防治指南(2020年版)[J]. 中华结核和呼吸杂志,2020,43(12):1023-1048.

6. 中华医学会呼吸病学分会哮喘学组,中国哮喘联盟. 重症哮喘诊断与处理中国专家共识[J]. 中华结核和呼吸杂志. 2017,40(11):813-829.

病例 18　鼻塞、耳鸣、咳嗽,肺部多发团块

导读:中年女性患者,有"中耳炎"病史,咳嗽 1 个月,外院 CT 提示双肺多发团块影,予抗感染治疗后症状有所缓解,为进一步诊治来我院,下一步该如何诊治?

病 历 摘 要

患者女性,41 岁,家庭主妇。因"咳嗽 1 个月"于 2012 年 9 月 4 日入院。

患者于 2012 年 8 月初无明显诱因出现咳嗽、咳少许白痰,无发热、盗汗,无胸闷、胸痛,无咯血、气促,到当地二甲医院住院治疗,胸片示:双肺结节贴近胸壁,给予抗感染治疗无效,转至当地某三甲医院继续抗感染治疗后症状缓解,但复查胸部 CT 提示双侧胸廓内侧壁多发团块状软组织密度影、左侧乳腺内肿块,颅脑 CT 无异常。当地考虑"淋巴瘤",行左乳房肿块切除术,病理诊断为:纤维瘤。患者为进一步明确诊断到我院就诊,拟"肺部肿块查因"收入院。患者自起病以来,精神、食欲、睡眠可,大小便正常。

【既往史】

1 年前曾在当地医院诊断"中耳炎",对症治疗无好转(具体不详)。

【个人史、家族史】

无特殊。

135

【入院查体】

全身浅表淋巴结未触及。左侧乳房有一 2.5cm 手术切口,未拆线。呼吸节律两侧对称,触诊语颤正常,双肺叩诊呈清音,听诊双肺呼吸音清,未闻及干湿啰音。

【辅助检查】

血常规:白细胞 $9.69×10^9/L$,中性粒细胞比率 64.8%(绝对值 $6.3×10^9/L$),嗜酸性粒细胞比率 2.2%(绝对值 $0.21×10^9/L$)。乙肝提示表面抗原阳性;PCT 0.29ng/ml。尿常规、粪便常规、凝血四项、肝肾功能、血沉、C 反应蛋白、免疫八项均无异常。

肺肿瘤五项:NSE 21.8ng/ml,CA125 46.07U/ml,余正常。

🗇 思维引导:

患者为中年女性,无吸烟,咳嗽 1 个月,入院血象白细胞稍高,感染指标稍高,外院胸片提示双肺结节原因未明,结节贴近胸壁,CT 提示肺部内侧壁多发团块状软组织密度影,目前主要考虑真菌感染、肿瘤等可能,进一步完善相关检查,如各种感染指标、风湿免疫指标及活检等。

隐球菌、假丝酵母菌、曲霉抗原、真菌 G 试验及结核杆菌抗体:均为阴性。

2012 年 9 月 6 日在 CT 引导下行右侧肺穿刺活检,病理回报:送检穿刺肺组织可见灶性坏死,大量组织细胞、浆细胞、淋巴细胞及少量嗜酸性粒细胞浸润,肺泡腔狭窄及不规则,间质纤维化。特殊染色:AB(-)、六胺银(-)、PAS(-),组织改变考虑为感染性病变,未见结核及真菌。

🗇 思维引导:

由于目前病理回报考虑感染导致的肺内结节,未见结核与真菌,外院抗感染曾有缓解症状,同时血象及 PCT 稍高,所以先加用头孢硫脒进行抗感染。

2012 年 9 月 17 日所有风湿免疫指标:类风湿因子 59.1IU/ml↑,蛋白酶 3(PR3)104.82U/ml↑,髓过氧化物酶(MPO)、抗环瓜氨酸肽抗体、抗核抗体定量、抗心磷脂抗体、抗核抗体谱十一项均无异常。

肺功能:肺通气功能大致正常,$FEF_{25\%～75\%}$、$MEF_{50\%}$、$MEF_{25\%}$ 下降。

胸部 CT(图 18-1A):右中肺外侧段、右下肺外基底段、右下肺内基底段及左下肺背段、左下肺外基底段胸膜下分别可见一团块状软组织密度影,大者约 3.1cm×1.8cm 大小,密度欠均匀,边缘略分叶,周边可见长、短毛刺,考虑新生物(偏恶性)与肉芽肿性多血管炎相鉴别,前者可能性大,建议活检。

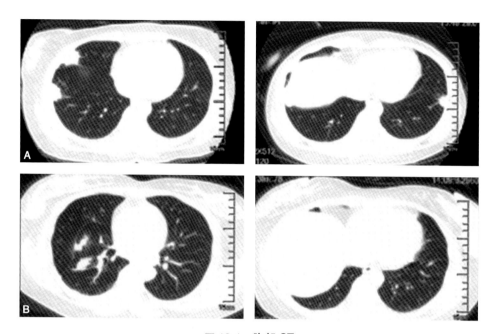

图 18-1　胸部 CT

A：2012-09-18 双肺多发团块影；B：2013-01-14 右中下肺楔形切除术后，右剩余肺膨胀良好，左肺软组织影较前明显减小、吸收。

患者在我院 PR3 阳性（ELISA 法），而我院 CT 仍考虑恶性肿瘤可能性大，遂予再次复查血管炎指标（送外院，免疫荧光法）。另外患者去年有"中耳炎"，详细追问病史，5 年前无明显诱因开始出现反复鼻塞，于天气寒冷时出现，天气转暖自行好转。14 个月前无明显诱因开始出现左耳耳鸣，呈持续性"嗡嗡"样，伴有左耳听力下降。9 个月前无明显诱因开始出现反复关节疼痛，累及双侧腕关节、肘关节、膝关节、踝关节、跖趾关节。无发红、肿胀、皮温升高、活动受限，无伴晨僵，于当地医院诊治，具体不详，经治疗后可缓解，但症状反复。同时无明显诱因出现眼红、视物模糊，于当地应用滴眼液（具体不详）后逐渐好转。

送外院 C-ANCA 阳性，结合患者全身多系统受累症状，考虑血管炎可能性大，联系外科会诊，考虑行肺楔形切除并送病理活检。

2012 年 9 月 21 日患者全麻下行"电视胸腔镜外科手术（video-assisted thoracic surgery，VATS）右中肺、右下肺楔形切除术"，术中于右肺中叶及右肺下叶外基底段各见一肿物，大小约 2cm×3cm 及 2cm×2cm，质韧偏硬，未见胸膜凹陷征，肺门及纵隔可见肿大淋巴结，壁层胸膜及膈肌未见结节。

术后病理（图 18-2）：右中肺送检肺组织可见不规则地图状的嗜碱性坏死，边缘有类上皮细胞结节及少量的多核巨细胞，病灶中的小血管及中等大小的血

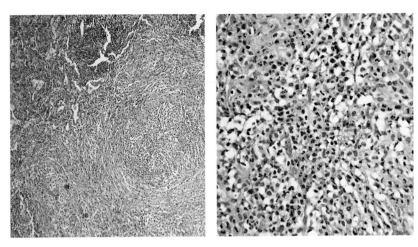

图18-2　2012-09-21 右中肺送检肺组织病理:组织改变符合肉芽肿性多血管炎

管壁有大量的中性粒细胞及一些嗜酸性粒细胞浸润,肺间质及支气管黏膜下可见大量的中性粒细胞、嗜酸性粒细胞、浆细胞、淋巴细胞、组织细胞及泡沫状细胞浸润。特殊染色:弹力纤维,血管壁部分(-)、抗酸(-)、六胺银(-)、AB(-)、PAS(-)、吉姆萨(-);免疫组化,CD20/CD79a 滤泡(+)、CD3(+)、CD15 中性粒细胞(+)、CD30(-),结合临床及组织改变符合肉芽肿性多血管炎。(右下)肺组织内见多灶坏死,周围可见肉芽肿形成,邻近肺组织间质纤维增生,较多淋巴细胞、浆细胞及嗜酸性粒细胞浸润。部分血管壁破坏,管腔闭塞,可见血管炎。特殊染色:抗酸(-)、六胺银(-)、PAS(-)、AB(-)、金胺 O(-);免疫组化:CD68(+)、SMA(+)、Vimentin(+)、CK 上皮(+)、CD34 血管(+)、Ki67 散在(+)、desmin(-)、ALK(-)。结合临床,组织改变符合肉芽肿性多血管炎。

【诊治经过】

患者本次以咳嗽起病,追溯其病史曾有鼻炎、中耳炎、眼部症状、全身多关节炎,结合胸部 CT、PR3 抗体升高、病理符合肉芽肿性多血管炎,最终患者诊断为"肉芽肿性多血管炎"。予"甲泼尼龙 40mg 静脉滴注 1 次/d""环磷酰胺 0.6g 静脉滴注 1 次/2 周"及"贺普丁"抗病毒治疗,咳嗽、咳痰、关节痛好转,激素逐渐减量,复查胸部 CT(2013-01-14)提示双肺病变明显减少(图 18-1B),予"甲氨蝶呤 10mg 1 次/周、泼尼松 5mg 1 次/d"治疗。

【最终诊断】

1. 肉芽肿性多血管炎

2. 乙肝病毒携带者

分析与讨论

肉芽肿性多血管炎(granulomatosis with polyangiitis,GPA),既往称为韦格纳肉芽肿,是一种病因不明,以坏死性肉芽肿性血管炎为病理基础,可侵犯耳、眼、呼吸道、肺、肾脏、皮肤、神经系统、关节等全身器官的自身免疫性疾病。各地报道该病的年发病率在 8~10/1 000 000,我国尚未有流行病学报道。该病可发生在各年龄段,其中以 50~70 岁为发病高峰,男女发病率无显著差异。

大部分患者以上呼吸道病变为首发症状。有文献报道,80%~95%的患者以头颈部症状起病,其中以鼻炎最常见,通常表现为持续性流涕并不断加重,咽鼓管的阻塞能引发中耳炎,导致听力丧失,而后者常是患者的第一主诉。本例中患者鼻部症状长期被误诊为变应性鼻炎,继发中耳炎后也未得到重视,此外该患者还曾出现视物模糊、关节疼痛等表现。肺部是 GPA 的常见受累器官,常表现为咳嗽、胸闷、气短、咯血等,GPA 在 CT 上主要表现为肺部多发性病变,可单侧亦可双侧,以双侧为多;病变多样,可呈大小不等的结节状影,并可形成厚壁或薄壁空洞,亦可呈渗出性斑片状改变。20%患者起病时候有肾脏病变,整个病程中约有 80%患者肾脏受累。因此,特别是肺部病变患者抗感染效果欠佳时,要注意考虑到血管炎可能,注意询问全身相关症状及行血管炎相关检查。

目前 GPA 诊断主要参考 1990 年美国风湿病学会指定的诊断标准:①存在鼻或口腔炎症:疼痛性或者无痛性口腔溃疡,脓性或血性鼻分泌物;②胸部 X 线异常:存在肺部结节、固定性浸润影或空洞;③尿沉渣异常:显微镜下血尿(红细胞数>5 个/HP)或存在红细胞管型;④病理活检:组织结构改变表现为在动脉壁或动脉周围或血管外区域存在肉芽肿性炎症病变。具备以上四项标准中的两项或以上即可诊断为 GPA,该诊断标准的敏感性和特异性达到了 88.2% 和92.0%。而美国风湿病学会(ACR)与欧洲抗风湿病联盟(EULAR)发布的"2017年肉芽肿性血管炎分类标准"(表 18-1)主要适用于经风湿科医师判断已确定患有小血管炎的患者,为确定其是否患有 GPA 所设置,该标准首次提出了使用"减分"来除外其他小血管炎的诊断,涵盖了临床医学、影像学、病理学、血清学等多个方面。值得注意的是该分类诊断标准里,嗜酸性粒细胞计数增多为 GPA 诊断的减分项目,主要是用于鉴别 EGPA,GPA 血嗜酸性粒细胞增多的发生率明显低于 EGPA。文献中有一例 GPA 的病例报道中,血嗜酸性粒细胞增多高达 1.04×10^9/L,占白细胞总数 10.94%。

GPA 的病理组织学改变分为主要改变和次要改变,具体见表 18-2。其中,主要改变包括肺实质坏死、血管炎。肉芽肿性炎症是 GPA 的病理诊断标准;而

表 18-1　ACR/EULAR 2017 年肉芽肿性多血管炎分类标准

项目	指标	得分
临床标准	鼻腔血性分泌物、溃疡、鼻痂或鼻窦-鼻腔充血/不通畅	3 分
	鼻息肉	-4 分
	听力丧失或下降	1 分
	软骨受累	2 分
	眼红或眼痛	1 分
实验室检查	c-ANCA 或 PR3-ANCA 抗体阳性	5 分
	嗜酸性粒细胞计数≥1×10^9/L	-3 分
	胸部影像检查提示结节、包块或空洞形成	2 分
	活检见到肉芽肿表现	3 分

注：以上 9 项评分总和≥5 分的患者可以分类诊断为 GPA。

表 18-2　GPA 的病理改变

主要病理改变	次要病理改变
肺实质坏死	肺实质
微脓肿	结节性间质纤维化
地图样坏死	内源性脂质性肺炎
血管炎	肺泡出血
动脉炎、静脉炎、毛细血管炎	机化性肺炎
坏死性肉芽肿、非坏死性肉芽肿、纤维素性坏死、瘢	淋巴细胞聚集
痕性改变	嗜酸性粒细胞浸润
肉芽肿性炎症	黄色肉芽肿病变
微脓肿周围肉芽肿性炎症	肺泡巨噬细胞聚集
栅栏状组织细胞	支气管/细支气管病变
散在巨细胞	慢性细支气管炎
形成不良肉芽肿	急性细支气管炎/支气管肺炎
结节病样肉芽肿	阻塞性细支气管炎
	支气管中心性肉芽肿病
	滤泡性细支气管
	支气管狭窄

次要病理改变虽不能作为确诊依据，但对于提示 GPA 诊断有一定的价值，有时甚至是 GPA 的主要表现形式。嗜酸性粒细胞浸润作为次要标准之一，可以出现在几乎所有病例中，少数病例嗜酸性粒细胞浸润显著，常出现在肉芽肿和纤维性病变中，少数肺泡腔内浸润形成局灶性嗜酸性粒细胞性肺炎改变，也可浸润动脉壁、静脉壁或成为毛细血管炎的一部分。同时，有报道称未经治疗的活动期 GPA 的 BALF 中嗜酸性粒细胞增加（均值为 4%）；嗜酸性粒细胞产物嗜酸性粒

细胞阳离子蛋白(ECP)升高。虽然目前有研究发现眼部局限性GPA患者巩膜或结膜中激活的嗜酸性粒细胞可预测GPA的进展,但肺部GPA患者中增多的嗜酸性粒细胞与GPA的疾病发生、发展的关系未有进一步的发现。

治疗方面,GPA治疗基于疾病分期和严重性。对于首发威胁生命的GPA,糖皮质激素联合环磷酰胺/利妥昔单抗用于诱导缓解;对于首发非威胁生命的GPA,糖皮质激素联合甲氨蝶呤/吗替麦考酚酯可用于诱导缓解;维持治疗可选用硫唑嘌呤、甲氨蝶呤、吗替麦考酚酯、利妥昔单抗等,维持缓解时间至少持续2年。

未经治疗的GPA预后很差,90%以上的患者在2年内死亡,大多死于呼吸衰竭或肾衰竭。而通过激素加免疫抑制剂治疗,加上长期的随诊,80%患者存活时间已超过5年。难以控制的感染、严重的肾脏损害、年龄57岁以上均是影响预后的不良因素,故早期诊断、及时治疗对于改善预后具有重要的意义。

（黄伟华　高健全）

专 家 评 析

叶珊慧主任医师:GPA可侵犯多脏器、多器官。临床上主要以耳、眼、呼吸道、肺、肾脏的症状为主要表现。然而,当首发症状不典型,以某一器官或某一系统起病,累及其他器官直至出现症状,可能是若干时间以后,往往容易漏诊或误诊。如该例患者,在本次就诊前5年就有鼻塞、1年前出现耳鸣、9个月前出现眼部症状,都分别被诊断为鼻炎、中耳炎、结膜炎等。直至本次肺部症状及影像学异常。如孤立地从肺部疾病考虑,更倾向于诊断肺部恶性肿瘤可能,但纵观整个病情发展,鼻子、耳朵、眼睛、肺部多器官受累,应考虑风湿性疾病的可能性大,最终从实验室病理得到确定,得到有效的治疗,获得好的转归。在临床诊治过程中,应以一元论为主要思路。

参 考 文 献

1. NTATSAKI E, WATTS R A, SCOTT D G. Epidemiology of ANCA-associated vasculitis[J]. Rheum Dis Clin North Am,2010,36(3):447-461.

2. LEAVITT R Y, FAUCI A S, BLOCH D A, et al. The American college of rheumatology 1990 criteria for the classification of Wegener's granulomatosis[J]. Arthritis Rheum,1990,33(8):1101-1107.

3. WOJCIECHOWSKA J, KRAJEWSKI W, KRAJEWSKI P, et al. Granulomatosis with polyangiitis in otolaryngologist practice: a review of current knowledge[J]. Clin Exp Otorhinolaryngol,2016,

9(1):8-13.

4. 孟凡青,孙琦,张德平,等. 肺 Wegener 肉芽肿病/肺肉芽肿病伴多血管炎的病理诊断[J].
诊断病理学杂志,2013,20(7):434-437.

5. CHOOPONG P,KHAN N,SANGWAN V S,et al. Eosinophil activation in Wegener's granuloma-
tosis:a harbinger of disease progression[J]? Ocul Immunol Inflamm,2005,13(6):439-445.

6. SCHNABEL A,CSERNOK E,BRAUN J,et al. Activation of neutrophils,eosinophils,and lympho-
cytes in the lower respiratory tract in Wegener's granulomatosis[J]. Am J Respir Crit Care Med,
2000,161(2 Pt 1):399-405.

7. KRUPSKY M,LANDAU Z,LIFSCHITZ-MERCER B,et al. Wegener's granulomatosis with pe-
ripheral eosinophilia. Atypical variant of a classic disease[J]. Chest,1993,104(4):1290-1292.

8. HOFFMAN G S,SECHLER J M,GALLIN J I,et al. Bronchoalveolar lavage analysis in Wegener's
granulomatosis. A method to study disease pathogenesis[J]. Am Rev Respir Dis,1991,143(2):
401-407.

病例 19　活动后气促,风湿指标异常

导读:中年女性患者,慢性病程,以进行性加重的活动后气促、咳嗽为主要表现,胸部 CT 提示"双肺间质性炎症",查抗干燥综合征 A 抗原(SSA)(+),抗干燥综合征 B 抗原(SSB)(±),下一步该如何诊治?

病 历 摘 要

患者女性,46 岁,因"活动后气促 8 个月,咳嗽 3 个月"于 2016 年 8 月 25 日入院。

患者 8 个月前无明显诱因出现活动后气促,上楼梯至 3 楼即感气促,无发热、盗汗,无咳嗽、咳痰,无胸痛、咯血,无端坐呼吸、夜间阵发性呼吸困难,未进一步诊疗。后气促渐有加重趋势,于 2016 年 4 月 4 日在某市人民医院住院,查胸部 CT 提示"双肺间质性炎症,双下胸膜增厚",查 SSA(+),SSB(±),唾液腺 ECT 提示"左侧腮腺摄取功能受损",予"乙酰半胱氨酸片"口服治疗后无明显好转。

3 个月前患者开始出现干咳,咳嗽无时间规律,与气候变化、刺激性气味均无关,伴间歇感咽痛、口干,无发热、光过敏、脱发,无眼干、流涕,无口腔及生殖器溃疡,无关节疼痛及雷诺现象,当地市人民医院查咽喉内镜提示"反流性咽炎",无特殊处理。

2016 年 8 月 19 日外院复查胸部 CT 提示间质性肺炎较前加重,予"泼尼松

35mg 1 次/d”及“环磷酰胺”口服治疗 2 天,患者症状未缓解,伴活动后气促加重,为进一步诊治来我院就诊,拟“间质性肺炎”收入呼吸科。起病以来,患者精神、饮食、睡眠欠佳,大小便如常,体力下降,体重未见明显变化。

【既往史、个人史、家族史】

无特殊。

【入院查体】

体温 36.2℃,脉搏 76 次/min,呼吸 20 次/min,血压 99/56mmHg,SpO$_2$ 92%(吸空气下)。神清,静息下呼吸平顺,听诊双肺呼吸音粗,未闻及干湿啰音。心、腹查体未见异常。

【辅助检查】

血常规:白细胞 29.09×10^9/L,中性粒细胞比率 78.8%,嗜酸性粒细胞比率 2.3%(绝对值 0.66×10^9/L)。血沉 22mm/h,CRP 1.14mg/dl。PCT<0.05ng/ml。真菌 G 试验及真菌抗原二项、痰结核菌涂片、痰细菌涂片及痰培养均为阴性。类风湿因子 27.4 IU/ml;补体 C3 0.86g/L;补体 C4 0.173g/L;抗核抗体谱:抗 SS-A 抗体(±),抗 SS-A 抗体(−);ANA 定量 99.97 U/ml;KL-6 935U/ml;抗环瓜氨酸肽抗体、抗心磷脂抗体两项、血管炎三项均无异常。

肺功能:中重度限制性通气功能障碍(FVC 1.53L,FVC% pred 58%,FEV$_1$ 1.21L,FEV$_1$% pred 54%,FEV$_1$/FVC 79%),因配合欠佳,无法完成弥散功能检查。

胸部 CT(图 19-1A):两侧肺野多发斑片状模糊影,以两肺野外侧带及两下肺为著,其中右肺中叶及两下肺支气管扭曲、扩张,伴小叶间隔增厚,部分呈网格状改变。唾液腺 ECT:右侧腮腺摄取功能尚可,左侧腮腺摄取功能受损,双侧腮腺排泄功能正常。

2016 年 9 月 8 日行胸腔镜辅助左肺活检术,病理(图 19-2):左上、左下肺组织送检,病变时相较一致,局灶区肺泡腔内可见大量泡沫样细胞、坏变的中性粒细胞及嗜酸性粒细胞,肺泡上皮增生,部分肺泡腔萎缩、狭窄,间质纤维化,灶性淋巴细胞浸润;部分细支气管管腔狭窄,腔内可见少许脱落的纤毛粒状上皮细胞;残余肺组织呈气肿性大疱改变;胸膜未见明显异常。免疫组化:TTF-1(上皮+)、SMA(++)、CD34(血管+)。特殊染色:弹力纤维(+)、AB(+)、Masson(−)、抗酸(−)、六胺银(−)、PAS(−)、革兰氏(−),组织改变为间质性肺炎合并感染,考虑为结缔组织病-非特异性间质性肺炎(CTD-NSIP)。

【最终诊断】

具有自身免疫特征的间质性肺炎

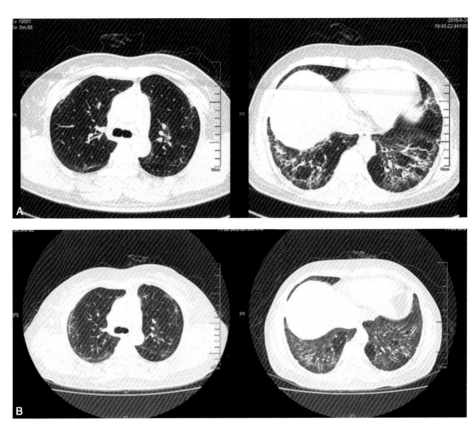

图 19-1　胸部 CT

A：2016-08-26 两肺间质病变，符合结缔组织相关肺炎可能；B：2017-04-19 双下肺部分病灶较前减少。

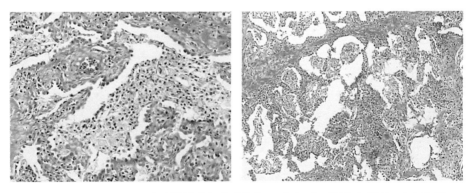

图 19-2　2016-09-08 经胸腔镜辅助左肺活检病理：左上、左下肺组织送检，改变为间质性肺炎合并感染，考虑为 CTD-NSIP。

【诊治经过】

入院后先后予"头孢硫脒"与"亚胺培南-西司他汀钠"抗感染、"乙酰半胱氨酸"等治疗。诊断明确后,规律予"泼尼松片 35mg,1 次/d""雷公藤 20mg,3 次/d"、"乙酰半胱氨酸 0.6g,3 次/d"治疗。其后激素逐渐减量。

至今随访满一年,患者"泼尼松片"减量至 15mg,1 次/d,仍规律服用"雷公藤 20mg,3 次/d"及"乙酰半胱氨酸 0.6g,3 次/d"治疗,患者咳嗽、活动后气促较 1 年前有改善,2017 年 4 月 19 日复查胸部 CT(见图 19-1B)提示双下肺部分病灶较前减少。复查肺功能:中度限制性通气功能障碍(FVC 1.77L,FVC% pred 66%,FEV$_1$ 1.59L,FEV$_1$% pred 70%,FEV$_1$/FVC 90%)。

分析与讨论

在特发性间质性肺炎的患者中,有一部分患者在临床表现或相关检查中被发现具有某些结缔组织病特征,提示存在潜在的自身免疫异常,但又未达到某种特定结缔组织病的诊断标准。在过去,各地学者曾将其称为"未分化结缔组织病相关间质性肺疾病""肺优势性结缔组织病""自身免疫特征的间质性肺疾病"等;为了在该疾病的命名及诊断上达成共识,2015 年美国胸科协会和欧洲呼吸学会成立了工作小组,经研讨将该疾病命名确立为具有自身免疫特征的间质性肺炎(interstitial pneumonia with autoimmune features,IPAF),并出台了第一个较为完善的诊断标准:①经 HRCT 或肺活检病理确诊为间质性肺炎;②排除其他已知原因引起的间质性肺炎;③未达到任一结缔组织病诊断标准;④符合表 19-1 中临床、血清学、形态学标准三项中任意两项,每项中符合一条即可。

Oldham 等人对 144 例 IPAF 研究分析中,患者平均年龄为 63.2 岁,其中女性患者(52.1%)稍多于男性。扈晓静的 48 例研究发现,患者在呼吸系统方面主要表现为咳嗽咳痰(72.92%)和呼吸困难(68.75%),肺外则多表现为干燥症状(33.33%)、关节肿痛(22.92%);Oldham 等研究中肺外表现则以雷诺现象(27.8%)、炎性关节病变/晨僵持续时间 > 60 分钟(17.4%)和"技工手"(10.4%)多见。

本例患者以干咳、活动后呼吸困难起病,病程不到一年且呈进行性加重,伴口干,但无关节疼痛、皮疹、眼干、肌无力、雷诺现象等肺外症状,而主要表现为血清学异常,SSA(+)、SSB(±)、ANA 升高及补体 C3、C4 下降。Oldham 的研究表明约 91.7% 的 IPAF 患者可出现血清学异常,最常见为 ANA ≥320(或抗核仁抗体或抗着丝粒抗体阳性)(77.6%),其次为 SSA(+)(16.6%)、RF 升高 ≥ 正常上限 2 倍(13%),基线的肺功能:FVC% pred 61.9% ± 18.3%,D$_L$CO% pred 45.3% ± 20.6%,影像学 HRCT 及病理活检均提示以 NSIP 为主(31.9%、22.9%),其次

表 19-1　具有自身免疫特征的间质性肺炎诊断标准

A. **临床标准**
　　①手指末端皮肤裂纹(如技工手)
　　②手指末端皮肤溃疡
　　③炎性关节病或多关节晨僵>60 分钟
　　④手掌或指腹毛细血管扩张
　　⑤雷诺现象
　　⑥不明原因的手指水肿
　　⑦不明原因的手指背面固定性皮疹(Gottron 征)

B. **血清学标准**
　　①ANA 滴度≥1∶320,弥漫型、斑点型、均质性或满足以下任意一项特征:
　　　　a. 抗核仁抗体(任意滴度)
　　　　b. 抗着丝粒抗体(任意滴度)
　　②RF≥2 倍正常值
　　③抗环瓜氨酸肽(CCP)抗体
　　④抗双链 DNA(dsDNA)抗体
　　⑤抗干燥综合征 A 抗原(SSA)抗体
　　⑥抗干燥综合征 B 抗原(SSB)抗体
　　⑦抗核糖核蛋白抗体
　　⑧抗 Smith 抗体
　　⑨抗硬皮病-70(Scl-70)抗体
　　⑩抗 tRNA 合成酶抗体(Jo-1,PL-7,PL-12;其他:EJ,OJ,KS,Zo,tRS)
　　⑪抗肌炎-硬皮病(PM-Scl)抗体
　　⑫抗黑色素瘤分化相关基因-5(MDA-5)抗体

C. **形态学标准**
　　①HRCT 诊断为以下类型
　　　　a. 非特异性间质性肺炎(NSIP)
　　　　b. 机化性肺炎(OP)
　　　　c. NSIP 重叠 OP
　　　　d. 淋巴细胞性间质性肺炎(LIP)
　　②经肺活检病理学诊断为以下类型
　　　　a. NSIP
　　　　b. OP
　　　　c. NSIP 重叠 OP
　　　　d. LIP
　　　　e. 间质淋巴细胞的浸润有生发中心形成
　　　　f. 弥漫型淋巴浆细胞浸润(伴或不伴有淋巴滤泡形成)
　　③多部位受累(除间质性肺炎外)
　　　　a. 不明原因的胸腔积液或胸膜增厚
　　　　b. 不明原因的心包积液或心包增厚
　　　　c. 不明原因的气道病变(经肺功能、影像或病理检查证实)
　　　　d. 不明原因的肺血管病变

表现为 OP,而普通型间质性肺炎(UIP)则较为少见。本例患者影像及肺部活检结果正是 NSIP,符合最常见的 IPAF 病理类型。

Ayodeji Adegunsoye 等回顾芝加哥大学因特发性间质性肺炎接受了肺外科手术活检或肺移植的 176 例患者,其中 46 名(26.1%)通过初始病理类型和一项阳性临床或血清学特征符合 IPAF 标准。在剩下的 130 例患者中,73 例(56.2%)存在一项阳性临床和/或血清学特征,符合 IPAF 标准但初始病理类型未达到 IPAF 的诊断形态学表现。在剩下的 130 例患者中有 36 例(27.7%)患者有病理切片可供使用(36 例中 26 例符合临床表现、血清学表现或影像学表现而确诊为 IPAF,10 例不符合 IPAF 诊断标准),重新复核病理玻片后,发现共 33 例符合 IPAF 诊断标准,其中额外增加的 7 例正是因病理类型符合 IPAF 标准而诊断为 IPAF,另外 3 例因临床表现或血清学表现不符合 IPAF 标准而仍不能诊断为 IPAF。因此,我们可以看到外科肺活检病理对于 IPAF 诊断的重要性。

由于尚缺乏关于 IPAF 的大型回顾性分析,目前难以确定统一、标准的治疗方案。近年来,针对 IPAF 发病机制的靶向治疗也已成为研究热点。对于 NSIP,Sara Tomassetti 等把其分为"炎症型"和"高度纤维化"两个亚组:"炎症型"的特点是活检和支气管肺泡灌洗时出现明显的淋巴细胞性炎症,以及高分辨率 CT(HRCT)提示混合 NSIP/组织性肺炎模式,往往对皮质类固醇和免疫抑制剂治疗有更好的反应;而"高度纤维化"亚组,HRCT 显示明显的网状改变和牵引性支气管扩张,活检显示高度纤维化背景,BALF 无淋巴细胞增多,其对免疫抑制剂反应的可能性较低,并发展为"完全性特发性肺纤维化"的边缘风险,在这种情况下建议使用抗纤维药物。本例患者从影像学及活检结果上,更倾向于"炎症型"的 NSIP,治疗上,予以激素和免疫抑制剂治疗反应较好。

因此,我们也能看出,除病理活检外,BALF 是探讨肺脏局部免疫病理过程的一种较为安全的临床检查手段,又被称为"液性肺活检"。我们该例患者因直接进行了外科肺活检,故未行 BALF 检查。目前 BALF 在 IPAF 中应用的报道较少,杜毅鹏等观察到 19 例 IPAF 患者,BALF 中性粒细胞升高(>3%)11 例(4%~61%),淋巴细胞升高(>15%)13 例(16%~88%),嗜酸性粒细胞升高(>1%)12 例(2%~47%),正常 1 例。BALF 平均嗜酸性粒细胞计数为 $0.26\times10^4/ml$(0~5.2%),占细胞总数 12%(2%~47%)。但目前 IPAF 中增多的嗜酸性粒细胞的意义尚未有进一步研究。

在预后方面,IPAF 的预后与其形态学表现、临床表现和血清学表现密切相关。目前,研究发现 IPAF 预后较结缔组织病并间质性肺疾病(CTD-ILD)好,而 IPAF 和特发性肺纤维化生存期差异无统计学意义。

（黄伟华　梁宝麟）

专 家 评 析

罗群主任医师：尽管目前最新的专家共识认为 IPAF 是一类独立的疾病，但由于现有的研究显示 IPAF 和未分类 CTD-ILD 的诊断有高达 90% 的重叠性，容易导致临床诊断的混乱，且 IPAF 的诊断并不能为进一步的治疗提供更好的建议，因此不少专家认为 IPAF 只能为研究提供一个共识的诊断，不建议在临床实践中应用。本例患者的胸腔镜辅助左肺活检术病理显示：局灶区肺泡腔内可见大量泡沫样细胞、坏变的中性粒细胞及嗜酸性粒细胞，灶性淋巴细胞浸润；间质纤维化，细支气管管腔狭窄，残余肺组织呈气肿性大疱改变，考虑为 CTD-NSIP。本病理结果显示多种肺部成分受损，结合血清学 ANA 高滴度阳性，诊断 IPAF 成立，尽管总病程至今一年余，但未符合未分化结缔组织病（UCTD）的诊断标准。

总体上来说，IPAF-NSIP 比 IPAF-UIP 预后好，本例患者对激素及免疫抑制剂治疗也有一定反应，但由于 IPAF 的诊断指标太多，到底哪项指标对 IPAF 患者预后的影响更大尚有待进一步的研究证实。鉴于 IPAF 的可能临床亚型较多，对于起始诊断为未分类 ILD、IPAF 和未分类 CTD 的患者，应建立完善的随访机制。

参 考 文 献

1. FISCHER A,ANTONIOU K M,BROWN K K,et al. An official European Respiratory Society/American Thoracic Society research statement：interstitial pneumonia with autoimmune features［J］. Eur Respir J,2015,46(4)：976-987.
2. OLDHAM J M,ADEGUNSOYE A,VALENZI E,et al. Characterisation of patients with interstitial pneumonia with autoimmune features［J］. Eur Respir J,2016,47(6)：1767-1775.
3. 扈晓静.自身免疫特征的间质性肺炎与结缔组织病相关间质性肺疾病的相关性分析［D］.大连：大连医科大学. 2017.
4. ADEGUNSOYE A,OLDHAM J M,VALENZI E,et al. Interstitial pneumonia with autoimmune features value of histopathology［J］. Arch Pathol Lab Med,2017,141(7)：960-969.
5. 杜毅鹏,葛欣宜,周晨,等. 支气管肺泡灌洗在自身免疫特征的间质性肺炎与结缔组织病相关间质性肺疾病中的应用［J］. 中国微创外科杂志,2018,18(3)：220-224.

第四章　血液及肺部肿瘤相关的嗜酸性粒细胞增多性肺疾病

病例20　多发淋巴结肿大，误诊为结核

导读：青年女性患者，表现为发热和全身多发淋巴结肿大，淋巴结及支气管黏膜病理提示明显的嗜酸性粒细胞浸润，但未能确诊，抗结核治疗无效，最后再次行完整的淋巴结活检术。

病 历 摘 要

患者女性，35岁，教师，因"体检发现全身多发淋巴结肿大7个月余，咳嗽、咳痰2个月余"于2017年5月11日入院。

患者2016年9月体检时发现双侧颈部多发淋巴结肿大，无疼痛、发热等不适，故未重视。至2016年12月复查肿大的淋巴结仍未消散，到广州市某三甲医院求诊，查结核抗体阳性，PPD(++)，考虑"颈淋巴结结核"，予四联抗结核"异烟肼、利福平、乙胺丁醇、吡嗪酰胺"治疗未好转，2017年1月16日到广州市某肿瘤医院求诊，行颈部淋巴结穿刺活检，提示：穿刺组织中见纤维胶原增生，且淋巴细胞、嗜酸性粒细胞、组织细胞等炎症细胞背景上见少量核大的细胞，未除外淋巴造血系统肿瘤，未能明确诊断。

2017年3月开始出现咳嗽、咳痰，痰液为黄白色痰，伴低热，并有腋窝下淋巴结肿大，无胸痛、心悸，至广州市某结核专科医院复查胸部CT提示：①右上中下及左下肺结核；②颈部、左侧腋窝、纵隔、双肺门淋巴结多发肿大，结合病史考虑淋巴结结核所致可能性大；③右主支气管、右中间支气管内部欠光整，考虑淋巴结支气管瘘可能；④右侧少量胸腔积液。行支气管镜检查：左主支气管开口及

右中间支气管开口淋巴支气管瘘(结核?),病理提示:支气管黏膜慢性炎症伴肉芽组织形成及多量嗜酸性粒细胞浸润,需结合临床排除嗜酸性粒细胞相关性疾病。继续抗结核治疗,为进一步明确诊断来我院。起病以来,无头晕、恶心,无腹胀、腹痛,近2个月偶有低热,精神食欲可,大小便正常,体重减轻约10斤(1斤=0.5kg)。

【外院检查】

2017年1月广州市某肿瘤医院颈部淋巴结穿刺:穿刺组织中见胶原纤维增生,并且淋巴细胞、嗜酸性粒细胞、组织细胞等炎症细胞背景上见少量核大的细胞,未除外淋巴造血系统肿瘤,未能明确诊断。

2017年3月广州市某结核专科医院检查资料:

血常规:白细胞12.22×10⁹/L,中性粒细胞比率80.10%(绝对值9.79×10⁹/L),嗜酸性粒细胞比值2.4%(绝对值0.29×10⁹/L)。CD4/CD8/CD3计数正常。痰结核相关检查、真菌培养、致病菌培养阴性。

胸部CT:右上中下及左下肺结核;颈部、左侧腋窝、纵隔、双肺门淋巴结多发肿大,结合病史考虑淋巴结结核所致可能性大;右主支气管、右中支气管内部欠光整,考虑淋巴结支气管瘘可能;右侧少量胸腔积液。

支气管镜检查:左主支气管开口及右中间支气管开口淋巴支气管瘘(结核?),病理我院会诊:支气管黏膜组织送检,部分黏膜坏变脱落,基底膜明显增宽,大量嗜酸性粒细胞渗出,血管内皮细胞肿胀,可见坏死及肉芽组织增生,未见明确血管炎及肉芽肿病变,组织改变为嗜酸性粒细胞相关性肺疾病,建议临床注意排除嗜酸肉芽肿性多血管炎、高嗜酸性粒细胞血症及淋巴瘤等病变。特殊染色:PAS(-)、六胺银(-)、W-F(-);免疫组化:CD68(组织细胞+)。

【既往史】

2016年体检发现"乳腺小结节、肝血管瘤"未予治疗。无药物及食物过敏史。

【个人史、家族史】

无特殊。

【入院查体】

体温37.0℃,脉搏112次/min,呼吸21次/min,血压101/63mmHg。PS评分1分,无贫血貌,左侧胸锁乳突肌区可触及一2.5cm×1.5cm大小淋巴结,质硬,移动度差,颈部、颌下可触及多个肿大淋巴结,左侧腋窝下可触及3cm×4cm大小淋巴结,质硬,移动度差,双侧腹股沟区未触及肿大淋巴结,颈部、颌下、腋窝下淋巴结无压痛,无胸骨压痛,双肺呼吸音清,未闻及干湿啰音。心腹查体未见异常。

【辅助检查】

血常规:白细胞13.00×10⁹/L,中性粒细胞比率81.7%(绝对值10.62×10⁹/L),嗜酸性粒细胞比率1.4%(绝对值0.20×10⁹/L)。抗核抗体谱,抗双链DNA抗体:可疑(±)。血管炎、风湿三项未见异常。痰结核涂片、痰培养:未见异常。FeNO 28ppb。总 IgE 677kU/L。诱导痰:中性粒细胞 84.75%,巨噬细胞 13.5%,嗜酸性粒细胞 1%,淋巴细胞 0.75%。肺功能(2017-05-15):通气功能正常。

鼻窦 CT(2017-05-17):左侧上颌窦黏膜下囊肿。胸部 CT(图 20-1):右肺及左下肺可见多发斑片状、结节状、团片状密度增高影,最大者位于右肺门区,与右肺门淋巴结分界不清,大小约 4.8cm×6.1cm;右中叶和右下叶支气管变窄;颈部、左侧腋窝及两侧肺门、纵隔多发肿大淋巴结;右侧胸腔少许积液。

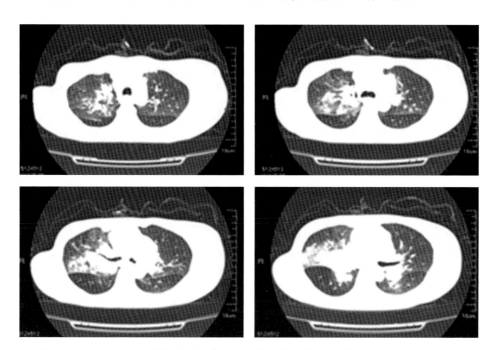

图 20-1 2017-05-17 胸部 CT:右肺及左下肺多发斑片状、结节状、团片状影,可见部分支气管播散病变;两侧肺门、纵隔多发肿大淋巴结,未见明显钙化

气管镜检查(2017-05-18,图 20-2):右主支气管末端、右中间段、左主支气管新生物。气管镜活检病理(图 20-3):右主支气管末端送检支气管黏膜组织,部分黏膜上皮鳞状化生,黏膜下淋巴细胞及大量嗜酸性粒细胞浸润,小血管周围可见大量嗜酸性粒细胞浸润,小血管壁似有坏死。特殊染色:PAS(−)、AB(−)、革兰氏(−)、抗酸(−)、六胺银(−)。组织改变为嗜酸性粒细胞相关性肺疾病。

骨髓穿刺:反应性增生骨髓象,未见明显异常特殊细胞。骨髓活检(图 20-4):送检骨髓组织增生活跃,粒红系比例明显升高,粒红系增生均以中晚幼阶段为主,巨核系可见,以成熟分叶核为主,并见较多嗜酸性粒细胞,特殊染色:Fe(−)、PAS(+)、Ag(++)。

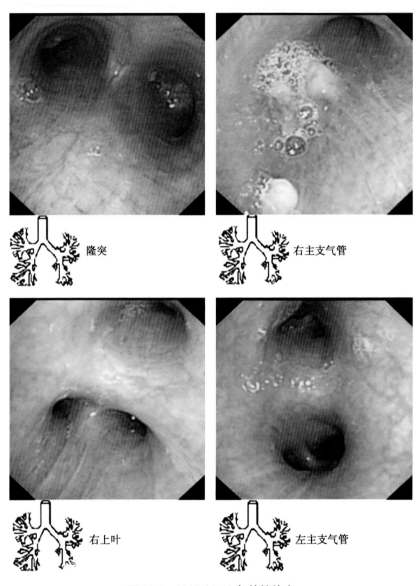

图 20-2　2017-05-18 气管镜检查

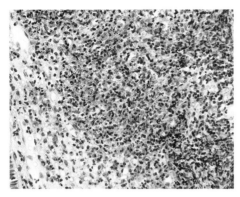

图 20-3　2017-05-18 气管镜活检病理

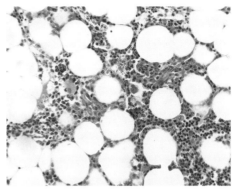

图 20-4　2017-05-22 骨髓活检

思维引导：

　　患者多次经支气管镜活检、淋巴结穿刺活检等均未能明确诊断,且经过经验性抗结核治疗无好转,故诊断存在困难。诊断上如何考虑?

　　患者为青年,慢性病程,发现多发淋巴结肿大,IgE 明显增高,肺部多发病变,鼻黏膜、支气管黏膜、淋巴结及骨髓组织均有嗜酸性粒细胞增多,是否考虑嗜酸性粒细胞增生性淋巴肉芽肿可能? 该病又称木村病,多见于东亚地区,好发于男性,起病隐匿,进展缓慢,呈良性病程,可有全身淋巴结肿大,但多见于头颈部,影像学检查无特异性,确诊需依赖病理活检,且淋巴结针吸活检细胞学检查结果不可靠,因此我们安排了完整的淋巴结活检术。

【诊治经过】

　　2017 年 5 月 23 日行左颈部、腋窝淋巴结摘除活检,病理(图 20-5):经典型霍奇金淋巴瘤,结节硬化型。免疫组化(3#):CD3(-)、CD20(-)、PAX5(弱+)、Ki-67(+)、CD30(+)、CD15(+)、Mum1(+)、LCA(-)、OCT2(-);EBV 原位杂交结果:EBER(-)。

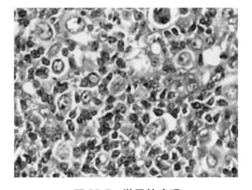

【最终诊断】

　　经典型霍奇金淋巴瘤,结节硬化型

图 20-5　淋巴结病理

【随访】

患者定期在血液科接受 ABVD 方案化疗,6 个月后复查 CT(图 20-6):右肺及左下肺多发斑片状、结节状、团片状影基本消失,右肺散在少量小结节、小斑片影;两侧颈部、锁骨上区、左侧腋窝、纵隔、两肺门多发肿大淋巴结较前缩小、减少。

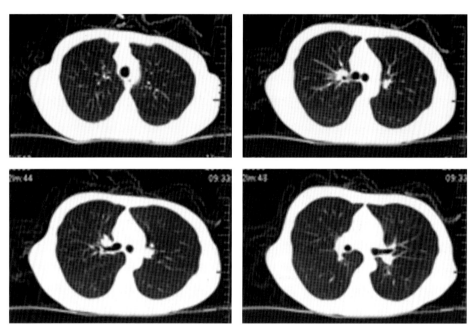

图 20-6　2017-11-16 胸部 CT:双肺病灶基本消失,多发肿大淋巴结较前缩小、减少

分析与讨论

淋巴瘤可以表现为各种不同临床表现,该病例全身多发淋巴结增大,活检嗜酸性粒细胞明显增多,结合 PPD 结果及多次支气管活检结果,容易误诊为淋巴结结核和嗜酸性粒细胞增生性淋巴肉芽肿。

淋巴结结核(tuberculosis of lymph nodes)好发于免疫力低下的人群,常有结核病接触史,慢性结核中毒症状,如消瘦、低热、盗汗、纳差等,常侵犯全身多部位淋巴结。血液学、影像学、病原学检查,病理活检及经验性抗结核治疗等也是淋巴结结核鉴别诊断的重要方法。在此病例中,患者曾经验性使用抗结核治疗,但效果欠佳,仍反复出现低热、呼吸道症状、全身淋巴结进行性增大等情况,后就诊于我院呼吸科。结合外院的资料及对治疗的反应,以及结合我院初步的辅助检查,临床曾经考虑为"嗜酸性粒细胞增生性淋巴肉芽肿"。

嗜酸性粒细胞增生性淋巴肉芽肿(eosinophilic hyperplastic lymphogranuloma),又称木村病、血管淋巴样增生伴嗜酸性粒细胞增多(angiolymphoid hyperplasia with eosinophilia),在临床上较少见,它是一种病程长、原因不明的慢性良性疾病,好发于中青年男性,国内报告本病发病年龄以 20~40 岁多见。嗜酸性粒细胞增生性淋巴肉芽肿早期症状不典型,一般以淋巴结肿大(多见于颏下、下颌下、颈部之浅表淋巴结)、血清 IgE 升高、血液或骨髓中出现嗜酸性粒细胞增多为特点。确诊依靠病理活检,在治疗上,早期局部病变建议手术切除;若病变范围广,深度大,可联合放疗治疗。大量文献报道,该病对放疗敏感。若出现复发,也可适当使用免疫抑制剂治疗,如激素、环磷酰胺等药物。

另外一个嗜酸性粒细胞增多相关性肺疾病需要鉴别的是 EGPA。该患者存在发热、呼吸道症状、IgE 明显增高、肺部浸润影,鼻黏膜、支气管黏膜、淋巴结及骨髓组织嗜酸性粒细胞增多明显,尤其是我院支气管镜活检病理提示送检支气管黏膜组织中部分黏膜上皮鳞状化生,黏膜下淋巴细胞及大量嗜酸性粒细胞浸润,小血管周围可见大量嗜酸性粒细胞浸润,小血管壁似有坏死,组织改变为嗜酸性粒细胞相关性肺疾病,非常容易诱导临床医师考虑该患者病理符合 EGPA 的病理表现。但该患者血嗜酸性粒细胞不高,多发淋巴结明显肿大,无鼻部症状及喘息,未发现鼻窦炎和神经病变。临床医师看病理结果一定要结合患者临床情况分析,该患者虽然病理符合,但患者病程发展过程不符合 EGPA,且 EGPA 不会表现为如此明显的多发淋巴结肿大,该患者也不符合 EGPA 分类诊断标准,故不考虑 EGPA 的可能。但在该病例中,先是考虑淋巴结结核,后考虑嗜酸性粒细胞增生性淋巴肉芽肿或 EGPA,到最后才明确诊断为霍奇金淋巴瘤,前后经历了四家医院用了将近 1 年时间,诊断时间跨度长,诊断难度极大。随着临床上复杂疑难病例越来越多,这就要求我们临床一线医师要拓宽思维,综合考虑,积累经验,不能局限于常见疾病的诊断,寻找依据,必要时重复病理活检明确诊断,只有这样,才能及时诊断,早期治疗,改善预后,提高生存率。

Audebert 等人认为由于结核病可导致细胞免疫抑制,因此在怀疑或确诊为淋巴结结核时,需要考虑患有淋巴瘤的可能。此外,长期应用抗结核药物会抑制中性粒细胞的杀伤功能,并且可能有诱发淋巴瘤的风险。有相关文献提出,血液中嗜酸性粒细胞计数增多与淋巴瘤相关,可能有助于诊断及判断预后。但这需要以后更多的研究证实。因此,临床上若出现发热、淋巴结肿大、嗜酸性粒细胞增多等情况时,在排除其他常见病因时,需高度警惕血液肿瘤等相关因素。

(严燕雯 杨峰)

专 家 评 析

王春燕主任医师、谭获主任医师:该病例患者为 35 岁的中年女性,反复出现低热、呼吸道症状,有支气管等软组织及淋巴结浸润等特点,临床上容易误诊为肺部感染性疾病,尤其在 PPD(++),而又难以找到确切结核的病原学证据情况下,容易误导临床医师开始"经验性抗结核治疗";另外实验室检查提示血清 IgE 抗体升高,鼻黏膜、支气管黏膜、淋巴结、骨髓活检均提示:嗜酸性粒细胞明显增多,需排除嗜酸性粒细胞疾病,结合上述检查,容易在方向上诱导临床医师考虑诊断为"嗜酸性粒细胞增生性淋巴肉芽肿"或者相关疾病。

该患者能够确诊得益于病变已经侵犯颈部、腋窝淋巴结,取材相对容易,能取到浅表淋巴结病理情况下尽量取淋巴结活检,不要进行淋巴结穿刺,本例患者在某肿瘤医院行淋巴结穿刺,只是怀疑血液系统疾病可能,未能确诊,延误了诊断时间,临床医师应该注意吸取经验教训,假定该患者仅仅只有纵隔淋巴结肿大恐怕诊断仍然较为困难,甚至需要胸腔镜才能取材,最后该患者在 2017 年 5 月 23 日行左颈部淋巴结、左腋窝淋巴结活检,提示为经典型霍奇金淋巴瘤,结节硬化型。

该病例提示我们在临床诊治过程中应该积极拓宽思路,尽可能获取病原学证据或病理证据协助明确诊断。

参 考 文 献

1. DE BACKER A I,MORTELE K J,VAN DENHEUVEL E,et al. Tuberculous adenitis:comparison of CT and MRI findings with histopathological features[J]. Eur Radiol, 2007, 17(4): 1111-1117.

2. KHANNA R,SHARMA A D,KHANNA S,et al. Usefulness of ultrasonography for the evaluation of cervical lymphadenopathy[J]. World J Surg Oncol,2011,9:29.

3. AUDEBERT F,SCHNEIDEWIND A,HARTMANN P,et al. Lymph node tuberculosis as primary manifestation of Hodgkin's disease[J]. Med Klin(Munich),2006,101(6):500-504.

4. KUMAR V,MITTAL N,HUANG Y,et al. A case series of Kimura's disease:a diagnostic challenge[J]. Ther Adv Hematol,2018,9(7):207-211.

5. CHONG W S,THOMAS A,GOH C L. Kimura's disease and angio lymphoid hyperplasia with eosinophilia:two disease entities in the same patient:case report and review of the literature[J]. Int J Dermatol,2006,45(2):139-145.

病例 21　老年吸烟男性,全身多发淋巴结肿大

导读:该例患者确诊非霍奇金淋巴瘤,给予规范化疗效果较好,在整个诊治过程中反复出现外周血嗜酸性粒细胞明显增多,应该如何进一步诊治?

病 历 摘 要

患者男性,66 岁。因"发现全身淋巴结肿大 2 年余"于 2015 年 10 月 19 日入院。

患者 2 年前因"支气管扩张并肺部感染"就诊于佛山市某医院,查血常规提示嗜酸性粒细胞比率 54.40%(绝对值 $3.49×10^9$/L)。同时发现全身多发淋巴结肿大,未能明确诊断遂随诊观察。2014 年 5 月 28 日于顺德市某医院行右侧颈部淋巴结活检,病理诊断"B 细胞非霍奇金淋巴瘤",行 CHOP 方案化疗 6 个疗程,化疗后颈部淋巴结较前缩小。2015 年 2 月患者再次发现颈部淋巴结肿大,无压痛,无发热等不适,到我院行腋窝淋巴结活检:"非霍奇金淋巴瘤(小 B 细胞性)",分别于 2015 年 3 月 16 日、2015 年 4 月 15 日、2015 年 5 月 20 日、2015 年 7 月 4 日予"利妥昔单抗+氟达拉滨+环磷酰胺"方案化疗 4 个疗程,今为进一步治疗入院。患者自发病以来一般状况可,精神、食欲、睡眠一般,大小便如常,体重未见明显减轻。

【外院辅助检查】

佛山市某医院(2013-02):

血常规:白细胞(WBC)$6.42×10^9$/L,中性粒细胞比率 19.3%(绝对值 $1.24×10^9$/L),嗜酸性粒细胞比率 54.40%(绝对值 $3.49×10^9$/L)。

顺德市某医院右侧颈部淋巴结活检(2014-05-28):B 细胞非霍奇金淋巴瘤。

【既往史】

否认"高血压、冠心病、糖尿病"等病史。

【个人史、家族史】

吸烟史 30 年,20 支/d,酗酒史 30 年,白酒 6 两/d(1 两 = 50g)。家族史无特殊。

【入院查体】

体温 36.5℃,脉搏 84 次/min,呼吸 19 次/min,血压 114/68mmHg;双侧腋窝、双侧腹股沟均可触及淋巴结肿大,最大约 2cm×2cm,质韧,活动度可,与周围无粘连。全身皮肤无黄染皮疹,双侧胸廓对称,无胸骨压痛,双肺呼吸音清,未闻及干湿啰音。心腹查体未有异常发现。

【辅助检查】

全身 PET/CT,见图 21-1A。

右侧腋窝淋巴结活检(2015-02-13,图 21-2):非霍奇金淋巴瘤(小 B 细胞性)。免疫组化:CD3(灶状+)、CD5(+)、CD10(-)、CD20(+)、CD23(+)、CyclinD1(5%+)、CD30(+)、CD79a(+)、CD56(-)、kappa(-)、lambda(-)、CK(-)、CD34(-)、CD99(-)、bcl-2(+)。诊断非霍奇金淋巴瘤(小 B 细胞性)。

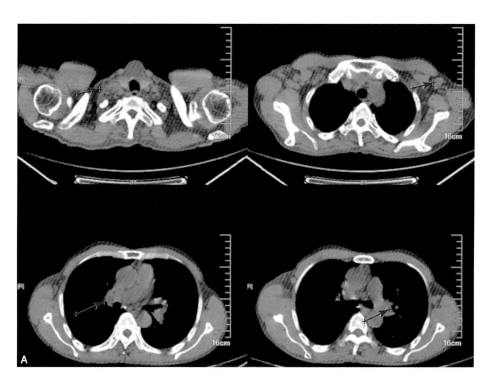

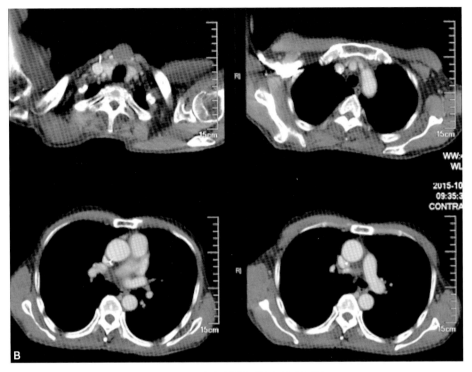

图 21-1　**全身 PET/CT 与胸部 CT**

A:2015-02 全身 PET/CT 两侧颈部、右侧颌下、两侧锁骨上、两侧腋窝、两侧肺门、心膈角、腹膜后、盆腔两侧、两侧腹股沟大小不等淋巴结;部分糖代谢轻度增高(SUVmax:2.1~3.2);B:2015-10 胸部 CT 两侧颈部、两侧锁骨上及两侧腋窝可见多发小淋巴结,大者短径约 0.7cm,较 A 轻微缩小。

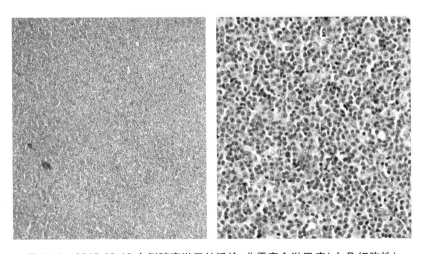

图 21-2　**2015-02-13 右侧腋窝淋巴结活检:非霍奇金淋巴瘤(小 B 细胞性)**

【诊治经过一】

2015 年 3 月 16 日、2015 年 4 月 15 日、2015 年 5 月 20 日、2015 年 7 月 4 日予"利妥昔单抗+氟达拉滨+环磷酰胺"方案化疗 4 个疗程。过程中查血常规见表 21-1，影像学复查见图 21-1B。

表 21-1　患者在我院化疗期间血常规变化情况

日期	WBC/ ($\times10^9 \cdot L^{-1}$)	Neu/%	Neu/ ($\times10^9 \cdot L^{-1}$)	Eos/%	Eos/ ($\times10^9 \cdot L^{-1}$)
2015-02	6.42	19.3	1.2	54.40	3.49
2015-03	7.42	28.9	2.2	46.4	3.44
2015-04	4.69	34.8	1.6	47.5	2.23
2015-05	9.18	19.3	1.8	68.8	6.32
2015-07	13.8	9.8	1.4	74.5	10.29

【诊治经过二】（维持治疗与随访）

血常规（2015-10）：白细胞 14.63×10⁹/L，中性粒细胞比率 13.9%（绝对值 2.0×10⁹/L），嗜酸性粒细胞比率 75.2%（绝对值 11.00×10⁹/L），尿粪常规无异常。肝功能：乳酸脱氢酶 305U/L。总 IgE 76.7kU/L。血沉 36mm/h。免疫八项：IgG 16.30g/L，IgA 0.88g/L，IgM 0.20g/L。骨髓及基因等检查：骨髓涂片见嗜酸性粒细胞增多达 51.5%。血涂片提示：嗜酸性粒细胞比率 78%。FISH 基因检测示未检测到 *FIP1L1/PDGFRα*、*PDGFRβ*、*FGFR1* 基因重排。

2015 年 10 月 23 日予"地塞米松 5mg 2 次/d，静脉滴注"3 日后口服"糖皮质激素"维持治疗，初期每 2 个月复查一次，其后每 4 个月复查一次，最后每半年复查一次，最后随诊日期为 2017 年 12 月，复查血常规见表 21-2，复查 CT 情况见图 21-3。

表 21-2　患者激素治疗后血常规变化情况

日期	WBC/ ($\times10^9 \cdot L^{-1}$)	Neu/%	Neu/ ($\times10^9 \cdot L^{-1}$)	Eos/%	Eos/ ($\times10^9 \cdot L^{-1}$)
2015-10-19	14.67	13.9	2.0	75.2	11
2015-10-24	4.64	66.9	3.1	7.1	0.33
2016-04	13.1	12.5	1.6	72.2	9.39
2016-12	6.99	34.1	2.4	31.5	2.2
2017-06	5.92	31.2	1.8	44.1	2.61
2017-12	7.0	49.1	3.4	15.9	1.11

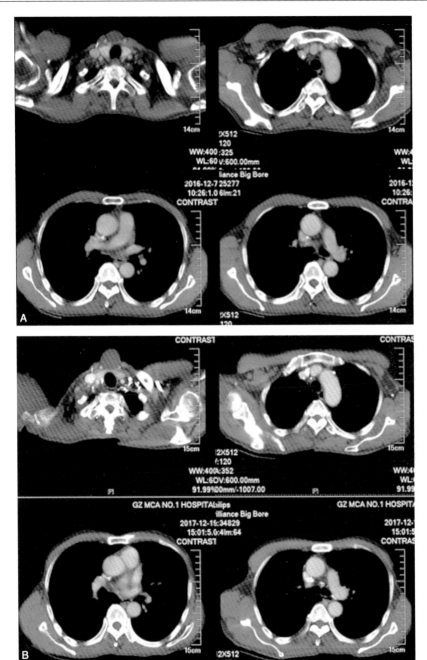

图 21-3 **胸部 CT**

A:2016 年 12 月与 2015 年 10 月(图 21-1B)同层 CT 对比,双侧肺门无明显增大,纵隔未见明显增大淋巴结,两侧胸腔未见积液,两侧腋窝多发小淋巴结较前缩小;B:2017年 12 月与 2016 年 12 月(图 21-3A)同层 CT 对比,双侧颌下、颈动脉鞘旁见多发淋巴结影较前稍增大,边界较清楚,双侧肺门无明显增大,纵隔未见明显增大淋巴结,两侧腋窝多发淋巴结肿大大致同前,较大者短径约 1.0cm。

161

【最终诊断】

非霍奇金淋巴瘤（小 B 细胞性）ⅢA 期

分析与讨论

嗜酸性粒细胞增多定义为嗜酸性粒细胞计数高于健康者的水平，通常高于 $0.5 \times 10^9/L$。Chusid 等人在 1975 年提出嗜酸性粒细胞增多症（HE）和嗜酸性粒细胞增多综合征（HES）的定义：嗜酸性粒细胞计数为 $1.5 \times 10^9/L$ 或持续升高至少 6 个月而没有潜在的原因，并且出现器官受累和功能障碍的症状。

血嗜酸性粒细胞升高的分级及常见原因见表 21-3。

表 21-3　血嗜酸性粒细胞升高的分级及常见原因

分级	外周血 Eos 水平/μl^{-1}	鉴别诊断
轻度	500~1 000	变态反应性疾病，特应性，哮喘，药物过敏，细菌和病毒感染等
中度	1 500~5 000	寄生虫感染，特发性嗜酸性粒细胞增多症，EGPA，肿瘤，塞扎里综合征等
重度	>5 000	特发性嗜酸性粒细胞增多症，骨髓增生异常和肿瘤等

正常骨髓含有 1%~6% 的嗜酸性粒细胞，这些在外周血中产生的嗜酸性粒细胞计数为 $(0.05~0.5) \times 10^9/L$。骨髓中的嗜酸性粒细胞生成受到转录因子的严格控制，由活化的 T 淋巴细胞、基质细胞和肥大细胞产生各种细胞因子驱动，主要是白介素（IL-5、IL-3）和粒细胞-巨噬细胞集落刺激因子（GM-CSF）分化和激活。恶性肿瘤 0.5% 伴有嗜酸性粒细胞增多，尤其是转移至浆膜及骨，来源于上皮的分泌黏液及有中心坏死灶的肿瘤患者更易有嗜酸性粒细胞增多。

小 B 细胞淋巴瘤是一组与弥漫大 B 细胞淋巴瘤（diffuse large B cell lymphoma，DLBCL）相对的，主要由中、小 B 淋巴细胞构成的肿瘤，它占非霍奇金淋巴瘤的 46.3%。小 B 细胞淋巴瘤中老年发病多见，临床进展缓慢，一般呈惰性（套细胞淋巴瘤除外），可向侵袭性淋巴瘤转化，治疗后可缓解，但难以治愈。形态学以小的成熟淋巴细胞为主，部分可以出现中等大小的淋巴细胞。免疫表型以表达成熟 B 细胞相关抗原（CD19、CD20、CD22）和表面免疫球蛋白（sIg）单一轻链为特征，均具有免疫球蛋白重链（IgH）和/或轻链（IgL）基因重排。

嗜酸性粒细胞增多者应对病因进行治疗，此病例的病因是小细胞淋巴瘤，而多数小 B 细胞淋巴瘤为惰性，进展缓慢，应早期观察，若有治疗指征时，如出现发热、体重下降、血红蛋白<100g/L、血小板<$100 \times 10^9/L$ 等情况时，需及时治疗。

治疗时需根据不同类型的淋巴瘤选择合适的化疗方案(如 CHOP 方案、利妥昔单抗、嘌呤类似物、烷化剂等)。虽目前对完全无症状的患者外周血中嗜酸性粒细胞计数绝对值增多是否需要治疗尚未达成一致的共识。在没有存在器官损害的情况下,并没有证据表明是否或何时开始治疗。但若患者具有严重器官功能不全(特别是心脏或肺部)的情况,则需要进行紧急治疗。治疗目的是减少绝对嗜酸性粒细胞计数,减少组织浸润和嗜酸性粒细胞介导的组织损伤。类固醇和免疫抑制剂是治疗嗜酸性粒细胞增多症的关键药物。

(严燕雯　杨峰)

专 家 评 析

王春燕主任医师、谭获主任医师:引起嗜酸性粒细胞增多的病因很多,通常分为三个主要方面:继发性(反应性)、原发性和特发性。其中继发性因素可分为感染相关性、过敏性、风湿性和肿瘤性相关性疾病。

继发性(反应性)嗜酸性粒细胞增多症发生在广泛的 B 细胞和 T 细胞淋巴增生性疾病中。在霍奇金淋巴瘤中,嗜酸性粒细胞增多症的发病率约为 15%,非霍奇金淋巴瘤患病率在 2%~20%,T 细胞淋巴瘤发病率高于 B 细胞淋巴瘤。反应性嗜酸性粒细胞增多可发生在急性淋巴细胞性白血病/淋巴瘤。在具有 t(5;14)(q31.1;q32.1)的急性 B 淋巴细胞白血病的情况下,它是由于靠近 IgH 基因座的 IL-3 基因失调引起的。嗜酸性粒细胞是肿瘤克隆的一部分,因此这种情况下的嗜酸性粒细胞增多为原发性而非反应性,并且是属于具有克隆性嗜酸性粒细胞增多的血液肿瘤组。

该病例中患者存在嗜酸性粒细胞的重度增多,结合上述查体及辅助检查,依次排除原发性、特发性因素,结合患者目前存在非霍奇金淋巴瘤,因此血嗜酸性粒细胞绝对值升高考虑为继发性嗜酸性粒细胞增多——非霍奇金淋巴瘤(小 B 细胞性)。

治疗上该患者前期给予多疗程化疗后淋巴结有一定程度缩小,但是并未消退,而 2015 年 10 月开始给予糖皮质激素治疗后患者颈部及纵隔淋巴结较前进一步缩小,取得较好临床效果,且能一直维持,临床疗效明确,考虑糖皮质激素对于继发性嗜酸性粒细胞增多有效,但目前血嗜酸性粒细胞相比正常仍有一定程度的升高,在继续随访过程中仍需要进一步排查有无其他肿瘤性疾病的可能,例如嗜酸性粒细胞相关白血病等,需密切随访。

嗜酸性粒细胞增多可存于各种疾病中,临床上需对反复出现的嗜酸性粒细胞增多、临床症状不典型的患者保持高度警惕,提高鉴别诊断思维水平,积极排除肿瘤相关因素、早期诊断,及时治疗,提高患者生存率,避免延误治疗。

参 考 文 献

1. CHUSID M J,DALE D C,WEST B C,et al. The hypereosinophilic syndrome：analysis of fourteen cases with review of the literature［J］.Medicine（Baltimore）,1975,54（1）:1-27.

2. ACKERMAN S J,BOCHNER B S.Mechanisms of eosinophilia in the pathogenesis of hypereosinophilic disorders［J］.Immunol Allergy Clin North Am,2007,27（3）:357-375.

3. VAUGHAN HUDSON B,LINCH D C,MACITYRE E A,et al.Selective peripheral blood eosinophilia associated with survival advantage in Hodgkin disease（BNLI Report No 31）.British National Lymphoma Investigation［J］.J Clin Pathol,1987,40（3）:247-250.

4. MONTGOMERY N D,DUNPHY C H,MOOBERRY M,et al.Diagnostic complexities of eosinophilia［J］.Arch Pathol Lab Med,2013,137（2）:259-269.

5. BUTT N M,LAMBERT J,ALI S,et,al.Guideline for the investigation andmanagement of eosinophilia［J］.Br J Haematol,2017,176（4）:553-572.

6. GOTLIB J.World Health Organization-defined eosinophilic disorders:2014 update on diagnosis,risk stratification,and management［J］.Am J Hematol,2014,89（3）:325-337.

病例 22 反复咳嗽，双肺结节，误诊 3 年

导读: 中年男性患者,肺部多发结节,外周血嗜酸性粒细胞增多,肺穿刺病理提示结核,但抗结核治疗无效,为明确诊断行外科胸腔镜肺活检。

病 历 摘 要

患者男性,52 岁,个体户。因"反复咳嗽 3 年"于 2011 年 9 月 13 日入院。

患者于 2008 年 9 月出现咳嗽、咳黄稠痰,无发热、盗汗,无心悸、胸痛、呼吸困难,在当地医院行胸片及胸部 CT 示双肺多发不规则片状及结节影,最大者位于右上叶,2010 年 8 月于中山市某医院就诊,入院查血常规,嗜酸性粒细胞比率 10.2%(绝对值 0.56×10⁹/L);拟"咳嗽查因:嗜酸性粒细胞相关疾病?结节病? 肉芽肿性疾病?"诊治,行支气管镜活检未能明确诊断,当时予"甲泼尼龙"治疗 1 周后一般情况有好转,予出院定期复诊,其后咳嗽症状无明显好转。

2011 年 2 月就诊于广州市某医院,行经皮肺穿刺活检,病理见有结核样结节,当时考虑肺结核,予四联抗结核("异烟肼、利福平、乙胺丁醇、吡嗪酰胺"至 2011 年 7 月 15 日)治疗,后多次复查胸部 CT 提示双肺病灶逐渐进展。今为进

一步治疗入住我科,起病以来无恶心呕吐、腹痛腹泻、皮疹、关节肿痛等。精神、睡眠、食欲好,大小便正常,体重无明显变化。

【外院辅助检查】

中山市某医院(2010-08):

血常规:白细胞 5.49×10⁹/L,中性粒细胞比率 59%(绝对值 3.24×10⁹/L),嗜酸性粒细胞比率 10.2%(绝对值 0.56×10⁹/L)。右上肺支气管镜活检:右上叶送检,少许肺组织肺泡上皮立方化生,有小乳头形成,间质明显纤维化,有大量淋巴细胞、浆细胞浸润,部分组织挤压、人为变态,其周围有一些核大、深染的细胞,因组织太少,未能明确诊断,建议必要时再取活检。免疫组化:CK 上皮(+)、CK7 上皮(+)、CD34 血管(+)、TTF-1(−)、LCA 淋巴细胞(+)、CD68 组织细胞(+)、Ki-67 约 1%(+)。

广州市某医院(2011-02):

左上肺结节经皮肺穿刺活检:送检穿刺肺组织镜下可见成团的小细胞,核圆形,大小较一致,胞质透亮,有轻度异型,间质纤维组织增生,并见有结核样结节,建议临床进一步检查。

【既往史】

高血压史 4 年,一直口服"依那普利"控制血压,目前控制可。吸烟史 10 余年,约 3 包/d,已戒 3 年。

【个人史、家族史】

1987—1990 年在石矿厂工作。无疫水疫区接触史,无化学毒物接触史,无烟酒嗜好。

【入院查体】

体温 36.6℃,脉搏 96 次/min,呼吸 20 次/min,血压 110/80mmHg。无贫血貌,胸廓正常对称,呼吸平稳,双侧无胸壁肿块,浅表淋巴结未触及肿大。胸部对称无畸形,呼吸运动平稳,肋间隙无增宽或缩窄。呼吸节律两侧对称,触诊语颤正常,胸骨无叩击痛,双肺叩诊呈清音,听诊双肺呼吸音清,未闻及干湿啰音。心、腹体检未见明显异常。

【辅助检查】

血常规:白细胞 8.79×10⁹/L,中性粒细胞比率 67.7%(绝对值 5.95×10⁹/L),嗜酸性粒细胞比率 9.4%(绝对值 0.82×10⁹/L)。CEA 1.17ng/ml。寄生虫六项检测:阴性。肺功能:肺通气功能大致正常,$FEF_{25\%~75\%}$、$MEF_{50\%}$、$MEF_{25\%}$ 下降。全身 PET/CT(图 22-1):双肺多发结节、肿块,糖代谢增高,最大者约 4.6cm×7.2cm(SUV 3.6~14.4);肝内多发稍低密度结节、肿块,糖代谢增高,最大者约 1.0cm×

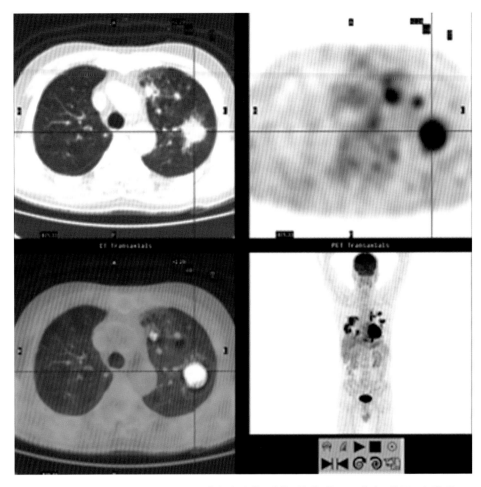

图 22-1　2011-09-16 PET/CT:双肺多发结节、肿块,糖代谢明显升高,纵隔、腹膜后多发肿大淋巴结,部分糖代谢稍增

4.3cm(SUV 3.6~6.8);纵隔、腹膜后多发肿大淋巴结,部分糖代谢稍增高(SUV-max 3.8)。

【诊治经过】

由于诊断困难 2011 年 9 月 27 日行 VATS 左上及左下肺肿物楔形切除活检术,病理(图 22-2)示:肺组织内见灶片状弥漫一致的小圆形淋巴细胞浸润,部分区域见肿瘤细胞侵入支气管上皮内,瘤细胞体积小至中等,核稍不规则,核仁不明显,未见明显核分裂及坏死。LCA(+)、CD20(+)、CD79a(+)、PAX-5(+)、Bcl-2(+),Ki67 约 1%(+)、CD3、CD5 及 CD7 少数(+)、CD10(-)、CK 及 EMA 上皮(+)、CyclinD1(-)、CD21(-)。确诊后返当地医院化疗。

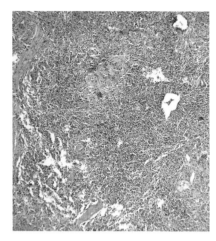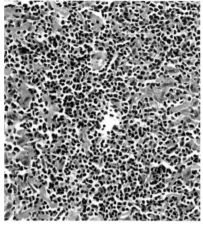

图 22-2　2011-09-27 肺肿物切除活检病理：符合黏膜相关淋巴组织结外边缘区 B 细胞淋巴瘤

【最终诊断】

1. 非霍奇金淋巴瘤
2. 肺黏膜相关淋巴组织结外边缘区 B 细胞淋巴瘤 ⅣA 期 IPI 2 分

【随访】

患者已于 2013 年去世。

分析与讨论

　　嗜酸性粒细胞增多疾病(eosinophilic disorders)是外周血嗜酸性粒细胞增多或者超过 $1.5×10^9/L$ 及存在因嗜酸性粒细胞增多导致的终末器官功能衰竭或组织浸润的疾病。根据 2015 年 WHO 对嗜酸性粒细胞疾病指南的更新及修订，嗜酸性粒细胞增多疾病皮肤受累是最常见的临床表现(69%)，其次为肺(44%)和胃肠道(38%)表现。嗜酸性粒细胞增多在临床表现中是多形性的，可以是特发性的，也可以与各种潜在的疾病有关而出现一系列临床症状。此外，嗜酸性粒细胞增多病因可以是原发性(髓细胞性)、继发性(淋巴细胞驱动)或不明原因，继发性包括过敏性、风湿性、感染性和肿瘤性相关疾病。

　　黏膜相关淋巴组织(mucosal-associated lymphoid tissue，MALT)淋巴瘤为来源于胃肠道及其他黏膜组织的低度恶性 B 细胞淋巴瘤，常见于胃肠道，而原发性肺MALT 淋巴瘤极为罕见，占淋巴瘤的 0.14%～1%，在临床上，因缺乏特异性临床症状及影像学表现，肺 MALT 淋巴瘤容易误诊。Jin JJ 等曾对 2000—2013 年的梅奥医学中心里符合血液系统恶性肿瘤合并有嗜酸性粒细胞增多的 2 642 例患者进行回顾性分析,发现嗜酸性粒细胞增多症(HE)或嗜酸性粒细胞增多综合征(HES)患者血液恶性肿瘤的总体发病率为5.1%,嗜酸性粒细胞增多在血液肿瘤方面最常见于白血病及非霍奇金淋巴瘤;在非霍奇金淋巴瘤中,T细胞源性恶性肿瘤是最常见的。

此病例为伴有嗜酸性粒细胞增多的肺MALT淋巴瘤,在临床上的确非常罕见。由于不同的病因及患者特异体质,肺MALT淋巴瘤患者的症状和胸部影像学表现通常无特异性和不典型。在临床症状上,大多数患者以咳嗽、咳痰症状为首发表现,而症状多为发热、咳嗽、咳痰、胸闷、胸痛等常见的非特异性呼吸道疾病症状,因此容易造成误诊或漏诊。据统计文献分析,肺MALT淋巴瘤最常误诊为肺结核、嗜酸性粒细胞性肺炎、肺曲霉病、结节病或肺腺癌。该患者2008—2011年三年内反复出现咳嗽、咳痰等不适,多次至外院就诊,外周血嗜酸性粒细胞明显升高,根据胸部CT、气管镜及活检结果,曾诊断为肺结核,予四联抗结核治疗,双肺病灶仍在进展,最终行肺肿物楔形切除活检术,其病理结果回报为肺非霍奇金淋巴瘤,黏膜相关淋巴组织结外边缘区B细胞淋巴瘤,才得以确诊。在诊断过程中,该患者没有浅表淋巴结肿大,容易取材部位无法取病理活检,增加临床诊断难度,误诊为"肺结核",这更加证明了在临床上,肺MALT淋巴瘤的确不容易早期确诊,需要临床医师丰富的经验及敏锐的洞察力,同时也需要临床各科室的相互辅助及沟通。

肺MALT淋巴瘤的影像学表现非常不典型,其CT表现复杂多样,病灶可位于单肺或双肺,可以表现为:①单发或者多发结节、肿块;②单发或多发肺炎型;③弥漫间质性肺炎型或者团块影或浸润影;也可以有实变、肺不张和胸腔积液等表现,因而很难与肺炎、肺结核、结节病所致的肺部改变和不典型性肺癌(尤其是肺泡细胞癌、肺炎型肺腺癌)相鉴别。此病例中,患者胸部CT检查中为双肺多发不规则片状及结节影,符合肺MALT淋巴瘤不典型的肺部影像学表现。

确诊肺MALT淋巴瘤的金标准仍然是依靠组织病理,最常见的方式有:经纤维支气管镜肺活检、CT引导下经皮肺穿刺活检、电视胸腔镜外科手术、开放胸廓切开术及纵隔或外周淋巴组织活检等检查,这些均是获取组织的常用方法。特别是微创技术的发展,有缩小患者伤口面积、缩短愈合时间、减少术后并发症等方面的优势,已在全国多家医院开展应用,这大大提高了肺MALT淋巴瘤的早期诊断率。

治疗上,应根据不同患者情况,因人而异选择适合患者的个体化治疗方案。临床医师需根据患者淋巴瘤分期、国际预后评分及重要脏器功能和一般状况来制订合适的方案。Troch等部分学者认为,早期肺MALT淋巴瘤为惰性淋巴瘤,恶性程度极低,可选择临床观察;而晚期淋巴瘤或出现恶性情况时,可选择化疗。常用的化疗方案一般选择 CHOP 化疗方案联合 CD20 单抗靶向治疗等。当患者 HE 水平明显增高,且出现嗜酸性粒细胞相关的器官浸润衰竭时,需注意与针对淋巴瘤的化疗分别进行治疗。HES 的一线治疗药物为皮质类固醇;若患者出现对类固醇反应迟缓或抵抗的现象,可以使用如羟基脲、苯丁酸氮芥、长春新碱、依托泊苷、克拉屈滨、阿糖胞苷、甲氨蝶呤、环孢素、环磷酰胺、阿伦珠单抗等二线药物治疗;而具有 FIP1L1-PDGFRα 突变的患者可使用伊马替尼。予常规化疗治疗淋巴瘤或与 HE 相关的治疗后,外周血嗜酸性粒细胞计数一般会下降或恢复正常,血液学及组织器官浸润得到缓解。

肺 MALT 淋巴瘤预后较好,5 年总生存率>80%。von Wasielewski 等对经组织活检确诊的 1 511 例淋巴瘤患者组织中嗜酸性粒细胞水平进行分析,结果发现,38%的患者中存在嗜酸性粒细胞增多,且各亚型之间有差异,结节硬化型中嗜酸性粒细胞增多患者所占比例最高。多变量分析表明,组织嗜酸性粒细胞增多是对治疗效果及总生存期最强的预测因素,组织嗜酸性粒细胞增多与预后不良显著相关。

因此,嗜酸性粒细胞绝对值水平极可能是某些血液肿瘤的重要预后指标;它对协助诊断淋巴瘤和预后分析有一定的实用价值及临床指导意义,未来需进行更多更大的样本研究证实嗜酸性粒细胞计数增多与淋巴瘤发生的相关性及更准确的预后关系。

(严燕雯　杨峰)

专 家 评 析

王春燕主任医师、谭获主任医师:在此病例中,该患者主要的临床表现为咳嗽、咳痰等呼吸道症状,同时肺部影像学提示双肺存在多发片状或结节状影,非常容易让临床医师初步考虑为感染性疾病,而血常规检查提示嗜酸性粒细胞绝对值增多,也容易让临床医师联想到嗜酸性粒细胞相关的肺部疾病,例如嗜酸性粒细胞性血管炎、肉芽肿等疾病,在行相关检查排除过敏性疾病、寄生虫感染及风湿免疫相关的疾病外,临床医师需要考虑到其他可引起嗜酸性粒细胞增多症的疾病如血液系统恶性肿瘤方面的可能。低水平嗜酸性粒细胞增多在血液恶性肿瘤中的相关性不太明显。因此 Anderson 等人和 Jin JJ 建议在嗜酸性粒细胞增多症发病持续 3 个月以上时要考虑霍奇金淋巴瘤、慢性淋巴细胞白血病和骨髓增生性肿瘤等血液肿瘤的可能。事实上,随着疾病进展,此患者胸部情况并没有随着抗结核的治疗而好转,甚至有加重的趋势,最后于我院行病理活检才最终诊断肺 MALT 淋巴瘤,明确了患者嗜酸性粒细胞增多的病因为淋巴瘤。因此,嗜酸性粒细胞增多可能是淋巴瘤其中的一个血液表现。

既往曾有学者提出,慢性嗜酸性粒细胞性增多可能是淋巴瘤的早期表现,虽然目前暂没有证据明确证实慢性嗜酸性粒细胞增多是一种癌前状态或潜在恶性淋巴瘤的早期表现,但若有患者长期存在嗜酸性粒细胞增多,且暂未能明确其具体病因,需对患者临床状况发生恶化的迹象保持高度的警惕,当嗜酸性粒细胞增多症持续存在超过 3 个月,并且除外其他导致嗜酸性粒细胞增多的原因,应该强烈考虑罕见的非霍奇金淋巴瘤可能性。

参 考 文 献

1. GOTLIB J. World Health Organization-defined eosinophilic disorders:2015 update on diagnosis, risk stratification,and management[J]. Am J Hematol,2015,90(11):1078-1089.

2. LIU Y,TANGSUN Y,XIAO Y,et,al. Pulmonary infiltration with eosinophilia complicated with mucosa-associated lymphoid tissue lymphoma:a case report[J]. Oncol Lett, 2016, 12 (3): 1818-1820.

3. JAFFE E S,HARRIS N L,DIEBOLD J,et al. World Health Organization classification of neoplastic diseases of the hematopoietic and lymphoid tissues. A progress report[J]. Am J Clin Pathol, 1999,111(1 Suppl 1):S8-12.

4. KOSS M N. Pulmonary lymphoid disorders[J]. Semin Diagn Pathol,1995,12(2):158-171.

5. JIN J J,BUTTERFIELD J H,WEILER C R. Hematologic malignancies identified in patients with hypereosinophilia and hypereosinophilic syndromes[J]. J Allergy Clin Immunol Pract,2015,3 (6):920-925.

6. 袁芳芳,魏旭东,尹青松,等.伴嗜酸细胞增多的血液肿瘤四例报告并文献复习[J].中华血液学杂志,2013,34(11):977-979.

7. KLIONA D. Eosinophilia:a pragmatic approach to diagnosis and treatment[J]. Hematology Am Soc Hematol Educ Program,2015,2015:92-97.

病例 23　咳嗽、发热,肺部占位,胸腔积液

导读:中青年女性患者,咳嗽、发热、消瘦明显,胸部 CT 高度提示肺部恶性肿瘤并多发转移,胸腔积液、气道新生物病理均有嗜酸性粒细胞浸润,但未找到肿瘤。

病 历 摘 要

患者女性,45岁,工人,因"反复咳嗽咳痰4个月,发热1周"于2017年4月29日入院。

患者于4个月前开始出现咳嗽,咳少量白色黏痰,无发热,无气促,无咯血,无盗汗,无恶心、呕吐,未治疗。1周前出现发热,体温达40℃,咳嗽咳痰加重,咳黄痰,量中,于乡医处治疗无好转,遂至广东省某医院住院治疗,查CT:左肺门区占位性病变,考虑中央型肺癌并淋巴结、左侧肺门、膈肌左上缘多发转移、左肺阻塞性肺炎,肺不张可能性大,左侧胸腔少~中量积液,右肺水平裂旁小结节影。气管镜检查提示:左主支气管内新生物病变待查。予"左氧氟沙星"抗感染,同时止咳化痰,症状无好转,仍然咳嗽咳痰、发热,为进一步诊治入住本科。自起病后,患者无恶心、呕吐,无腹痛、腹胀,精神、饮食、睡眠可,近来体重下降4~5斤(1斤=0.5kg)。

【既往史】

否认高血压、糖尿病、冠心病病史。

【个人史、家族史】

无特殊。

【入院查体】

体温36.7℃,脉搏104次/min,呼吸20次/min,血压109/66mmHg,左侧胸廓较右侧饱满,呼吸平稳,双侧无胸壁肿块,肋间隙正常,呼吸节律两侧对称,触诊语颤正常,左下肺叩诊实音,左下肺呼吸音减弱,双肺未闻及干湿啰音。

【辅助检查】

血常规:白细胞$8.15×10^9$/L,嗜酸性粒细胞比率10.7%(绝对值$0.87×10^9$/L)。血沉121mm/h。肺肿瘤五项:CA125 139.80U/ml(0~35U/ml),CA153 44.97U/ml(0~25U/ml),非小细胞肺癌相关抗原8.14ng/ml(0~3.3ng/ml)。铁蛋白411.3ng/ml,转铁蛋白、ASO、CRP、免疫八项、抗CCP抗体、抗核抗体谱十一项、抗心磷脂抗体三项、ANA定量、ANCA三项均无明显异常。

胸腔积液常规检查:李凡他试验(+),潘氏试验(+++),白细胞$65.54×10^6$/L(/HP),红细胞$28.43×10^6$/L(/HP),分叶核细胞40%,单个核细胞60%。胸腔积液生化+ADA:葡萄糖6.01mmol/L,总蛋白48.6g/L,乳酸脱氢酶161.2U/L,腺苷脱氨酶10.8U/L。胸腔积液TB-DNA阴性。胸腔积液CEA 0.69ng/ml。

肺通气功能+舒张试验检查(图23-1):①中重度限制性通气功能障碍(FVC 1.57L,FVC%pred 52%,FEV_1 1.35L,FEV_1%pred 52%,FEV_1/FVC 85.8%);②支

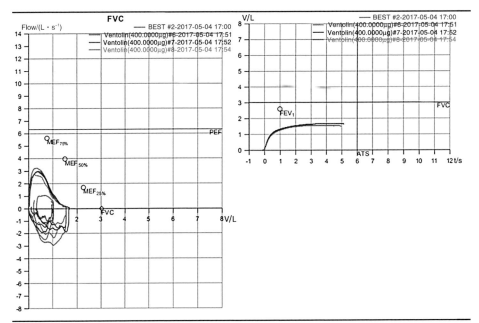

Parameter	UM	Pred.	BEST#2	%Pred.	POST#6	%Pred.	%Test#2	POST#7	%Pred.	%Test#2	POST#8	%Pred.	%Test
FVC	L	3.03	1.57	52	1.58	52	+0.5	1.69	56	+7.7	1.58	52	+0.3
FEV₁	L	2.60	1.35	52	1.31	50	-3.0	1.34	52	-0.4	1.27	49	-5.9
FEV₁/FVC%	%	80.6	85.8	107	82.8	103	-3.5	79.4	99	-7.5	80.6	100	-6.1
PEF	L/s	6.34	3.24	51	2.99	47	-7.7	2.96	47	-8.4	2.71	43	-16.2
FEV₀.₅	L		1.07		1.04		-2.4	1.08		+0.8	0.99		-7.4
FEF₂₅%~₇₅%	L/s	3.39	1.56	46	1.39	41	-10.4	1.24	37	-20.4	1.23	36	-21.1
MEF₇₅%	L/s	5.63	3.22	57	2.93	52	-9.0	2.95	52	-8.3	2.62	47	-18.6
MEF₅₀%	L/s	3.96	1.99	50	1.89	48	-4.9	1.81	46	-8.8	1.72	44	-13.4
MEF₂₅%	L/s	1.67	0.71	43	0.60	36	-15.7	0.39	24	-44.8	0.52	31	-26.6
VEXT	ml		42		71		+69.1	75		+78.6	29		-31.0
FIVC	L		1.36		1.30		-4.1	1.60		+17.6	1.37		+1.0
PIF	L/s		2.95		1.56		-47.1	1.88		-36.2	1.28		-56.6
FET₁₀₀%	s		2.1		3.0		+40.9	3.6		+68.1	3.5		+65.4
FEF₀.₂~₁.₂	L/s		1.69		1.50		-11.1	1.69		+0.3	1.34		-20.9
FIV₁	L				1.09			1.34			1.06		
FEV₃	L				1.58			1.65			1.57		
IC	L		1.04		0.96		-7.7	0.86		-17.3	1.29		+24.0
PEFr	L/min	380.4	194.1	51	179.2	47	-7.7	177.8	47	-8.4	162.7	43	-16.2

诊断：
1.中重度限制性通气功能障碍 2.支气管舒张试验阴性（累计吸入沙丁胺醇400μg，FEV₁上升小于12%，绝对值增加<200ml）

图 23-1　2017-05-04 肺通气功能+舒张试验检查：中重度限制性通气功能障碍,舒张试验阴性
Ventolin:沙丁胺醇；V:呼出气体积（L）；t:持续呼气时间（s）；Parameter:测量参数；UM:单位；Pred.:预计值；BEST:最佳实际测得值；%Pred.:实测值与预计值比值；POST:吸入沙丁胺醇（4喷，400μg）后实测值；%Test:吸入沙丁胺醇后实测值与用药前实测值的比值；Diagnosis:诊断意见。

气管舒张试验阴性（吸入沙丁胺醇 400μg，FEV₁ 上升<12%，绝对值增加<200ml）。

胸部CT（图23-2）：考虑左下肺恶性肿瘤（癌肉瘤?），左下肺团块影，病变累及左肺上舌段，左下肺动静脉受侵，并左肺门及纵隔淋巴结转移，左侧胸膜包括纵隔胸膜、心包左缘多发转移，左胸少量积液。心包少量积液。

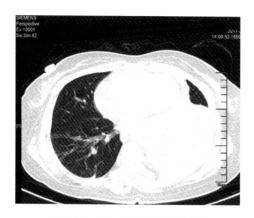

图 23-2　2017-05-04 胸部 CT

全身 PET/CT（图 23-3）：①左下肺肿块并阻塞性炎症，糖代谢增高。②左肺门、纵隔多发肿大淋巴结，糖代谢增高。③左侧胸膜结节及肿块状增厚，糖代谢增高；左侧少量胸腔积液。综上，左肺中央型肺癌并多发转移与肉芽肿性病变鉴别（血管炎？特殊菌感染？结节病？），建议活检（SUVmax 13.4）。④右中肺内侧段实性小结节，糖代谢未见增高，建议追踪。右下肺少许炎症。⑤心包少量积液。⑥全身骨髓糖代谢增高，考虑骨髓增生。⑦左侧上

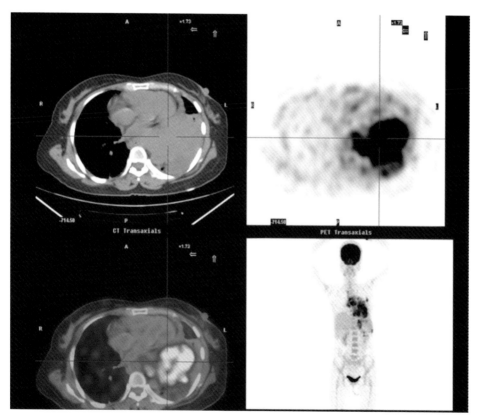

图 23-3　2017-05-09 全身 PET/CT：①左下肺团块影并阻塞性炎症，糖代谢增高。②左肺门、纵隔多发肿大淋巴结，糖代谢增高。③左侧胸膜结节及肿块状增厚，糖代谢增高；左侧少量胸腔积液；心包少量积液

颌窦少许炎症。

胸腔积液脱落细胞学检查:胸腔积液送检沉渣可见大量嗜酸性粒细胞、淋巴细胞及间皮细胞,未见明确癌细胞。

气管镜(图 23-4):左主支气管狭窄、上下叶支气管外压性狭窄并左主支

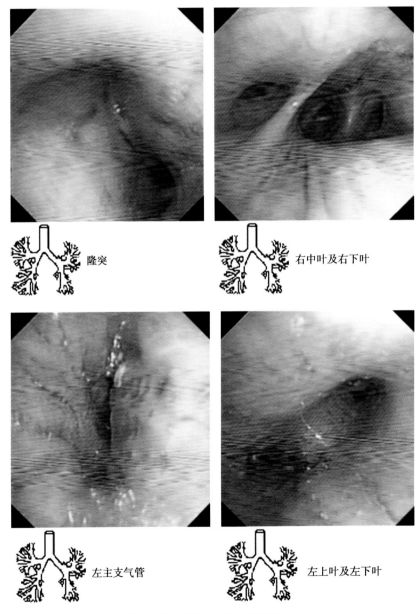

图 23-4　2017-05-03 气管镜检查

气管新生物。左主支气管黏膜活检(图 23-5):送检黏膜组织,部分黏膜上皮鳞状化生,部分鳞状上皮细胞过度角化及角化不全,黏膜下及小血管周围可见淋巴细胞及较多嗜酸性粒细胞浸润,并见类上皮细胞灶及嗜酸性坏死,有夏科-莱登结晶,特殊染色:抗酸(−)、弱酸(−)、GS(−)、GMS(−)、PAS(−),组织改变为嗜酸性粒细胞相关的肉芽肿病变。

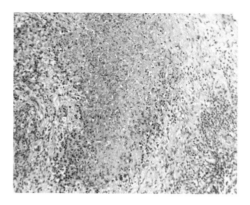

图 23-5　**2017-05-04 左主支气管黏膜活检**

📖 思维引导:

这是一例中年女性、咳嗽、发热、肺部占位、气道新生物、阻塞性肺炎、胸腔积液、心包积液,影像学检查高度提示恶性肿瘤,诊断晚期肺癌似乎问题不大,但患者外周血、胸腔积液、气道新生物活检均有嗜酸性粒细胞增多,胸腔积液 CEA 不高,胸腔积液及组织均未找到肿瘤,考虑嗜酸性粒细胞相关的肉芽肿病变,目前诊断方向如何考虑? 仍然考虑恶性肿瘤吗?

【诊治经过】

为明确诊断,经胸外科会诊后,全麻下施行胸腔镜辅助左侧胸腔内肿物活检术。胸腔内见胸腔积液,明显粘连,肺门、心包前及胸膜可见大小不等之质硬结节。用电刀切取胸膜结节及心包前组织送病理。

左前胸壁肿物、心包前结节活检:送检纤维组织中可见癌细胞排列呈巢团状,细胞核空泡状,卵圆形,可见小核仁,胞质丰富淡染,癌巢周围有大量淋巴细胞及中等量嗜酸性粒细胞浸润,局部伴坏死,免疫组化:CK(+)、P63(部分弱+)、P40(部分弱+)、TTF-1(−)、Vim(−)、CD56(−)、Syn(−)、CgA(−)、S-100(−)、CD1a(−),原位杂交:EBER(+),结合免疫组化及原位杂交,组织改变为淋巴上皮瘤样癌。

2017 年 5 月 18 日左侧胸腔内注入"注射用重组改构人肿瘤坏死因子"局部免疫治疗。2017 年 5 月 19 日予以"培美曲塞 0.8mg+奈达铂 120mg+贝伐珠单抗 400mg"化疗。

【最终诊断】

左下肺淋巴上皮瘤样癌($cT_4N_2M_{1a}$ 左侧胸膜ⅣA 期 PS=1 分)

【随访】

回当地门诊继续化疗。

分析讨论与专家评析
（同病例24）

病例24　咳嗽,肺部占位,胸腔积液

> **导读:** 中青年男性患者,胸部 CT 高度提示肺癌多发转移,病理有嗜酸性粒细胞浸润,该患者只是一个普通的肺癌吗?

病 历 摘 要

患者男性,46 岁,因"反复咳嗽 1 个月余"于 2017 年 2 月 25 日入院。

1 个月前无明显诱因出现阵发性连声干咳,无咯血、咳痰,无盗汗、畏寒、发热,无胸痛、气促,无咽痛、流涕,于当地社区医院门诊静脉滴注及口服药物治疗(具体不详)1 周后,咳嗽较前明显较少。2 周前症状反复遂转诊于湖南省郴州市某医院门诊查胸部增强 CT(2017-02-23)示:左肺下叶肺癌,左侧胸膜下多发转移,右肺中下叶结节,考虑转移;左侧胸腔积液,左下肺阻塞性肺炎。

今为进一步诊治,立转诊我院,门诊拟"左肺占位"收入我科。患者起病以来精神、饮食、睡眠尚可,二便如常,体重无异常增减。

【既往史、个人史、家族史】

无特殊

【入院查体】

体温 36.5℃,脉搏 78 次/min,呼吸 19 次/min,血压 115/78mmHg。SpO$_2$ 98%(吸空气下),呼吸节律两侧对称,左下肺语颤减弱,余肺触诊语颤正常,左下肺叩诊呈实音,余肺叩诊呈清音,听诊左下肺呼吸音减弱,余肺呼吸音清,未闻及干湿啰音。

【辅助检查】

血常规:白细胞 12.9×10^9/L,中性粒细胞比率 76.8%(绝对值 10.0×10^9/L),嗜酸性粒细胞比率 5.3%(绝对值 0.70×10^9/L)。血沉 50mm/h(0~20mm/h)。肺肿瘤六项:NSE 42.38ng/ml(0~16.3ng/ml),CA125 165.30U/ml(0~35U/ml),非小细胞肺癌相关抗原 46.29ng/ml(0~3.3ng/ml)。真菌 G 试验 16.27pg/ml(<100pg/ml)。气管镜痰结核菌涂片检查、TB-DNA、痰培养+药敏试验、深部痰结核分枝杆菌快速分子鉴定及 X-pert 等检查均为阴性。肺功能检查

（图 24-1）：①轻度限制性通气功能障碍（FVC 2.61L，FVC%pred 77.56%，FEV_1 2.03L，FEV_1%pred 72.21%，FEV_1/FVC% 77.5%）；②弥散功能在正常范围。

全身 PET/CT（图 24-2）：①左下肺肿块，糖代谢增高（SUVmax 19.7），考虑

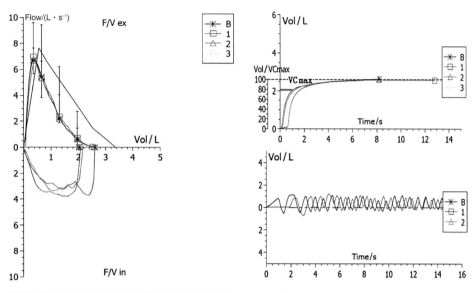

项目	单位	Pred	Bst	%(B/Pd)	A1	A2	A3
FVC	L	3.37	2.61	77.56	2.52	2.57	2.61
FEV_1	L	2.80	2.03	72.21	2.05	2.01	2.03
FEV_6	L		2.57		2.50	2.54	2.57
FEV_1/FVC	%	84.17	77.50	92.08	81.33	78.34	77.50
FEV_1/VCmax	%	78.57	77.50	98.64	78.50	77.08	77.50
VCmax	L	3.49	2.61	74.84			
PEF	L/s	7.63	6.69	87.62	6.94	6.59	6.69
$FEF_{25\%～75\%}$	L/s	3.65	1.70	46.43	1.83	1.67	1.70
$MEF_{50\%}$	L/s	4.06	2.16	53.17	2.32	2.18	2.16
$MEF_{25\%}$	L/s	1.47	0.59	40.12	0.67	0.59	0.59
VBEex	L		0.10		0.09	0.11	0.10
VBe/FV	%		3.86		3.69	4.41	3.86
FET	s		7.60		12.72	7.95	7.60
$FEF_{700～1200}$	L/s		4.78		4.66	4.62	4.78
FVC IN	L	3.49	2.08	59.52	2.58	2.15	2.08
FIV_1	L		2.05		2.49	2.08	2.05
FIV_1/FVC	%		98.45		96.83	97.00	98.45
$FEF_{50\%}/FIF_{50\%}$	%		61.23		72.57	64.25	61.23
PIF	L/s		3.84		3.74	3.40	3.84
MVV	L/min	108.44	103.88	95.80	103.71	103.88	
BF MVV	L/min		91.74		97.46	91.74	

图 24-1　**2017-02-28 肺通气功能检查：轻度限制性通气功能障碍**

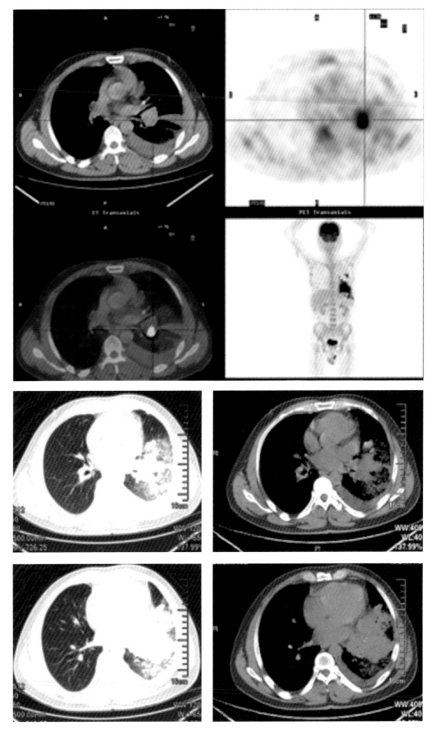

图 24-2　2017-03-01 全身 PET/CT

肺癌并左下肺阻塞性炎症；左侧肺门及纵隔（6 组、7 组）多发淋巴结转移（SUV-max 8.7）；左侧胸膜多发转移并左侧中量胸腔积液。②右侧肩胛骨结节状糖代谢增高灶（SUVmax 4），建议追踪除外转移。

气管镜检查（图 24-3）：左下叶内前基底段支气管闭塞，左舌叶支气管开口

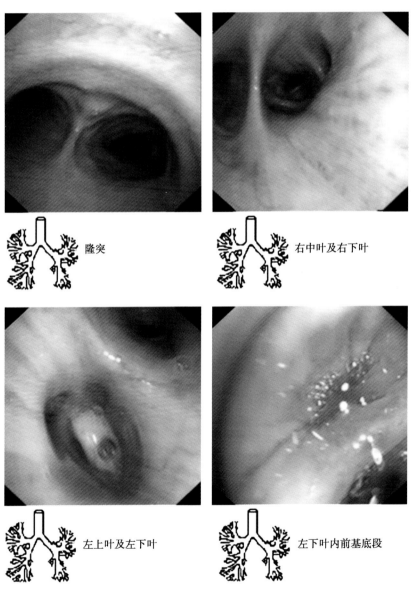

图 24-3　2017-03-09 气管镜检查：左下叶内前基底段支气管闭塞，左舌叶支气管开口狭窄

狭窄。经气管镜左下肺肿物活检(图 24-4):送检穿刺的肺组织,癌细胞排列呈巢团状结构,核圆形、椭圆形,胞质稍丰富,淋巴细胞及少量嗜酸性粒细胞浸润,并见类上皮细胞灶及坏死,免疫组化:P63(+)、P40(+)、CD56(-)、CgA(-)、Syn(-)、CK(+)、NapsinA(-)、TTF1(-)、C-met(+)、WT1(-)、CR(-)、ROS1(-)、ALK(D5F3-)、ALK(Neg-),特殊染色:抗酸(-)、PAS(-)、六胺银(-)、革兰氏(-),原位杂交:EBER(+),结合免疫组化及原位杂交,组织改变为淋巴上皮瘤样癌,因其中有类上皮细胞灶及坏死,考虑合并结核的可能。

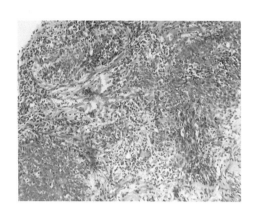

图 24-4　2017-02-28 气管镜左下肺肿物活检病理结果:送检穿刺的肺组织,组织改变为淋巴上皮瘤样癌,因其中有类上皮细胞灶及坏死,考虑合并结核的可能

肺癌组织样本基因突变检测图文报告:未检测到 *EGFR*、*KRAS*、*BRAF*、*ERBB2*、*DDR2*、*MET*、*PIK3CA*、*NRAS*、*ALK*、*ROS1*、*RET* 基因相应的基因突变。

【诊治经过一】

2017 年 3 月 30 日开始予"贝伐珠单抗 400mg 1 次/d+注射用培美曲塞二钠 0.8g 2 次/d+注射用奈达铂 120mg 2 次/d"化疗 6 疗程。

血常规(化疗后):白细胞 $6.30×10^9$/L,嗜酸性粒细胞比率 2.8%(绝对值 $0.20×10^9$/L)。

肺肿瘤六项:NSE 23.11ng/ml(0~16.3ng/ml),非小细胞肺癌相关抗原 18.49ng/ml(0~3.3ng/ml)。

【诊治经过二】

复查 CT 明显好转(图 24-5),2017 年 8 月 29 日—2018 年 6 月 28 日:"贝伐珠单抗"400mg 1 次/d 维持治疗共 10 疗程。

【诊治经过三】

2018 年 9 月评估肿瘤进展,参加 SHR-1210 临床研究联合小分子抗血管生成靶向药物"阿帕替尼"治疗。

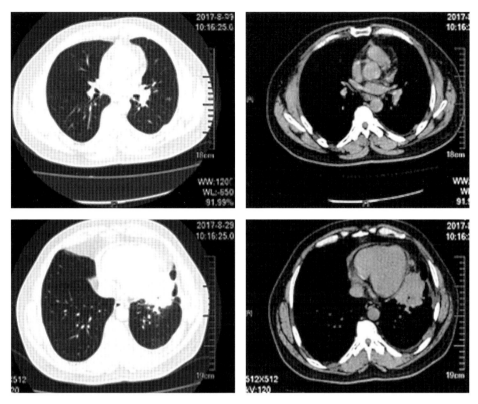

图 24-5 2017-08-29 胸部 CT(化疗后):与 2017-03-01 PET/CT(化疗前,图 24-2)对比,左下肺肿块明显缩小,左下肺阻塞性炎症吸收,左侧肺门多发淋巴结转移缩小;左侧胸膜多发转移及左侧胸腔积液明显减少

【最终诊断】

1. 左肺淋巴上皮瘤样癌胸膜转移　$T_4N_2M_0$ ⅢB 期　PS=1 分

2. 左下肺阻塞性肺炎

【随访】

目前情况稳定,最后随访时间为 2018 年 10 月 10 日,血常规:嗜酸性粒细胞比率 2.9%(绝对值 $0.3×10^9/L$)。

分析与讨论(病例 23、24)

原发性肺淋巴上皮瘤样癌(primary pulmonary lymphoepithelioma-like carcinoma,原发性肺 LELC)于 1987 年由 Begin 等首次报道,根据 2004 年 WHO 肺癌组织学类型分类,原发性肺 LELC 被归为肺大细胞癌的一个亚型。与其他类型的非小细胞癌相比该病好发于年轻、不吸烟的亚洲人,无明显性别差异。目前的发病机制尚未完全明确,但有研究认为,其与 EB 病毒感染具有相关性,与种族、地理因素也存在相关性。

原发性肺 LELC 临床表现无特异性,其影像学表现具有自身特点,多表现为单个病灶、肿块偏大、晚期病灶、易侵犯大血管和支气管、常伴纵隔淋巴结转移等。有研究认为,对于较年轻的患者,影像学上表现为肿块体积较大,边界清,少毛刺,靠近纵隔胸膜,原发性肺 LELC 是应考虑的诊断之一。但该病最终诊断仍须依赖组织病理学表现。

研究表明,有些恶性实体肿瘤偶伴有外周血嗜酸性粒细胞增多,一般认为,体积大、进展快的肿瘤及具有上皮细胞分泌黏蛋白组织学特性的肿瘤,易发生外周血嗜酸性粒细胞增多,如支气管肺癌、宫颈癌等,而此例患者为肺 LELC,这种罕见的肺部实体肿瘤符合上述临床特点,但其机制尚不明确。目前,有研究认为,从发育迟缓的支气管癌组织中分离得到嗜酸性粒细胞趋化四肽,它可诱发嗜酸性粒细胞在一些分泌性肿瘤组织中的浸润。也有人认为,肺癌组织可分泌一种造血样激素刺激嗜酸性粒细胞增多,就如同肾肿瘤及肝癌组织分泌促红细胞生成素引起红细胞增多一样。发现肿瘤组织产生一种分子量约 4 道尔顿(Da)的糖蛋白 9 在正常人的骨髓中具有刺激嗜酸性粒细胞克隆增长的活性,但遗憾的是并未建立起细胞系。

(成小红　杨峰)

专 家 评 析

周承志主任医师:原发性肺淋巴上皮瘤样癌属于非小细胞癌,被归为肺大细胞癌的一个亚型,在临床上既往确实属于少见的病理类型,不过由于现在诊疗技术的提高,单纯的诊断原发性肺淋巴上皮瘤样癌已经不少见,但是原发性肺淋巴上皮瘤样癌合并肺组织或者肿瘤组织嗜酸性粒细胞浸润在临床上却极为罕见,或者可以理解为甚少被人关注。

此两例原发性肺淋巴上皮瘤样癌的肺活检标本中均可见嗜酸性粒细胞浸润,尤其是病例 23 一度曾被怀疑为嗜酸性粒细胞性相关疾病可能,为何出现如此现象值得我们思考与查证,目前尚无统一的理论解释这一现象,但若临床诊疗中发现肺部团块影,活检可见大量嗜酸性粒细胞浸润时,我们的临床思路应该拓宽,除了肺部寄生虫感染、肉芽肿性疾病、血管炎性疾病等,我们需要考虑存在恶性病变可能,单次活检未能诊断时,可多次活检提高诊断阳性率。而病例 24 中,仍同样存在淋巴细胞及少量嗜酸性粒细胞浸润,同时并见类上皮细胞灶及坏死,病理专家曾一度考虑存在合并结核的可能,淋巴上皮瘤样癌误诊为结核的病例并不少见,在临床上值得关注,其病理学特征有时存在上皮样病灶,除需要有经验的病理专家阅片以外,结合免疫组化综合分析诊断也是非常重要的途径。

参 考 文 献

1. 刘玉兰,肖文斌.外周血及组织中嗜酸细胞增多相关性疾病[J].北京医学,2001,23(1):37-38.

2. GOETAL E J,TASHJIAN A H Jr,RUBIN R H,et al. Production of a low molecular weight eosinophil polymorphonuclear leukocyte chemotactic factor by anaplastic squamous cell carcinomas of human lung[J]. J Clin Invest,1978,61(3):770-780.

3. SLUNGAARD A,ASCENSAO J,ZANJANIE,et al. Pulmonary carcinoma with eosinophilia. Demonstration of a tumor-derived eosinophilopoietic factor[J]. N Engl J Med,1983,309(13):778-781.

4. CASTRO C Y,OSTROWSKI M L,BARRIOS R,et al. Relationship between Epstein-Barr virus and lymphoepithelioma-like carcinoma of the lung:a clinicopathologic study of 6 cases and review of the literature[J]. Hum Pathol,2001,32(8):863-872.

5. HAYASHI T,HABA R,TANIZAWA J,et al. Cytopathologic features and differential diagnostic considerations of primary lymphoepithelioma-like carcinoma of the lung[J]. Diagn Cytopathol,2012,40(9):820-825.

病例 25　咳嗽、咳痰、发热,双肺多发病灶,淋巴结肿大

导读:中老年男性患者,病史 2 年,外周血嗜酸性粒细胞明显增多,一直未能明确诊断,糖皮质激素治疗有效。

病 历 摘 要

患者男性,61 岁,自由职业。因"反复咳嗽、咳痰、发热 2 年,再发 1 个月"于 2017 年 2 月 28 日入院。

患者 2 年前无明显诱因反复出现咳嗽、咳痰,以干咳为主,有少量白色痰,无发热,无盗汗,无咯血、声嘶、气促等症状,咳嗽较明显时到当地诊所予口服对症药物治疗能部分缓解。2016 年 5 月及 6 月均因咳嗽、发热反复到东莞市某二甲医院和某三甲医院住院,其诊断均为"肺炎、纵隔淋巴结肿大查因;结节病?",予

抗感染等治疗后症状稍缓解出院。

1 个月前无诱因再次出现咳嗽、咳痰,夜间干咳为主,有少量白色痰,夜间轻微喘息,无夜间阵发性呼吸困难,伴有午后低热(体温最高 38℃),能自行恢复正常体温,有盗汗,无咯血、胸痛、气促等症状,无口干、眼干,无肌肉酸痛、四肢乏力等,为进一步求诊来我院。起病以来精神食欲均可,体重无明显变化。

【既往史】

有"高血压"病史 7 年余,现规律服用"缬沙坦 80mg 1 次/d,酒石酸美托洛尔片 25mg 1 次/d"治疗,血压控制可,2009 年因"冠心病"行支架植入术,规律服用"盐酸曲美他嗪片、阿司匹林、氯吡格雷"治疗。

【个人史、家族史】

吸烟史 35 年,1 包/d,无嗜酒史。家族史无特殊。

【入院查体】

体温 36.9℃,脉搏 83 次/min,呼吸 20 次/min,血压 145/71mmHg。呼吸平稳,双侧无胸壁肿块,肋间隙正常。呼吸节律两侧对称,触诊语颤正常,双肺叩诊呈清音,听诊双肺呼吸音减弱,闻及少量吸气末干湿啰音。双下肢轻度凹陷性水肿。

【辅助检查】

血常规:白细胞 14.03×10⁹/L,中性粒细胞比率 24.7%(绝对值 3.5×10⁹/L),嗜酸性粒细胞比率 46.9%(绝对值 6.58×10⁹/L)。超敏 C 反应蛋白 75.77mg/L。血沉 98mm/h。PCT 正常。寄生虫全套(送检 2 次):包虫抗体弱阳性。风湿三项:CRP 8.25mg/dl;免疫八项:IgG 42.48g/L,IgA 2.11g/L(0.70~5.00g/L),IgM 0.991g/L(0.60~2.00g/L),CH50 52.4U/L(23~46U/L)。

血清蛋白电泳:白蛋白 36.9%,α1-球蛋白 2.5%,α2-球蛋白 11.6%,β-球蛋白 8.7%,γ-球蛋白 40.3%。抗核抗体定量、血管炎三项、抗核抗体谱十一项等未见明显异常。IgG4:14.6g/L。总 IgE>5 000kU/L。诱导痰:中性粒细胞 91.75%,巨噬细胞 2.5%,嗜酸性粒细胞 5%,淋巴细胞 0.75%。病原学:痰结核菌涂片、痰 TB-DNA、血 TB-SPOT、血隐球菌抗原、血曲霉抗原均阴性。

肺功能(2017-03-01,图 25-1):重度混合性通气功能障碍(FVC 2.23L,FVC%pred 62.1%,FEV₁ 1.31L,FEV₁%pred 46.4%,FEV₁/FVC 58.80%);支气管舒张试验阴性(吸入沙丁胺醇 400μg,FEV₁ 上升<12%,绝对值增加<200ml)。

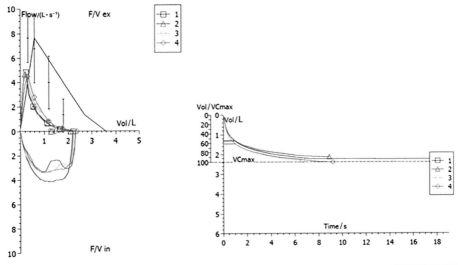

项目	单位	Pred	A1	A1/Pd	P1	A2/Pd	chg%1	P2	A3/Pd	chg%2	P3	A4/Pd	chg%3
FVC	L	3.58	2.23	62.1	2.12	59.1	-4.81	2.34	65.2	4.99	2.38	66.5	7.05
FEV$_1$	L	2.82	1.31	46.4	1.29	45.7	-1.54	1.44	51.1	10.07	1.46	51.7	11.48
FEV$_1$/FVC	%	83.73	58.80	70.2	60.82	72.6	3.44	61.65	73.6	4.84	61.23	73.1	4.14
FEV$_1$/VCmax	%	75.87	58.80	77.5	56.43	74.4	-4.04	61.65	81.3	4.84	61.23	80.7	4.14
VCmax	L	3.71	2.23	60.0	2.28	61.5	2.61	2.34	63.0	4.99	2.38	64.2	7.05
PEF	L/s	7.63	4.85	63.5	4.69	-3.26	4.79		62.8	-1.11	4.48	58.7	-7.61
FEF$_{25\%~75\%}$	L/s	3.21	0.54	16.8	0.44	13.7	-18.63	0.64	20.0	18.92	0.59	18.5	10.11
MEF$_{50\%}$	L/s	3.99	0.71	17.8	0.64	16.1	-9.62	0.82	20.6	15.49	0.83	20.9	17.37
MEF$_{25\%}$	L/s	1.35	0.22	16.2	0.16	11.8	-27.27	0.25	18.5	13.64	0.17	12.9	-20.45
FET	s		18.29		8.90		-51.35	6.63		-63.76	9.17		-49.90
VBEex	L		0.06		0.04		-30.65	0.05		-9.84	0.08		36.28
PIF	L/s		4.14		3.32		-19.95	3.43		-17.17	3.40		-17.83
FIV$_1$	L		2.17		2.27		4.94	2.20		1.63	2.27		4.85
FEF$_{50\%}$/FIF$_{50\%}$			17.49		22.14		26.59	23.90		36.69	25.09		43.47
MVV	L/min	108.73											
BF MVV	L/min												

图25-1　**2017-03-01 肺功能:重度混合性通气功能障碍;支气管舒张试验阴性**
P 为患者吸入沙丁胺醇(400μg)后的实测值。

胸部 CT(2017-03-02,图 25-2A):两肺多发斑片状、团片状、大片状实变影,以右上肺尖后段(增强后 CT 值 34/63Hu)及两肺胸膜下为著,病变内可见支气管气相,增强后病变可见均匀强化;两下肺多发支气管扩张并感染,两肺散在多发细支气管炎;双侧腋窝下、颈根部、双肺门、纵隔多发淋巴结,较大者位于右肺门,大小 3.0cm×2.1cm,增强后病变可见均匀强化(CT 值 30/68Hu)。

全身 PET/CT(2017-03-06,图 25-3):双肺多发片状病灶,右肺最大 SUV 9.8~18,左肺最大 SUV 约 3.7;全身多发大小不等淋巴结(以两肺门及纵隔为著),最大者短径约 1.6cm,最大 SUV 3.3~5.8;全身肌肉糖代谢增高(最大 SUV 5.5~7.1),全身骨髓糖代谢增高;右侧少量胸腔积液(包裹性);两侧上颌窦、筛窦及蝶窦少许炎症;综上,考虑风湿性疾病(EGPA?)与血液系统疾病鉴别;双侧腮腺多发结节,最大者约 1.1×0.9,糖代谢增高(最大 SUV 6.2~7.0),考虑腺淋巴瘤。

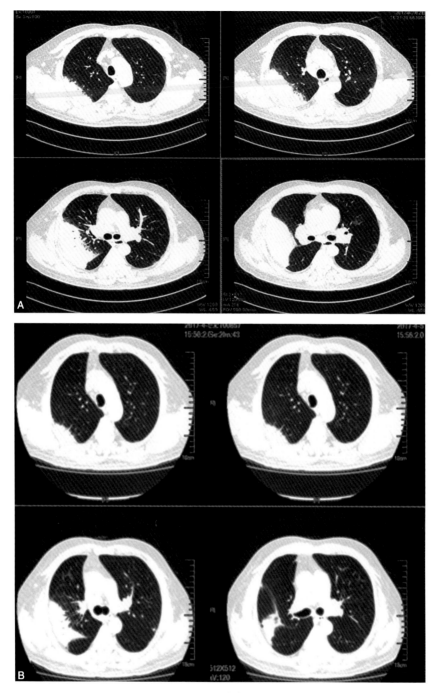

图 25-2　胸部 CT
A:治疗前,提示两肺多发斑片状、片状实变,尤其以右上肺为著;双侧腋窝下、颈根部、双肺门、纵隔多发淋巴结;B:治疗近 1 个月后,两肺多发斑片状、片状实变多发细支气管炎、多发肺门及纵隔淋巴结均较前吸收或改善。

186

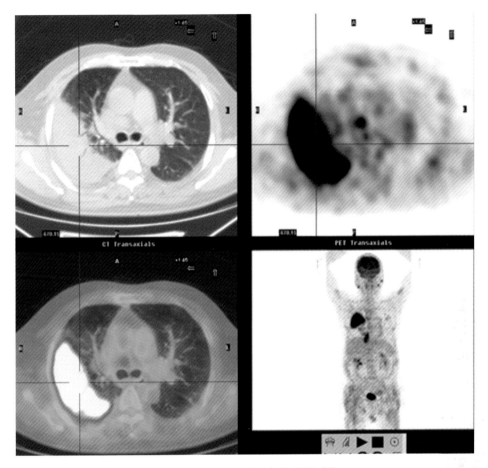

图 25-3　2017-03-06 全身 PET/CT

气管镜检查(2017-03-05,图 25-4):气管中下段黏膜病变,右主支气管狭窄。活检示:气管下段送检黏膜组织,上皮鳞状化生,伴中度不典型增生,可见大片坏死。特殊染色:PAS(-)、GMS(-)、抗酸(-),未见结核及真菌与肿瘤;右上叶后段送检肺组织,肺泡腔内有较多纤维素、中性粒细胞、嗜酸性粒细胞、组织细胞渗出及机化灶形成。特殊染色:纤维素(+)、AB(机化灶+)、GMS(-)、PAS(-)、抗酸(-),组织改变为肺纤维素性渗出性炎伴机化;(4R)送检血凝块中可见淋巴细胞,未见结核、真菌及肿瘤。

骨髓涂片(2017-03-14):粒细胞系增生活跃,各阶段细胞均可见,分类未见原始细胞,嗜酸性粒细胞增多(30.5%),以成熟细胞为主。诊断:骨髓增生活跃,嗜酸性粒细胞及浆细胞增多。

骨髓活检(2017-03-14):髂前上棘骨髓活检示增生稍低下,粒红比例大概正

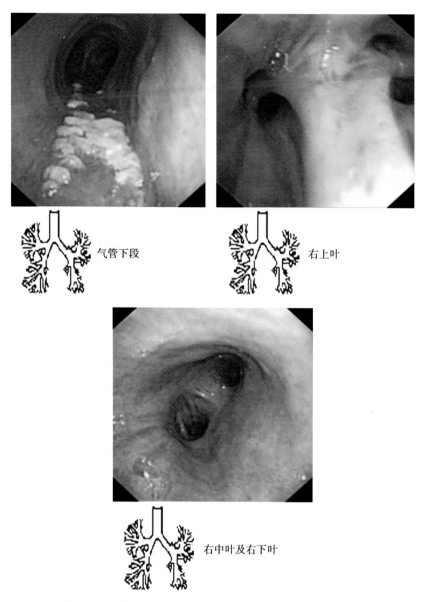

图 25-4　气管镜检查:气管中下段黏膜病变,右主支气管狭窄

常,粒红系增生以中晚幼阶段为主,巨核系以成熟分叶核为主,并见较多嗜酸性粒细胞,组织改变为嗜酸性粒细胞增多。特殊染色:PAS(+)、Fe(-)、Ag(+)。

FISH 基因检测示未检测到 *FIP1L1/PDGFRα*、*PDGFRβ*、*FGFR1* 基因重排。

【初步诊断】

1. 嗜酸性粒细胞增多综合征?

2. 双下肺轻度支气管扩张症

3. 冠心病(PCI 术后)心功能Ⅱ级

4. 高血压(3 级)很高危组

【诊治经过】

在目前无其他可能存在继发性因素、原发性因素所引起的血嗜酸性粒细胞升高的疾病证据条件下,予单用糖皮质激素治疗。

糖皮质激素治疗:2017 年 3 月 13 日开始予"甲泼尼龙 40mg,静脉滴注,1 次/d"治疗,2017 年 3 月 16 日带"泼尼松 30mg 1 次/d[0.5mg/(kg·d)]"出院。治疗期间患者监测血常规变化情况见表 25-1。

表 25-1　患者激素治疗期间血常规变化情况

日期	WBC/ ($\times 10^9 \cdot L^{-1}$)	Eos/%	Eos/ ($\times 10^9 \cdot L^{-1}$)	Neu/%	Neu/ ($\times 10^9 \cdot L^{-1}$)
2017-03-08 (治疗前)	18.80	52.8	9.9	23.4	4.4
2017-03-14 (治疗后)	13.76	2.8	0.38	74	10.2
2017-03-16	11.31	1.1	0.12	58.7	6.6
2017-04-05	9.47	0.5	0.05	65	6.2

复查胸部 CT(2017-04-05,图 25-2B):两肺多发斑片状、片状病变、多发细支气管炎较前明显改善;两下肺多发支气管壁增厚及轻度支气管增宽改变亦较前改善;双侧腋窝下、颈根部、双肺门、纵隔、腹膜后多发淋巴结较前缩小。

此后泼尼松每月减量一次,每周减量 5mg,减量至 10mg 维持,其间复查血常规嗜酸性粒细胞正常。

【最终诊断】

1. 特发性嗜酸性粒细胞增多症

2. 双下肺轻度支气管扩张症

3. 冠心病(PCI 术后)心功能Ⅱ级

4. 高血压(3 级)很高危组

分析讨论与专家评析

(同病例 26)

病例 26　长期咳嗽,气道高反应性,误诊哮喘

> **导读**:中年男性患者,因慢性咳嗽就诊,症状夜间明显,存在明显的气道嗜酸性粒细胞炎症和气道高反应性,胸片正常,诊断咳嗽变异性哮喘似乎比较确切,但按照哮喘予充分治疗无效,辗转多家医院、多个专科经历了7年才明确诊断。

病 历 摘 要

患者男性,52岁,公务员,因"反复咳嗽、咳痰7年"于2017年7月入住我院呼吸科。

第一阶段:2011—2016年

患者于7年前搬新办公室后出现咳嗽伴咳痰,咳嗽昼夜均有,以夜间为甚,痰为白黏痰,量多,不易咳出,闻及香烟烟雾加重、咳痰后症状稍有好转。2011年曾于我院呼吸内科门诊就诊,查血常规:嗜酸性粒细胞比率36.2%(绝对值2.22×10⁹/L)。肺功能:轻度阻塞性肺通气功能障碍,支气管激发试验阳性(图26-1)。胸片正常。诱导痰嗜酸性粒细胞64%,诊断"咳嗽变异性哮喘",予吸入"布地奈德-福莫特罗粉吸入剂"后症状无明显好转,予口服"孟鲁司特钠""泼尼松10mg1次/d"后症状稍有好转,但复查血常规嗜酸性粒细胞计数未见明显下降。

患者随后入中山市某医院血液科,骨髓活检检查:骨髓大部分区域增生大致正常,少部分区域增生极度活跃,粒红比例粒细胞占优势,以中晚幼为主,细胞较大,红系稍减少,巨核细胞不少,形态未见明显异常。予"泼尼松40mg1次/d"口服治疗,治疗后咳嗽症状有好转,以后每周减量5mg,直到每日用量为20mg,共间断服药约4年,曾间断自行停药3个月至半年,血嗜酸性粒细胞计数未见明显下降,并时有升高,嗜酸性粒细胞最高达36.3%(绝对值4.02×10⁹/L),2年前完全停用"泼尼松"。患者仍有阵发性咳嗽,改用"倍氯米松-福莫特罗粉吸入剂(100μg/6μg)"吸入治疗,咳嗽稍好转,为单声咳嗽。

第二阶段:2017年6月—2017年11月

2017年6月因咳嗽未缓解到我院呼吸内科门诊就诊,后收住院。血常规:嗜酸性粒细胞比率27.0%(绝对值1.55×10⁹/L)。总IgE 157kU/L,粉尘螨IgE

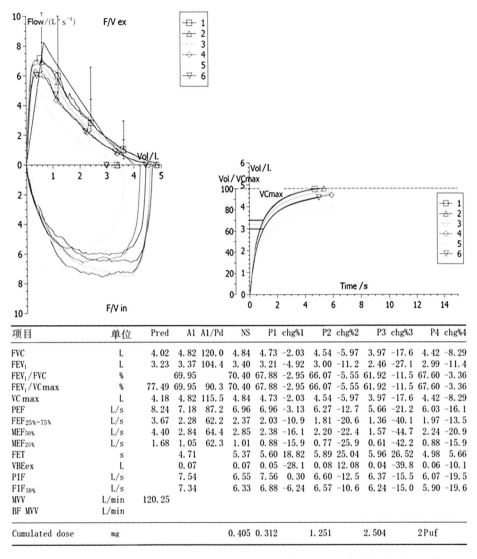

项目	单位	Pred	A1	A1/Pd	NS	P1	chg%1	P2	chg%2	P3	chg%3	P4	chg%4
FVC	L	4.02	4.82	120.0	4.84	4.73	-2.03	4.54	-5.97	3.97	-17.6	4.42	-8.29
FEV₁	L	3.23	3.37	104.4	3.40	3.21	-4.92	3.00	-11.2	2.46	-27.1	2.99	-11.4
FEV₁/FVC	%		69.95		70.40	67.88	-2.95	66.07	-5.55	61.92	-11.5	67.60	-3.36
FEV₁/VCmax	%	77.49	69.95	90.3	70.40	67.88	-2.95	66.07	-5.55	61.92	-11.5	67.60	-3.36
VCmax	L	4.18	4.82	115.5	4.84	4.73	-2.03	4.54	-5.97	3.97	-17.6	4.42	-8.29
PEF	L/s	8.24	7.18	87.2	6.96	6.96	-3.13	6.27	-12.7	5.66	-21.2	6.03	-16.1
FEF₂₅%~₇₅%	L/s	3.67	2.28	62.2	2.37	2.03	-10.9	1.81	-20.6	1.36	-40.1	1.97	-13.5
MEF₅₀%	L/s	4.40	2.84	64.4	2.85	2.38	-16.1	2.20	-22.4	1.57	-44.7	2.24	-20.9
MEF₂₅%	L/s	1.68	1.05	62.3	1.01	0.88	-15.9	0.77	-25.9	0.61	-42.2	0.88	-15.9
FET	s		4.71		5.37	5.60	18.82	5.89	25.04	5.96	26.52	4.98	5.66
VBEex	L		0.07		0.07	0.05	-28.1	0.08	12.08	0.04	-39.8	0.06	-10.1
PIF	L/s		7.54		6.55	7.56	0.30	6.60	-12.5	6.37	-15.5	6.07	-19.5
FIF₅₀%	L/s		7.34		6.33	6.88	-6.24	6.57	-10.6	6.24	-15.0	5.90	-19.6
MVV	L/min	120.25											
BF MVV	L/min												
Cumulated dose	mg				0.405	0.312		1.251		2.504		2 Puf	

图 26-1　**2011-07-28 肺功能:轻度阻塞性肺通气功能障碍,支气管激发试验阳性**
NS:吸入生理盐水(0.405mg)后的实测值;P:吸入乙酰甲胆碱后的实测值;Cumulated
dose:患者累计吸入乙酰甲胆碱的量;2 Puf 为吸入 2 喷(200μg)沙丁胺醇后的实
测值。

0.39kU/L(1 级)、蛾 IgE 2.23kU/L(2 级)。proBNP、心肌梗死鉴别六项:正常。
诱导痰:中性粒细胞 22.5%,巨噬细胞 58%,嗜酸性粒细胞 18.5%,淋巴细胞
1%。FeNO 96ppb。

2017 年 7 月腹部 B 超提示脾大(48mm×126mm),肝胆胰腺未见异常。2017
年 7 月肺功能(图 26-2):轻度阻塞性肺通气功能障碍,支气管激发试验阳性。

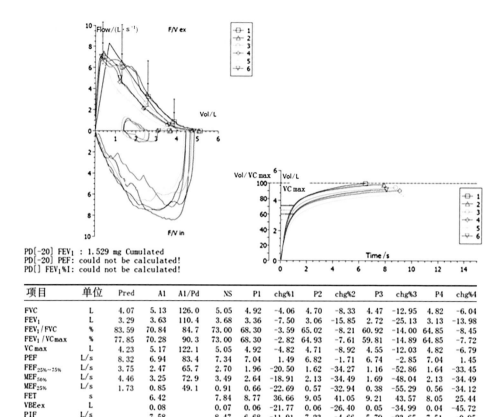

PD[-20] FEV₁ : 1.529 mg Cumulated
PD[-20] PEF: could not be calculated!
PD[ ] FEV₁%I: could not be calculated!

项目	单位	Pred	A1	A1/Pd	NS	P1	chg%1	P2	chg%2	P3	chg%3	P4	chg%4
FVC	L	4.07	5.13	126.0	5.05	4.92	-4.06	4.70	-8.33	4.47	-12.95	4.82	-6.04
FEV₁	L	3.29	3.63	110.4	3.68	3.36	-7.50	3.06	-15.85	2.72	-25.13	3.13	-13.98
FEV₁/FVC	%	83.59	70.84	84.7	73.00	68.30	-3.59	65.02	-8.21	60.92	-14.00	64.85	-8.45
FEV₁/VCmax	%	77.85	70.28	90.3	73.00	68.30	-2.82	64.93	-7.61	59.81	-14.89	64.85	-7.72
VCmax	L	4.23	5.17	122.1	5.05	4.92	-4.82	4.71	-8.92	4.55	-12.03	4.82	-6.79
PEF	L/s	8.32	6.94	83.4	7.34	7.04	1.49	6.82	-1.71	6.74	-2.85	7.04	1.45
FEF₂₅%~₇₅%	L/s	3.75	2.47	65.7	2.70	1.96	-20.50	1.62	-34.27	1.16	-52.86	1.64	-33.45
MEF₅₀%	L/s	4.46	3.25	72.9	3.49	2.64	-18.91	2.13	-34.49	1.69	-48.04	2.13	-34.49
MEF₂₅%	L/s	1.73	0.85	49.1	0.91	0.66	-22.69	0.57	-32.94	0.38	-55.29	0.56	-34.12
FET	s		6.42		7.84	8.77	36.66	9.05	41.05	9.21	43.57	8.05	25.44
VBEex	L		0.08		0.07	0.06	-21.77	0.06	-26.40	0.05	-34.99	0.04	-45.72
PIF	L/s		7.58		8.47	6.68	-11.91	7.23	-4.66	5.79	-23.65	7.51	-0.95
FIF₅₀%	L/s		6.99		6.95	6.56	-6.19	4.72	-32.57	5.70	-18.49	7.38	5.60
MVV	L/min	121.88											
BF MVV	L/min												
cumulated dose			0.072 mg	0.312 mg			1.251 mg		1.877 mg			2 Puf	

图 26-2　2017-07-28 肺功能(指标含义及测量单位同图 26-1)

2017 年 7 月胸部 CT(图 26-3):两肺多发散在小结节影大致同前,鼻窦 CT 正常。2017 年 6 月气管镜检查:支气管腔内未见异常,病理(图 26-4):右下叶送检少量黏膜组织,黏膜下组织疏松水肿,小血管壁较多嗜酸性粒细胞浸润,请临床注意排除嗜酸性粒细胞增多相关性肺疾病。2017 年 7 月胃黏膜活检(图 26-5):慢性胃炎,可见嗜酸性粒细胞浸润。

　　予"孟鲁司特"10mg 1 次/d,口服。患者有吃鱼生史,既往未查寄生虫抗体,予查寄生虫抗体七项,"阿苯达唑 0.4g 1 次/d"口服 1 周(后因寄生虫抗体均阴性停用),"倍氯米松-福莫特罗粉吸入剂(100μg/6μg)"2 吸 1 次/12h。经上述治疗后,咳嗽稍好转,但血嗜酸性粒细胞仍升高,复查血常规嗜酸性粒细胞比率24.3%(绝对值 1.79×10⁹/L)。诊断:①咳嗽变异性哮喘;②嗜酸性粒细胞增多

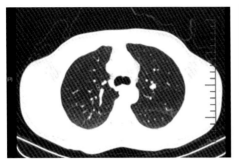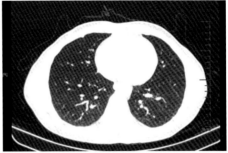

图 26-3　2017-07-27 胸部 CT

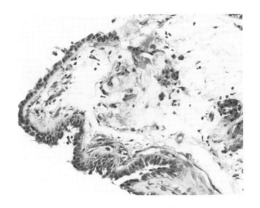

图 26-4　2017-06-09 气管镜活检病理

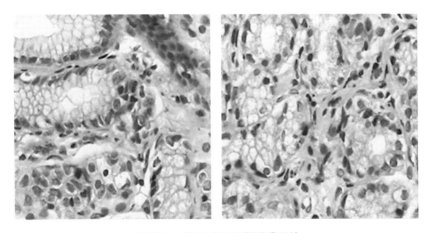

图 26-5　2017-07-27 胃黏膜活检

查因:寄生虫感染？EGPA？

第三阶段:2017 年 11 月至今

之后患者因反复咳嗽未缓解,再次到我院呼吸科门诊复诊,考虑需排除血液系统疾病,联系血液科,于 2017 年 11 月 8 日入我院血液科治疗。

【既往史】

2007 年有吃鱼生史,曾怀疑有寄生虫感染,用驱虫药 2 周停药(具体不详);2012 年慢性糜烂性胃炎。

【个人史、家族史】

无特殊。

【入院查体】

生命体征平稳,SpO_2 98%,呼吸平顺,双侧胸廓对称,呼吸节律规整,语音震颤正常。叩诊清音,双肺呼吸音稍粗,可闻及呼气相干啰音,未闻及湿啰音。心、腹体检未见明显异常。

【辅助检查】

2017 年 11 月我院检查:嗜酸性粒细胞比率 25.2%(绝对值 $1.66×10^9/L$)。2017 年 11 月 10 日复查腹部 B 超提示脾脏较前增大(52mm×142mm),内部见低回声结节。淋巴结超声:双侧颈部皮下多发淋巴结,血流稀少。

2017 年 11 月 15 日骨髓涂片检查(图 26-6):粒细胞增生活跃,嗜酸性粒细胞比率 25%,以成熟嗜酸性粒细胞为主,未发现原始细胞。红系、淋巴细胞、血小板未见异常。外周血嗜酸性粒细胞比率 28%,偶见早幼粒细胞。骨髓活检病理(图 26-7):髂后骨髓送检,骨髓组织增生大致正常,粒红比例正常范围,粒红系增生均以中晚幼阶段为主,巨核不少,以成熟分叶核为主,大量嗜酸性粒细胞,组

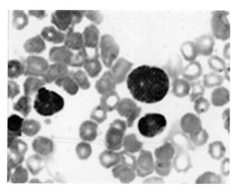

图 26-6　2017-11-09 骨髓涂片:嗜酸性粒细胞增多骨髓象

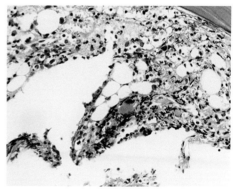

图 26-7　2017-11-15 骨髓活检病理:髂后骨髓组织改变为骨髓嗜酸性粒细胞增多

织改变为骨髓嗜酸性粒细胞增多。查 *PDGFRα*、*PDGFRβ* 和 *FGFR* 融合基因阴性,进一步完善 *JAK2* 和 *FLT3* 等基因无突变。

【诊治经过】

患者病史长,曾反复使用全身激素、吸入性激素无效,也曾 2 次试验性抗寄生虫治疗无效,*PDGFRα* 等基因无异常,予"伊马替尼"0.1g 1 次/周,口服试验性治疗,用药 1 个月后咳嗽明显缓解,为 7 年来首次明显缓解,2 个月后复查血常规:嗜酸性粒细胞比率 2%(绝对值 0.12×10⁹/L)。复查肺通气功能正常,咳嗽完全缓解。2018 年 10 月再次复查血常规嗜酸性粒细胞比率 2.5%(绝对值 0.16×10⁹/L)。

【最终诊断】

1. 嗜酸性粒细胞增多综合征:特发性?
2. 伴有 MPN 特点的 HES?

分析与讨论(病例 25、26)

特发性嗜酸性粒细胞增多综合征(idiopathic hypereosinophilic syndrome, IHES),是一组病因不明,以骨髓、外周血和组织中嗜酸性粒细胞增多为特点,伴有终末器官损害的疾病。IHES 的诊断是一种排除性诊断。Chusid 等提出的诊断标准包括:①血中嗜酸性粒细胞计数超过 1.5×10⁹/L,且持续 6 个月以上,或因嗜酸性粒细胞增多于 6 个月内死亡;②终末器官损害表现;③排除其他引起嗜酸性粒细胞增多的原因,包括过敏性疾病,传染性疾病(寄生虫病及 Loffler 综合征等),伴有嗜酸性粒细胞增多的肿瘤性疾病如 T 细胞淋巴瘤、急性髓系白血病、骨髓增生异常综合征、慢性粒细胞性白血病。有文献称最新定义不再要求嗜酸性粒细胞增多持续 6 个月,仅要求 1 个月内超过 2 次外周血嗜酸性粒细胞计数>1.5×10⁹/L。

两例患者治疗前 1 个月内均超过 2 次外周血嗜酸性粒细胞计数>1.5×10⁹/L。两例患者均有器官表现(如肺部表现);均无贫血及血小板减少现象,也未检测出 *FIP1L1*、*PDGFRα* 等融合基因,因此可排除嗜酸性粒细胞白血病及其他血液疾病引起的嗜酸性粒细胞增多。病例 26 初诊时查肺功能提示轻度阻塞性通气功能障碍,激发试验阳性,考虑为支气管哮喘,予口服"泼尼松 40mg1 次/d",症状好转,但血嗜酸性粒细胞下降不明显,皮肤、肺活检、胃黏膜活检提示血管外嗜酸性粒细胞浸润,因此需排除 EGPA,患者鼻窦 CT 未见异常,经口服激素治疗后,血嗜酸性粒细胞下降不明显,根据患者临床表现及相关检查,基本可排除。两例患者无过敏史,无原发性皮肤病。病例 25 虽寄生虫抗体检测均有异常,但根据临床表现及其他实验室检查可排除寄生虫感染;病例 26 患者有吃鱼生史,曾服用驱虫药治疗,经驱虫治疗后,嗜酸性粒细胞未有下降,且查寄生虫抗体阴性,故不考虑寄生虫感染。从临床表现及实验室检查可排除过敏、感染、寄生虫等继发因素引起的嗜酸性粒细胞增多,已排除其他继发原因引起嗜酸性粒细胞增多,故两例患者诊断为:特发性嗜酸性粒细胞增多综合征。而病例26由于之前未能进一步完善异常淋巴细胞免疫表型、其他克隆或分子异常等检查,结合脾大、激素耐药、伴有器官嗜酸性粒细胞浸润、骨髓涂片见早幼粒细胞、给予经验性伊马替尼治疗后病情好转,血嗜酸性粒细胞下降至正常,伊马替尼治疗有效,因此有条件时该患者仍需进一步排除伴有MPN特点的HES可能。

IHES治疗主要目的是通过降低嗜酸性粒细胞,减轻对脏器的损害,激素为首选治疗方案,具有明确疗效,但无统一治疗用量,公认的方法是以泼尼松0.5mg/(kg·d),口服2周为起始剂量,继以0.25mg/(kg·d)口服2周,此后激素逐渐减量至停药,维持总疗程6个月以上。在激素减量过程中或停药后,ICEP的复发率很高(>50%),故激素减量过程应谨慎而缓慢。即使复发,患者再次应用激素仍可获得较好的效果。

病例25患者激素治疗效果较好,但停药后出现复发。伊马替尼对部分患者有一定疗效,但需要高维持量,且易发生耐药,病例26患者激素治疗效果欠佳,因此给予经验性伊马替尼治疗,后病情好转,血嗜酸性粒细胞下降至正常。此外,羟基脲联合激素对IHES有明确疗效,可作为一线选择,较单用羟基脲疗效显著,且羟基脲可作为激素无效时的选择用药;IFN-α为二线用药,对激素抵抗和耐药患者可选用,IFN-α亦可与激素联合应用,具有免疫调节作用;抗IL-5、CD52单克隆抗体有特别疗效,但易引起治疗相关性淋巴瘤;对难治性患者可考虑异基因外周血或骨髓干细胞移植。

(何美玲　张恩莉　张建恒　杨峰)

专 家 评 析

谢佳星主任医师、王春燕主任医师:外周血嗜酸性粒细胞绝对值增多即可考虑为嗜酸性粒细胞增多症。嗜酸性粒细胞增多症(HE)常分为遗传性(家族性)、继发性(反应性)、原发性(克隆性)和意义未定(特发性)四大类。

病例25虽肺功能示重度混合性肺通气功能障碍,但患者临床症状较轻,考虑为慢性起病,胸部CT示肺部病变逐渐加重,肺部浸润病灶考虑为嗜酸性粒细胞增多症肺部表现,但特发性嗜酸性粒细胞增多症是典型的排他性诊断性疾病,需积极排除EGPA、寄生虫感染、嗜酸性粒细胞性肺炎、嗜酸性粒细胞性白血病、淋巴瘤、IgG4相关性疾病等。综合目前资料各大疾病均有相应的辅助检查,暂时未发现其他疾病证据,但仍需要密切随访,诸多疾病在早期并未表现出典型的临床症状,而且受治疗药物干预后,临床表现可以非常不典型,因此长期追踪随访是此类疾病最重要的手段。目前治疗有效,症状体征及辅助检查均有明显改善,继续目前治疗方案。

病例 26 患者以反复咳嗽为主要表现,初诊为支气管哮喘。吸入激素加口服激素后,症状有好转,但仍未完全控制,嗜酸性粒细胞下降不明显。需考虑排除其他嗜酸性粒细胞增多疾病。患者多次血常规检查均提示血嗜酸性粒细胞明显升高,比率大于 20%,活检发现组织器官嗜酸性粒细胞浸润,符合嗜酸性粒细胞增多症诊断。患者没有家族史,不考虑遗传性嗜酸性粒细胞增多症。后查骨髓穿刺涂片仅发现嗜酸性粒细胞升高骨髓象,血液肿瘤克隆基因阴性,但该患者对激素治疗效果不佳,行试验性伊马替尼治疗,无论咳嗽症状还是外周血嗜酸性粒细胞均有明显好转。近来,国外学者报道了具有 MPN 特点的 HES,这类患者虽然 *PDGFR* 等基因无突变,但有脾大、维生素 B_{12} 增高等特点,对激素反应不佳时伊马替尼治疗有效。因此本病例诊断考虑特发性 HES 之外,仍需考虑伴有 MPN 特点的 HES 可能性。该病例伊马替尼治疗初始剂量较低,但经治疗后,血嗜酸性粒细胞明显下降,伴咳嗽症状好转。

我们在 PubMed 共检索到 8 个有关 HES 临床特征的研究,时间从 1975 年至 2013 年,共有 400 多例 HES 病例,肺的累及率 37.77%;咳嗽的发生率为 23.11%,而且咳嗽以慢性干咳为主,常误诊为哮喘、咳嗽变异性哮喘、胃食管反流咳嗽等,误诊时间长,HES 患者咳嗽的原因与高嗜酸性粒细胞有关,可能是气道或肺的嗜酸性粒细胞炎症,肥大细胞也可能参与咳嗽的发生。因此,对于慢性咳嗽患者,要常规检查血常规,对于嗜酸性粒细胞增多者,要注意筛查 *PDGFR* 等融合基因,阳性的患者给予伊马替尼效果好,阴性的患者如果排除其他继发病因,同时激素治疗无效,可以考虑伊马替尼治疗。

参 考 文 献

1. CHUSID M J,DALE D C,WEST B C,et al. The hypereosinophilic syndrome:analysis of fourteen cases with review of the literature[J]. Medicine(Baltimore),1975,54(1):1-27.

2. COTTIN V,CORDIER J F. Eosinophilic lung diseases[J]. Immunol Allergy Clin North Am, 2012,32(4):557-586.

3. BUTT N M,LAMBERT J,ALI S,et al. Guideline for the investigation and management of eosino-philia[J]. Br J Haematol,2017,176(4):553-572.

4. ARBER D A,ORAZI A,HASSERJIAN R,et al. The 2016 revision to the World Health Organiza-tion classification of myeloid neoplasms and acute leukemia [J]. Blood, 2016, 127 (20): 2391-2405.

5. KLION A D. How I treat hypereosinophilic syndromes[J]. Blood,2015,126(9):1069-1077.

6. ROUFOSSE F,HEIMANN P,LAMBERT F,et al. Severe prolonged cough as presenting manifes-

tation of FIP1L1-PDGFRA＋chronic eosinophilic leukaemia：a widely ignored association[J].
Respiration,2016,91(5):374-379.

病例27　中年吸烟男性,咳嗽、血痰,肺部阴影

> **导读:**中年男性患者,长期吸烟,胸部 CT 示左上肺占位,考虑周围型肺癌,但支气管镜病理活检却提示大量嗜酸性粒细胞渗出,建议临床排除嗜酸性粒细胞性肺病。

病 历 摘 要

患者男性,54 岁。因"反复咳嗽、咯血痰 2 个月余"于 2014 年 5 月 14 日入院。

患者于 2 个多月前无明确诱因出现咳嗽,咳少量白色黏痰,无发热,无胸痛,无盗汗,自服止咳药物治疗,症状渐加重,曾咳鲜红色血痰 1 次,2014 年 4 月 5 日到广东省某二甲医院,查胸片示:左肺炎? 占位性病变? 门诊予抗感染治疗 2 周,咳嗽较前减轻,无咯血。

2014 年 4 月 28 日患者再次出现咳嗽,咳少量鲜红色血痰 1 次,遂到佛山市某三甲医院诊治,查胸部 CT 示:左上肺占位,考虑周围型肺癌可能性大,建议穿刺活检;肿块远侧阻塞性炎症,未除外部分转移;左侧肺门及纵隔内多发稍大淋巴结。建议患者行纤维支气管镜检查。为进一步诊治来我院就诊,拟"肺部阴影"收入院。患者起病以来,精神、食欲、睡眠尚可,大小便未见异常。体重减轻 1.5kg。

【既往史】
无特殊。

【个人史、家族史】
吸烟史 30 余年,约 30 支/d,戒烟 3 个月。无嗜酒史。家族史无特殊。

【入院查体】
体温 36.9℃,脉搏 52 次/min,呼吸 20 次/min,血压 127/74mmHg,SpO₂ 96%(吸空气下),呼吸平顺,节律规则,双侧呼吸运动对称,双侧触觉语颤对称,无增强、减弱,无胸膜摩擦感,无皮下捻发感。双肺叩诊清音,双肺呼吸音粗,未闻及干湿啰音。心、腹体检未见明显异常。

【辅助检查】
血常规:白细胞 9.12×10⁹/L,中性粒细胞比率 63.0%(绝对值 5.75×10⁹/L),

嗜酸性粒细胞比率 12.6%（绝对值 $1.15 \times 10^9/L$）。CEA 2.96ng/ml。PCT < 0.05ng/ml。肺功能（2014-05-19）：肺通气功能大致正常，$FEF_{25\%\sim75\%}$、$MEF_{50\%}$、$MEF_{25\%}$ 下降，弥散功能轻度下降。

　　胸部 CT（2014-05-15，图 27-1）：左上肺固有上叶占位（大小约 3.6cm×3.7cm）累及左上肺动脉及静脉；左上肺阻塞性炎症，左上肺尖后段磨玻璃结节；右中肺外侧段小结节；左肺、纵隔多发淋巴结增大。

　　气管镜活检（2014-05-17，图 27-2）：左上肺送检组织排列呈实性团块状结构，可见明显细胞核异质性，癌细胞核椭圆，有核仁，胞质丰富红染，有角化现象，癌周及支气管黏膜下有大量的嗜酸性粒细胞浸润。

【诊治经过】

　　2014 年 5 月 28 日—2014 年 7 月 17 日予"顺铂 40mg 1 次/d D1~3+紫杉醇白蛋白 400mg D1"化疗 3 个疗程。2014 年 8 月 12 日—2015 年 4 月 16 日予"顺铂+紫杉醇脂质体"化疗 6 个疗程，同步外院放疗。2015 年 4 月复查 CT 较前好

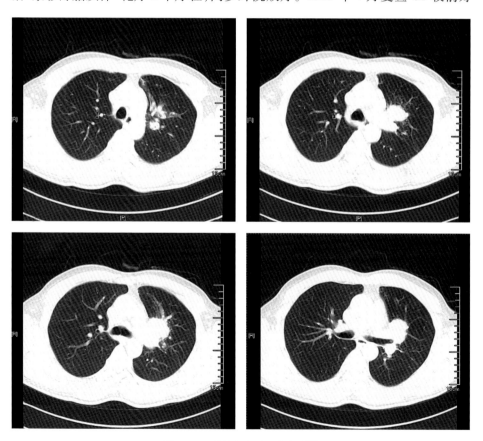

图 27-1　2014-05-15 胸部 CT

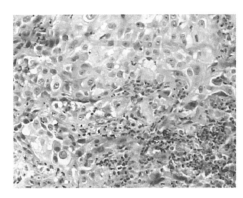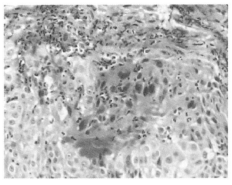

图27-2　2014-05-17 左上肺经气管镜肺活检:送检组织改变为肺中分化鳞状细胞癌,因其中有大量嗜酸性粒细胞渗出,建议临床排除嗜酸性粒细胞性肺病

转,外周血嗜酸性粒细胞比率 13.2%(绝对值 $0.56×10^9$/L)。2016 年 5 月复诊CT 较前进展,外周血嗜酸性粒细胞比率 9.2%(绝对值 $0.71×10^9$/L)。改为"多西他赛"化疗。

【最终诊断】

左上肺鳞状细胞癌(中央型 $T_3N_2M_0$ ⅢB 期)

【随诊】

患者目前无定期门诊随访。

分析与讨论

非小细胞肺癌临床十分常见,目前在我国,肺癌已经成为发病率居首位的恶性肿瘤,文献报道肿瘤合并类白血病反应并不少见,亦有不少临床医师注意到这一情况的存在,笔者检索近 10 年国际与肺癌合并类白血病反应相关的文献,共有文献 18 篇,病例 55 例,包括肺腺癌 21 例、鳞癌 16 例、大细胞肺癌 11 例、未分化纤维肉瘤 2 例、小细胞肺癌 1 例、肺泡癌 1 例、3 例未报道病理类型。类白血病反应是某种因素刺激机体的造血组织而引起的某种细胞增多或左移反应,似白血病现象。其分型较多,包括粒细胞型、红白血病型、浆细胞型及混合细胞型,其中以中性粒细胞型最多见。类白血病反应主要体现在外周血中各种类的细胞增多,然而某些器官的细胞浸润却不多见,肺癌合并类白血病反应有不少报道,但是肺癌合并嗜酸性粒细胞浸润极为少见,国内外 55 例肺癌合并类白血病反应的特征为类白血病反应多发于肺腺癌,且多见中性粒细胞型,嗜酸性粒细胞型尚属罕见。3 例嗜酸性粒细胞型者嗜酸性粒细胞比率分别为 32%、36%、45%。以肺癌合并肺嗜酸性粒细胞浸润检索国内外各大期刊网并未能检索到相关文献。

据报道,非血液肿瘤引起反应性嗜酸性粒细胞增多,发病率为 0.5% ~ 7%。

嗜酸性粒细胞增多的存在通常与更晚期的转移性疾病相关,发现不明原因嗜酸性粒细胞增多的情况下,应进行仔细的临床评估和放射学检查,以排除潜在的隐匿性恶性肿瘤。

临床上出现嗜酸性粒细胞明显升高,在排查继发因素的情况下应积极寻找是否有原发病,并取得骨髓学结果,肿瘤所致的嗜酸性粒细胞增加在临床上并非少见,临床诊治过程中发现血嗜酸性粒细胞增加时,肿瘤相关疾病仍列入排查范围。治疗方面若单纯考虑是肿瘤细胞产生粒细胞集落刺激因子(G-CSF)所致,常规使用糖皮质激素治疗后嗜酸性粒细胞浸润会迅速好转。

(严燕雯　杨峰)

专 家 评 析

周承志主任医师:本例患者为肺鳞癌,鳞癌为非小细胞肺癌中最常见的类型,占原发性肺癌的 40%~51%,肺鳞癌多见于老年男性,与吸烟有密切关系。肺鳞癌以中央型肺癌多见,并有胸管腔内生长的倾向,肺鳞癌早期常引发支气管狭窄或阻塞性肺炎。本例患者均符合发病特点,然而肺部活检并存大量嗜酸性粒细胞浸润实为少见病例,肺部嗜酸性粒细胞浸润的原因如果能排除继发性因素,例如:寄生虫感染、过敏等因素,则需要考虑肿瘤本身所致。

肺癌合并嗜酸性粒细胞浸润发生机制目前尚不清楚。有文献研究肿瘤与类白血病反应的关系时未发现任何与类白血病反应有关的特定的病理改变。而有研究显示肺癌并发类白血病反应患者的 G-CSF 浓度(6 538pg/ml)较病情控制较好或正常患者(G-CSF 分别为387pg/ml、31pg/ml)明显升高。因此有研究者提出肿瘤并发类白血病反应可能与多种细胞因子有关,包括粒细胞-巨噬细胞集落刺激因子、白介素-1a、白介素-6、G-CSF 等,尤其是与 G-CSF 有关。本例患者肺鳞癌合并大量嗜酸性粒细胞浸润是否为此机制尚未能定论,有待进一步研究。另外是否并存寄生虫病、过敏等因素仍需要进一步排除,因此鉴别诊断仍然十分重要。

参 考 文 献

1. 夏淑兰,陈平,黄信刚,等.肺鳞癌并发嗜酸性粒细胞型类白血病反应1例并文献复习[J].国际呼吸杂志,2013,33(18):1374-1379.

2. 王柳倩,马为.肺癌并类白血病反应二例[J].临床内科杂志,2016,33(11):786-787.

3. 林梅英.恶性肿瘤出现类白血病反应23例临床报告[J].临床误诊误治,2008,21(7):32-34.

4. 赵长明,谭程,孙小康,等.胸部恶性肿瘤患者类白血病反应的临床疗效分析[J].中国肿瘤临床,2012,39(1):38-40.

5. MONTGOMERY N D,DUNPHY C H,MOOBERRY M,et al. Diagnostic complexities of eosino-philia[J]. Arch Pathol Lab Med,2013,137(2):259-269.

第五章　其他病因相关的嗜酸性粒细胞增多性肺疾病

病例 28　胸闷、气促，间质性肺炎

导读:中年女性患者,反复活动后胸闷、气促 1 个月余,胸部 CT 示"间质性肺炎",最终通过经胸腔镜活检术明确诊断,治疗后复查 CT 病灶较前明显减少。

病 历 摘 要

患者女性,46 岁,个体户,因"反复活动后胸闷、气促 1 个月余"于 2015 年 9 月 25 日入院。

患者 1 个多月前无明显诱因出现反复活动后胸闷、气促,偶有轻咳,无痰,无胸痛,9 月初就诊于当地某医学院附属医院,胸部 CT 示"间质性肺炎",经抗感染等处理后症状无改善,为求进一步诊治来我院。起病以来,无发热、乏力,无皮疹、关节肌肉疼痛,无口干、眼干。精神、食欲、睡眠可,大小便正常,无明显体重下降。

【既往史、个人史、家族史】

无特殊。

【入院查体】

体温 37.1℃,脉搏 76 次/min,呼吸 20 次/min,血压 97/65mmHg,SpO₂ 98%(吸空气下)。听诊双肺呼吸音稍减弱,两下肺可闻及少量爆裂音。

【辅助检查】

血常规:白细胞 $7.8 \times 10^9/L$,嗜酸性粒细胞比率 4%(绝对值 $0.31 \times 10^9/L$),血红蛋白 96g/L。肺肿瘤五项:NSE 9.81ng/ml,非小细胞肺癌相关抗原 6.06ng/ml。

免疫八项:IgM 2.63g/L,C3 0.617g/L,C4 0.138g/L。C 反应蛋白、风湿三项、抗环瓜氨酸肽抗体、血管炎两项、ANA、抗核抗体谱十一项无异常。KL-6 843U/ml。PCT 正常。病原学检查阴性。

　　肺功能(图 28-1):①中重度限制性通气功能障碍(FVC 1.41L,FEV$_1$ 1.28L,

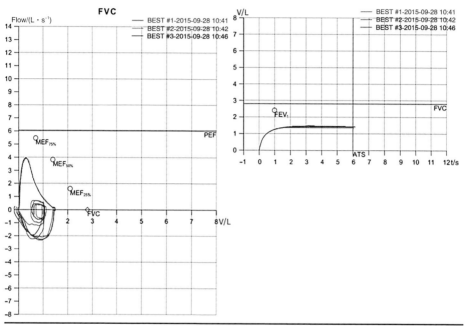

Parameter	UM	Pred.	BEST#1	%Pred.	TEST#2	%Pred.	TEST#3	%Pred.
FVC	L	2.80	1.41	50	1.51	54	1.49	53
FEV$_1$	L	2.39	1.28	53	1.27	53	1.29	54
FEV$_1$/FVC	%	80.4	90.8	113	84.6	105	86.5	108
PEF	L/s	6.06	3.94	65	3.91	64	3.96	65
FEV$_1$/VC	%	80.4	88.7	110	88.5	110	89.3	111
FEV$_{0.5}$	L		1.02		1.02		1.03	
FEF$_{25\%\sim75\%}$	L/s	3.30	1.57	48	1.35	41	1.45	44
MEF$_{75\%}$	L/s	5.46	3.87	71	3.80	70	3.80	70
MEF$_{50\%}$	L/s	3.82	1.81	47	1.67	44	1.74	46
MEF$_{25\%}$	L/s	1.59	0.78	49	0.60	38	0.65	41
VEXT	ml		43		63		30	
FIVC	L		1.53		1.57		1.67	
PIF	L/s		2.26		2.08		2.33	
FET$_{100\%}$	s		1.7		3.1		2.4	
FEF$_{0.2\sim1.2}$	L/s		1.38		1.32		1.38	
FIV$_1$	L		1.53		1.53		1.58	
FEV$_3$	L				1.49			
IC	L		1.07		1.03		0.96	
PEFr	L/min	363.8	236.5	65	234.4	64	237.7	65

图 28-1　2015-09-28 肺通气功能:中重度限制性通气功能障碍

FEV$_1$% pred　53%，FEV$_1$/FVC　90.8%）；②弥散功能中度下降（D$_L$CO% pred 61.5%），③肺总量、残气量下降，残总比正常。胸部CT（图28-2A）：两肺间质性炎症并部分间质纤维化。

经胸腔镜左肺活检术病理（图28-3）：左上肺细支气管扩张症，管壁周围

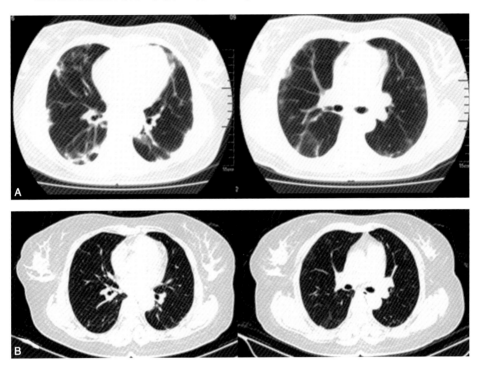

图 28-2　**胸部 CT**
A：2015-09-28，两肺间质性炎症并部分间质纤维化；B：2016-01-13，病灶较前明显减少

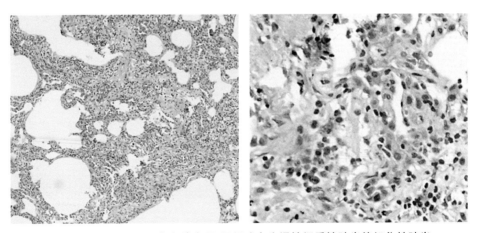

图 28-3　**2015-09-29 左上肺病理：组织改变为慢性间质性肺炎伴机化性肺炎**

淋巴细胞浸润,腔内可见组织细胞及水肿液,有机化灶形成,间隔增宽,淋巴细胞及较多嗜酸性粒细胞浸润,可见蜂窝肺形成,胸膜水肿,散在淋巴细胞浸润,组织改变为慢性间质性肺炎伴机化性肺炎(机化灶小于10%)。特殊染色:弹力纤维(+),AB 机化灶(+),免疫组化 SMA。

【诊断】

隐源性机化性肺炎

【诊治经过】

予"甲泼尼龙"80mg 静脉滴注 1 次/d(1 周),40mg 静脉滴注 1 次/d(5 天),后改"泼尼松片"40mg 1 次/d(口服 1 个月),每月递减 10mg,最后以"甲泼尼龙"4mg 维持及护胃、补钙、抗氧化等治疗。3 个月后返院复查,气促较前改善,复查KL-6:761U/ml,胸部 CT(2016-01-13,图 28-2B):病灶较前明显减少。

2016 年 4 月返院复查,胸部 CT 大致同前,2016 年 4 月 18 日肺功能:①轻度限制性通气功能障碍(FVC 2.12L,FVC%pred 75.68%,FEV_1 1.77L,FEV_1%pred 74.05%,FEV_1/FVC 83.45%);②弥散功能轻度下降(D_LCO%pred 61.5%);③肺总量、残气量减少,残总比正常(TLC 3.38L,TLC%pred 75%,RV 1.07L,RV%pred 67.9%,RV/TLC 31.65%)。

2016 年 12 月返院复查,胸部 CT 大致同前。继续予"甲泼尼龙片"4mg 抗感染等维持治疗。

分析与讨论

机化性肺炎最早在 1983 年由 Davison 报道。其病理特征为肺泡腔内及细支气管腔内有成纤维细胞和疏松的结缔组织呈息肉样延伸,为肉芽组织样变,是特发性间质性肺炎的一个亚型,具有相对较独特的临床、影像和病理学特点,可继发于多种疾病,当原因不明时称为隐源性机化性肺炎(cryptogenic organizing pneumonia,COP)。COP 临床表现缺乏特异性,起病与急性肺部感染类似,易被误诊为肺部感染,大部分患者经过数种以上抗生素治疗效果不佳。诊断隐源性机化性肺炎依靠临床表现、影像学及肺组织活检可作出对应的诊断。

COP 患者年龄 40~80 岁,男女发病概率无明显差异,一般呈亚急性或慢性起病,疾病初期有类流感样表现,病程多在数月以上,主要临床表现为不同程度的咳嗽、咳痰、气促和呼吸困难,可伴有或不伴有中度发热、乏力、体重下降等全身症状,偶可发生咯血、气胸等。肺部听诊吸气末可闻及爆裂音,多出现在双侧中下肺部,偶有哮鸣音。影像学主要依据胸部 CT,其特点有"五多一少":多态性、多发性、多变性、多复发性、多双肺受累,蜂窝肺少见;通常表现为多种形式的阴影并存,主要有肺泡实变影(典型的是双肺多发肺泡实变,45%实变内可见支气管充气征)、磨玻璃影(表现为双肺多发或单发,病灶大小不等,边缘形态不规则)、结节影(分布于两侧肺或单侧肺)、网状影(分布在肺野外带)、牵拉性支气管和细支气管扩张等,COP诊断最重要的是肺组织病理活检,获取肺组织的方法主要有经支气管镜行肺活组织检查、经皮行肺穿刺活检组织检查,其主要病理显微镜下检查特点有小气道和肺泡腔内有机化性渗出物、疏松结缔组织和息肉状的肉芽肿,伴周围肺间质炎症细胞(淋巴细胞和浆细胞)浸润。

在本病例中结合临床表现、影像学、病理学,考虑为隐源性机化性肺炎,本病例病理见有较多嗜酸性粒细胞浸润,巨噬细胞炎性蛋白 1α 和 1β 可促进嗜酸性粒细胞向肺部聚集,但嗜酸性粒细胞在其中的具体作用仍未清楚。BALF 总细胞数和间质性肺炎的诊断有一定的相关性,BALF 炎症细胞的绝对值比百分比的诊断意义更大,文献报道 COP 的 BALF 总细胞数平均为 $20.7 \times 10^6/L$,嗜酸性粒细胞平均为 $0.76 \times 10^6/L$,本病例遗憾的是没有行 BALF 细胞学分类检查。

COP 的主要治疗手段为全身应用糖皮质激素,其治疗原则是早期、足量、规范、足疗程,以减少并发症,降低复发率及病死率。剂量为 $0.5 \sim 1.0 \text{mg}/(\text{kg} \cdot \text{d})$,总疗程在 1 年以上,过程中可缓慢减量使用。本病例最初使用甲泼尼龙 80mg 治疗,随着病情及影像学逐渐缓解,激素最后减量为 4mg 维持,激素减量过程中未见病情复发并且逐步好转。COP 在糖皮质激素减量或疗程缩短时易复发,复发率为 13% ~ 58%,一些患者经历数次复发,复发时用药与初次治疗方案相似。

总之,临床在碰到以下情况时需高度考虑 COP 发生的可能:①亚急性或缓慢起病,首发流感样表现,临床表现为渐进性呼吸困难、咳嗽咳痰、发热、乏力等症状;②肺部体格检查可闻及湿啰音或爆裂音;③血常规提示 PCT、C 反应蛋白升高,肺功能受限;④肺部影像学检查表现为"五多一少"症状,散在典型的双肺多发肺泡实变;⑤常规治疗肺部感染的抗生素效果差,同时排除肺结核、肺部霉菌等感染可能;⑥当临床和影像学特点疑为 COP,经验性应用糖皮质激素治疗有明显效果时。最后需要重申的是 COP 的诊断是临床、影像及病理的综合判断,早期诊断与治疗是影响预后的最重要因素之一,大部分使用糖皮质激素均能收到良好的治疗效果,仅极少数使用糖皮质激素时,病情继续发展,疗效差,最终死于并发呼吸衰竭等疾病。

(王万钧　吴璐璐)

专 家 评 析

罗群主任医师:隐源性机化性肺炎的诊断必须依赖于肺组织的病理诊断,本例患者入院时即行胸腔镜左肺活检术,结合临床表现、风湿免疫学指标和影像学特征,本诊断可成立。且经过积极激素治疗1年多后,病灶基本吸收,进一步佐证了本诊断的成立。但在本病例的诊断方面依然留下一些疑点,即在肺组织病理中显示较多的嗜酸性粒细胞浸润,可见蜂窝肺形成、胸膜水肿和机化性肺炎(机化灶小于10%)。这些病理学特征均与典型的机化性肺炎特征不符合,需进一步密切跟踪随访,以除外继发性的机化性肺炎:机化性细菌性肺炎、肺孢子菌感染、反流误吸(可找到巨细胞、肉芽肿和异物)、药物反应、吸入有毒气体、慢性嗜酸性粒细胞性肺炎、过敏性肺炎、非特异性间质性肺炎、结缔组织病、肿瘤缓慢长大所致的末梢气道阻塞、炎性肠病、急性或慢性出血、肿瘤/脓肿/梗死灶周围的炎性病变。

参 考 文 献

1. NIKSARLIOGLU E Y, OZKAN G Z, BAKAN N D, et al. Cryptogenic organizing pneumonia:clinical and radiological features, treatment outcomes of 17 patients, and review of the literature[J]. Turk J Med Sci,2016,46(6):1712-1718.

2. PETITPIERRE N, BEIGELMAN C, LETOVANEC I, et al. Cryptogenic organizing pneumonia [J]. Rev Mal Respir,2016,33(8):703-717.

3. ASANO T, OGUSHI F, TANI K, et al. Increased macrophage inflammatory protein-1alpha and-1beta in BAL fluid of bronchiolitis obliterans organizing pneumonia[J]. Respirology,2003,8 (4):461-466.

4. DOMAGALA-KULAWIK J, SKIRECKI T, MASKEY-WARZECHOWSKA M, et al. Bronchoalveolar lavage total cell count in interstitial lung diseases-does it matter? [J] Inflammation,2012,35 (3):803-809.

病例29 矿工,咳嗽、气促

导读:57岁男性患者,有25年的矿工职业经历,有30余年的吸烟史,反复咳嗽、咳痰、气促,经肺功能、影像学检查及气管镜肺活检最后予以明确诊断。

病 历 摘 要

患者男性,57岁,因"反复咳嗽、咳痰、气促1年余,加重10余天"于2015年

8 月 23 日入院。

患者 1 年前无明显诱因出现咳嗽、咳少量白色黏稠痰,伴气促,活动后明显加重,遂至当地医院就诊,胸部 CT 示:①双肺感染;②硅沉着病。肺功能:①中重度以阻塞性为主的混合型通气功能障碍;②支气管舒张试验阴性。临床诊断"慢性阻塞性肺疾病硅沉着病",予对症治疗(具体不详),症状缓解后出院,出院后上述症状反复发作,未规律用药。

10 余天前,患者再次出现活动后气促,偶伴咳嗽,少痰,胸闷,无胸痛,无发热,无头晕头痛,无恶心呕吐,发病以来体重较前减轻 3kg。

【既往史】

2 年前患"脑梗死",治疗后未有后遗症。

【职业史】

1980—2005 年断续在金矿和钨矿场从事挖掘、运输工作,工作中接触金矿及钨矿粉尘,工作场所多为封闭式,一周工作 7 天,每天工作约 8 小时,未佩戴防尘口罩。

【个人史、家族史】

吸烟 30 余年,约 1 包/d,戒烟 3 年,礼节性饮酒。家庭成员中无类似疾病、遗传病和传染病等。

【入院查体】

生命体征平稳,SpO_2 96%(吸空气下),营养状态一般,双肺呼吸音减弱,双肺可闻及湿啰音。无杵状指,双下肢无水肿。

【辅助检查】

血常规:白细胞 $10.55×10^9$/L,中性粒细胞比率 65.1%(绝对值 $6.87×10^9$/L),嗜酸性粒细胞比率 5.0%(绝对值 $0.53×10^9$/L)。血气分析:吸氧浓度 21.0%,pH 7.401,PCO_2 44.8mmHg,PO_2 75.3mmHg,碳酸氢根浓度 27.2mmol/L。肺肿瘤五项:NSE 20.71ng/ml,CYFRA21-1 4.39ng/ml。肝肾功能、凝血功能、proBNP、PCT、病原学、风湿免疫指标及 KL-6 均为阴性。心脏彩色超声:大致正常。

胸部 CT+肺动脉造影(图 29-1):①两肺透亮度增高,纹理增强紊乱,左肺尖胸膜下可见一小的肺大疱形成。两肺可见弥漫分布的粟粒样小结节影,大小欠均匀,呈小叶中心性,病变以两上肺及右肺中叶为著,右上肺可见纤维索条影,余肺可见散在少许纤维索条影。两上胸膜略呈结节状增厚。两肺弥漫多发病灶。②肺动脉重建未见明确异常。

肺功能(图 29-2):①重度混合性通气功能障碍(FVC 2.01L,FEV_1 1.04L,

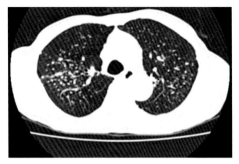
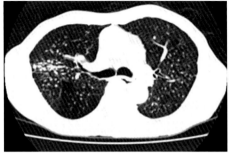

图 29-1　2015-08-25 胸部 CT:两肺弥漫多发病灶

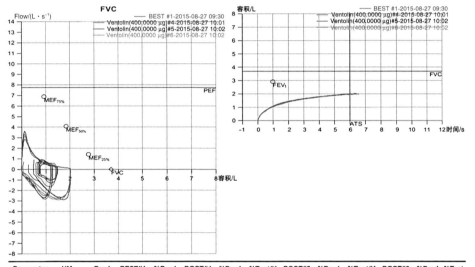

Parameter	UM	Pred.	BEST#1	%Pred.	POST#4	%Pred.	%Test#1	POST#5	%Pred.	%Test#1	POST#6	%Pred.	%Test
FVC	L	3.70	2.01	54	2.04	55	+1.5	2.04	55	+1.1	2.04	55	+1.1
FEV$_1$	L	2.91	1.04	36	1.08	37	+4.1	1.14	39	+9.6	1.11	38	+6.8
FEV$_1$/FVC%	%	75.9	51.7	68	53.0	70	+2.6	56.0	74	+8.4	54.6	72	+5.6
PEF	L/s	7.76	3.33	43	2.82	36	-15.5	3.58	46	+7.4	3.15	41	-5.6
FEV$_{0.5}$	L		0.74		0.77		+3.9	0.77		+3.9	0.80		+7.7
FEF$_{25\%-75\%}$	L/s	3.25	0.46	14	0.48	15	+2.4	0.53	16	+14.9	0.51	16	+10.
MEF$_{75\%}$	L/s	6.88	1.23	18	1.38	20	+12.2	1.37	20	+11.8	1.44	21	+17.
MEF$_{50\%}$	L/s	4.06	0.50	12	0.57	14	+15.1	0.73	18	+46.0	0.60	15	+20.
MEF$_{25\%}$	L/s	1.41	0.23	16	0.22	16	-1.3	0.24	17	+7.5	0.24	17	+8.0
FIVC	L		1.96		1.77		-9.6	1.55		-20.9	2.06		+4.7
PIF	L/s		2.81		2.90		+3.2	2.66		-5.3	2.92		+3.9
FET$_{100\%}$	s		6.4		6.3		-2.6	6.0		-6.9	6.1		-5.1
FEF$_{0.2-1.2}$	L/s		0.76		0.86		+14.0	0.95		+25.8	0.90		+18.
FIV$_1$	L		1.80		1.67		-6.9	1.55		-13.6	1.92		+6.9
FEV$_3$	L		1.62		1.64		+1.7	1.70		+5.3	1.67		+3.5
FEV$_6$	L	3.83	1.98	52	2.01	53	+1.5	2.04	53	+2.7	2.02	53	+1.9
IC	L		1.21		1.19		-1.7	1.28		+5.8	1.24		+2.5
Lung Age	years		118		117		-1.1	115		-2.7	116		-1.9
PEFr	L/min	465.4	200.0	43	169.0	36	-15.5	214.9	46	+7.4	188.9	41	-5.6

图 29-2　2015-08-27 肺功能:①重度混合性通气功能障碍;②支气管舒张试验阴性
POST:吸入沙丁胺醇(4 喷,400μg)后实测值;%Test 为吸入沙丁胺醇后实测值与用药前实测值的变化率;Lung Age:肺年龄。

FEV$_1$%pred 36%,FEV$_1$/FVC 51.7%);②支气管舒张试验阴性(吸入沙丁胺醇400μg,FEV$_1$上升<12%,绝对值增加<200ml)。因配合欠佳,未能完成弥散功能。

经气管镜肺活检(图 29-3):右上叶后段送检肺组织,肺泡间隔断裂,肺大疱形成;肺血管及支气管周围有大量的不完整尘细胞、间质玻璃样变;并见有较多嗜酸性粒细胞浸润,组织改变符合肺尘埃沉着病。

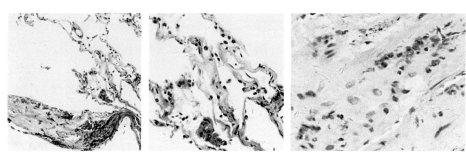

图 29-3 2015-08-27 经气管镜肺活检:右上叶后段送检肺组织改变符合肺尘埃沉着病,并见有较多嗜酸性粒细胞浸润

【诊断】

1. 肺尘埃沉着病
2. 慢性阻塞性肺疾病

【诊治经过】

入院后予"布地奈德-福莫特罗粉吸入剂"吸入、"复方异丙托溴铵溶液"吸入、"茶碱缓释片"口服平喘,"乙酰半胱氨酸片"化痰,气促症状缓解。

分析与讨论

本例患者临床及实验室特点:①中年男性,慢性病程;②有粉尘职业接触史及吸烟史;③咳嗽、咳痰、气促;④肺功能,为重度混合性通气功能障碍;⑤胸部CT可见两肺弥漫分布粟粒样小结节影,大小欠均匀,呈小叶中心性,病变以两上肺及右肺中叶为著;⑥送检肺组织(右上叶后段)病理:肺泡间隔断裂,肺大疱形成,肺血管及支气管周围有大量的不完整尘细胞、间质玻璃样变,并见有较多嗜酸性粒细胞浸润,组织改变符合肺尘埃沉着病。鉴于患者有明确的职业性粉尘作业史,建议其提请职业性肺尘埃沉着病的诊断。

肺尘埃沉着病是指长期吸入生产性矿物性粉尘并在肺内潴留而引起的以肺组织弥漫性纤维化为主的疾病,肺尘埃沉着病的发生取决于人体对粉尘的清除反应及粉尘的致病作用,肺尘埃沉着病的病程及临床表现决定于生产环境粉尘的种类和浓度、暴露时间、累积暴露量和防护情况,以及有无合并症,和个体特征有关。肺尘埃沉着病的基本病理改变主要表现为:巨噬细胞性肺泡炎、尘细胞性肉芽肿和尘性纤维化。粉尘进入肺部后,绝大部分经纤毛-黏液系统排出体外,一部分由肺巨噬细胞吞噬排出。极少数滞留于肺泡巨噬细胞(AM)内,诱导 AM 的活化,释放大量的自由基、细胞因子、生长因子、趋化因子、溶酶体酶。最终导致细胞的凋亡或坏死,释放硅尘颗粒。游离的硅尘又可被其他的 AM 再吞噬。硅尘摄取和再摄取伴随着 AM、中性粒细胞、淋巴细胞的补充。导致持续的细胞聚集和慢性炎症。硅尘和 AM 产生的生物活性物质可以直接或间接损伤肺泡上皮细胞,激活成纤维细胞,诱导成纤维细胞的增殖及其表型转化为肌成纤维细胞,造成肺组织的不可逆损伤,最终导致肺间质纤维化。

研究表明,硅沉着病患者血清嗜酸性粒细胞阳离子蛋白(ECP)含量明显高于其他肺疾病组,血清 ECP 水平与肺尘埃沉着病分期呈负相关关系,随肺尘埃沉着病期别的增加,血清 ECP 水平呈下降趋势。ECP 是嗜酸性粒细胞被激活后释放出一系列毒性蛋白中的一种,被认为是嗜酸性粒细胞的活化标志,ECP 实质上是一种强碱性蛋白颗粒,最主要功能之一是细胞毒性作用,诱导肥大细胞释放组胺,介导嗜酸性粒细胞和角质形成细胞的破坏,在气道中与白三烯 C4、血小板活化因子等炎性递质协同引起一系列炎性反应,另外,它还具有纤维蛋白溶解作用,可进一步加重炎症过程。硅沉着病的体液免疫是以Ⅲ型变态反应为主,随着疾病期别的加重及接触粉尘量的减少,体内的循环免疫复合物水平也会降低,这很好地解释了血清 ECP 含量随着期别增加而减低的原因。该病例中的病理中发现较多嗜酸性粒细胞浸润,考虑可能会激活释放 ECP,也提示患者疾病可能继续进展,肺功能可能会继续下降。

肺尘埃沉着病临床表现为以呼吸系统症状为主的咳嗽、咳痰、胸痛、呼吸困难四大症状,部分患者可有喘息、咯血等。肺尘埃沉着病早期患者一般无异常体征,随着病变的进展及合并症的出现,则可有不同的体征。

肺尘埃沉着病的治疗,应立即脱离粉尘作业环境,但即使停止接触粉尘病变仍有进展可能。多年来国内外为防治肺尘埃沉着病做了大量的研究工作,迄今对肺尘埃沉着病尚缺乏可靠而有效的疗法。治疗以预防和积极治疗并发症为主,以延缓病情进展,提高生活质量。肺尘埃沉着病患者常因并发严重的感染、肺结核、自发性气胸和呼吸衰竭而死亡。

(朱建华　伍晓锋　张筱娴)

专 家 评 析

广东省职业病防治院华明主任医师：职业性肺尘埃沉着病的诊断主要依据患者有可靠的生产性矿物性粉尘接触史，以动态的 X 射线高千伏或数字化摄影（DR）后前位胸片表现为主要依据，结合工作场所职业卫生学和流行病学资料，参考临床表现和实验室检查，排除其他肺部疾病后，对照肺尘埃沉着病标准片进行诊断。我国肺尘埃沉着病的病理诊断（GBZ 25—2014）主要依据肺内尘肺结节的多少、纤维化的程度及尘斑-气肿面积大小进行诊断分期。

自 1950 年意大利学者 Vigliani 提出肺尘埃沉着病和免疫的关系以来，免疫反应在肺尘埃沉着病发病中的作用一直受到人们的重视，有观察肺尘埃沉着病患者可伴嗜酸性粒细胞增多，抗核抗体水平和抗胶原抗体水平增高，但免疫反应在肺尘埃沉着病的发病中的作用及个体易感性和肺尘埃沉着病的特异抗原仍未有确切的研究结果，有待于临床的进一步研究。

参 考 文 献

1. 姚金梅,吕国才,张娟文,等.矽肺患者血清总 IgE、吸入性过敏原及嗜酸阳离子蛋白的检测［J］.中华劳动卫生职业病杂志,2012,30(7):527-528.

2. BYSTROM J,AMIN K,BISHOP-BAILEY D. Analysing the eosinophil cationic protein-a clue to the function of the eosinophil granulocyte［J］. Respir Res,2011,12(1):10.

病例 30 中年女性,双肺弥漫性囊性变,反复气胸

导读：中年女性患者,慢性病程,以反复咳嗽、气促为主要症状,胸部 CT 提示双肺弥漫性囊性变,右肺发生了两次气胸,最后通过经气管镜病理结果明确诊断,但气胸未见愈合,下一步该如何处理？

病历摘要(第一部分)

患者女性,36 岁,家庭主妇。因"反复咳嗽、气促 8 个月余,加重 3 周"于 2016 年 11 月 17 日入院。

患者于 2016 年 3 月开始无明显诱因出现咳嗽,以单声咳为主,咳黄痰,伴活动时气促,无发热,无胸痛、胸闷,无咯血,就诊于当地医院,胸部 CT 提示双肺弥漫性囊性变,予抗感染等对症支持治疗好转出院,出院后仍反复咳嗽、咳少量白

黏痰,活动时气促明显,间断到当地门诊治疗,症状反复。

3周前上述症状加重,气促明显,口唇发绀,就诊于当地医院,行胸片检查提示右侧气胸,胸部 CT 检查示:肺淋巴管平滑肌瘤病、右侧气胸。予闭式引流术,症状改善不明显。2016 年 11 月 7 日转广州某医院治疗,予吸氧、止咳等对症支持治疗,病情好转,11 月 14 日拔除右侧胸管。患者为进一步确诊就诊于我院。

【既往史、个人史、家族史】

无烟酒嗜好,余无特殊。

【入院查体】

体温 36.4℃,脉搏 96 次/min,呼吸 20 次/min,血压 120/93mmHg,SpO$_2$ 95%(吸空气下)。右上肺叩诊鼓音,右肺呼吸音减弱,双肺未闻及干湿啰音。心、腹体检未见明显异常。

【辅助检查】

血常规:白细胞 10.80×10^9/L,中性粒细胞比率 78.0%(绝对值 8.4×10^9/L),嗜酸性粒细胞比率 2.6%(绝对值 0.30×10^9/L)。血气分析:pH 7.463,PCO$_2$ 33.6mmHg,PO$_2$ 72.0mmHg。性激素六项:催乳素 41.06μg/L↑,余正常。血沉 10mm/h;PCT<0.05ng/ml。

头颅 MR 平扫+增强、心脏彩超未见异常。胸部及腹部 CT(2016-11-22,图 30-1):

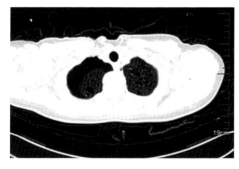
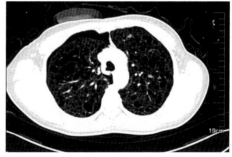
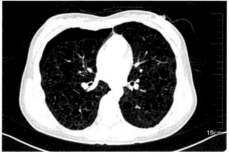

图 30-1　**2016-11-22 胸部 CT:**①右侧气胸,右肺受压约 20%;②两肺弥漫性囊性变

①右侧气胸;②两肺弥漫性囊性变;③右上肺尖段气管性支气管;④不除外子宫小肌瘤;⑤腹部 CT 扫描未见明确异常。

【诊治经过】

结合患者症状、体征、入院后检查结果,考虑诊断为"肺淋巴管平滑肌瘤病",患者因个人原因拒绝行肺组织活检,经吸氧、化痰等治疗后咳嗽、咳痰、气促好转,遂于 2016 年 11 月 25 日出院。

【初步诊断】

1. 肺淋巴管平滑肌瘤病

2. 右侧气胸

病历摘要(第二部分)

患者 2016 年 11 月 25 日出院后回当地治疗,12 月 23 日咳嗽、气促症状加重,在广州某医院查胸片示右侧气胸,压缩近 70%,再予胸腔闭式引流(此次气胸为第二次发作),为进一步诊疗于 2016 年 12 月 28 日再次入我院。

【入院查体】

体温 36.3℃,脉搏 80 次/min,呼吸 20 次/min,血压 95/58mmHg,SpO_2 99%(低流量给氧)。右肺叩诊呈鼓音,呼吸音消失,左肺呼吸音清,未闻及干湿啰音。心、腹体检未见明显异常。

【辅助检查】

血常规:白细胞 $7.27 \times 10^9/L$,中性粒细胞比率 74.6%(绝对值 $5.4 \times 10^9/L$),嗜酸性粒细胞比率 6.2%(绝对值 $0.45 \times 10^9/L$)。血气分析:pH 7.41,PCO_2 42.9mmHg,PO_2 69.6mmHg。

胸片:①右侧气胸范围较前增大,右肺受压约 70%,右侧胸腔少量积液;②两肺弥漫性囊性变。

经气管镜肺活检(图 30-2):右下叶送检肺组织,肺泡腔内可见含铁血黄素细胞,间质纤维组织增生,可见较多淋巴细胞及嗜酸性粒细胞浸润,局灶可见少许梭形细胞呈结节状生长。免疫组化:HMB-45(+)、PR(+)、SMA(+)、ER(+)、MelanA(−)、Actin(+)、S-100(−)、VEFG-D(+),结合免疫组化,组织改变为肺淋巴管平滑肌瘤病。

【诊治经过】

入院后持续予胸腔闭式引流并负压吸引,可见水封瓶大量气泡溢出,患者气促有所缓解。结合患者临床症状及经气管镜病理结果,肺淋巴管平滑肌瘤病诊断明确。

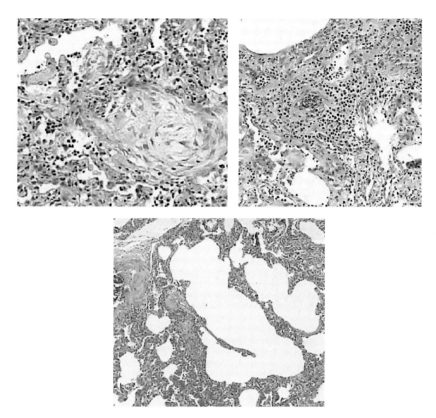

图 30-2　2016-12-30 右下肺病理：组织改变为肺淋巴管平滑肌瘤病，并可见较多嗜酸性粒细胞浸润

　　因患者反复出现气胸，且负压引流瓶中仍有大量气泡溢出，为促进气胸愈合，减少气胸发作，2017 年 1 月先后四次予"沙培林+利多卡因+地塞米松"并行胸膜粘连术，于 2 月 3 日起使用"西罗莫司"2mg 1 次/d，口服。经以上处理后患者负压引流瓶中仍有大量气泡溢出，遂转胸外科于 2 月 27 日气管插管全麻下行"VATS 右侧胸腔粘连松解+肺大疱切除修补术"，术程顺利，病理提示：肺大疱，部分区域肺泡腔内可见大量含铁血黄素沉积。3 月 1 日拔除胸腔闭式引流管，复查胸片示右剩余肺膨胀良好。患者术后病情稳定，气促症状缓解，于 2017 年 3 月 2 日出院。

　　【最后诊断】

1. 右侧气胸

2. 肺淋巴管平滑肌瘤病

3. VATS 肺大疱切除修补术后

【随访】

患者未再出现气胸,2017 年 5 月 18 日复查胸部 CT:右侧胸腔气体完全吸收,右肺完全膨胀;两肺淋巴管平滑肌瘤病大致同前。

分析与讨论

淋巴管平滑肌瘤病(lymphangioleiomyomatosis,LAM),又称淋巴管肌瘤病,是一种好发于育龄女性,以弥漫性肺部囊性变为主要临床特征的多器官受累的罕见疾病。近年来,LAM 已被定义为一种低度恶性、侵袭性、转移性肿瘤,而非一种间质性肺疾病。该病于 1937 年首次被报道,1966 年首次被命名为"肺淋巴管平滑肌瘤病",成年女性散发的 LAM 发病率大约为 1/400 000,极少见于男性、儿童和绝经后妇女,约 40% 的女性患者合并存在结节性硬化症。本例患者亦为中年女性,然而不合并结节性硬化症。

LAM 发病机制尚未完全清楚,由于其发病特点,推测该病与体内雌激素增高有一定关系。*TSC1* 或 *TSC2* 基因突变与 LAM 发病机制密切相关,并可能是 LAM 致病驱动基因。LAM 肿瘤细胞发生 *TSC* 基因突变,导致 mTOR(哺乳动物西罗莫司靶蛋白)通路异常活化,影响细胞分化、增殖、凋亡,致 LAM 肿瘤形成。同时,血管内皮生长因子也参与了该病的发展。

LAM 患者主要临床特征为弥漫性肺部囊性变,广泛腹膜后、盆腔淋巴管受累,伴有气胸、乳糜胸、乳糜腹及肾血管平滑肌脂肪瘤。临床症状可表现为呼吸困难,咳嗽,咯血,胸部或腹部疼痛,体重下降,胸腔积液和腹部囊性变。本例患者首发症状为活动后气促,而后出现反复发作的自发性气胸,目前无肺外症状。

胸片早期可无明显改变,随着疾病的进展,出现网状或结节状间质性浸润影,病灶分布较均匀,可见气胸和/或胸腔积液。患者若临床怀疑 LAM,需进一步行高分辨率胸部 CT 检查,可以看到两肺散在或弥漫均匀分布的圆形、类圆形低密度含气囊腔影,内无肺纹理结构,分布无明显特征,大小 2~20mm,囊壁薄而清晰,大多数囊腔间肺实质正常,囊腔融合可形成肺大疱,常可见合并气胸和/或胸腔积液征象。而肺组织病理活检是诊断 LAM 的金标准,经气管镜、胸腔镜或开胸肺活检是重要的手段。大体肺组织可见胸膜增厚,肺组织呈蜂窝状,充满大小不等囊腔。镜下可见大小不等的囊腔,淋巴管、血管、支气管及肺泡周围平滑肌细胞增生,排列呈束状或结节状,有些结节突入囊腔。细胞形态为梭形,大小不等。肺组织内可见淋巴管增生、扩张;肺泡腔扩张,肺大疱形成,囊腔被覆扁平上皮或矮立方上皮,还有被覆高柱状上皮,部分病例可见上皮乳头状增生,肺泡腔内有吞噬细胞及液体渗出,有些伴出血和含铁血黄素细胞沉积。LAM 细胞可表达波形蛋白、结蛋白、平滑肌肌动蛋白(SMA),单克隆抗体 HMB45 阳性。部分患者可看到少量孕激素受体(PR)和雌激素受体(ER)的表达。肺功能常表现为弥散功能障碍,但疾病早期有 1/3 患者肺功能表现正常,而合并气胸及乳糜胸等后肺功能检查难以进行。腹部影像学可见肾血管平滑肌脂肪瘤和腹部淋巴管瘤。

本例患者外院 CT 即提示双肺弥漫性囊性变,考虑 LAM,第一次入本院后建议患者行支气管镜取组织病理活检以明确诊断,但患者为避免再次出现气胸,拒绝该项检查;第二次因气胸再发入院,遂同意经支气管镜取组织病理检查,最终病理结果提示为肺淋巴管平滑肌瘤病。该患者病理活检除肺淋巴管平滑肌瘤病典型表现外,还存在较多嗜酸性粒细胞浸润,查阅文献,目前只有一篇 1999 年发表的文献统计了 35 例 LAM 患者 BALF 的情况,嗜酸性粒细胞比率和正常人的一样,没有特别的病例报告提到该病患者嗜酸性粒细胞升高,因此 LAM 与嗜酸性粒细胞关联性及嗜酸性粒细胞在该病发病机制中的作用尚不明确,仍需进一步大样本病例及研究来揭示。患者仅催乳素水平有所升高,余性激素指标包括促卵泡激素、黄体生成素、睾酮、雌二醇和孕酮均正常。患者入院即存在气胸,因此未能进行肺功能检查,但腹部 CT 未见异常,提示尚未合并肺外表现。

按照欧洲呼吸学会(ERS)指南,胸部 CT 示典型弥漫性肺部囊性变,以及肺部组织病理检查发现典型的 LAM 肿瘤细胞,或伴肾血管平滑肌脂肪瘤、乳糜胸或乳糜腹、淋巴管平滑肌瘤,或确诊、拟诊结节性硬化症,则可确诊为 LAM。近 10 年基础研究发现,血清血管内皮生长因子 D(VEGF-D)>800pg/ml 也可作为确诊 LAM 的证据。需要与 LAM 进行鉴别诊断的疾病包括朗格汉斯细胞组织细胞增生症、非特异性肺间质纤维化、弥漫性肺大疱等。本例患者因有典型的胸部螺旋 CT 表现,行病理活检证实为淋巴管平滑肌瘤病,肺淋巴管平滑肌瘤病的诊断得以明确。

目前,该病仍缺乏有效的治疗方法和手段。LAM 弥漫性肺部囊性变可缓慢进展,最终导致呼吸衰竭,10 年存活率约为 85%。抗雌激素治疗并未得到肯定疗效,并且会给患者带来不良反应,因此抗雌激素治疗目前并没有太大意义。国外临床试验发现 mTOR 抑制剂(西罗莫司)能够改善 LAM 患者肺功能水平,缩小肾血管平滑肌脂肪瘤,抑制乳糜胸生长。目前,mTOR 抑制剂在 LAM 靶向治疗领域具有非常广阔的应用前景。近年来,肺移植成为重症或终末期 LAM 的唯一治疗选择,以双肺同时移植效果为佳,有文献报道:LAM 肺移植术后患者 1 年、3 年和 5 年生存率分别为 76%、56% 和 51%,但个别患者移植后肺脏仍出现新的 LAM 肿瘤复发。

由于 LAM 常合并反复自发性气胸,胸膜固定术对气胸反复发作有一定疗效,而胸膜固定术后胸膜粘连不利于肺移植的进行,因此医师应充分评估各方面的情况,为患者制订最佳的治疗方案。该病患者还需避免胸部叩击、负压吸痰以引发气胸,利用乳果糖缓泻剂,避免排便太过用力引发气胸。本例患者短期内气胸反复发作,予胸膜固定术及西罗莫司治疗以促进气胸愈合后,负压引流瓶中仍有气泡溢出,遂行外科"VATS 右侧胸腔粘连松解+肺大疱切除修补术"治疗,术后患者气促缓解,X 线检查提示剩余肺膨胀良好,术后 3 个月复查胸部 CT 提示右侧胸腔气体完全吸收,右肺完全膨胀,表明该手术对气胸有较好疗效。

(胡秋蓉　张筱娴　梁振宇)

专 家 评 析

刘杰主任医师:本例患者主要临床表现为反复发作的自发性气胸,伴进行性加重的呼吸困难,结合肺部弥漫性囊性变和典型病理免疫组化,确诊肺淋巴管平滑肌瘤。由于没有面部纤维瘤、智力发育迟缓、癫痫等结节性硬化症相关临床表现和家族史,故诊断散发型淋巴管平滑肌瘤病。根据 ERS 2010 年和 ATS/JRS(日本呼吸学会)2016 年及 2017 年指南,LAM 并发气胸,应及早行胸膜固定术,同时胸膜固定患者并发 LAM 为肺移植手术禁忌证。mTOR 抑制剂西罗莫司可以稳定部分 LAM 患者肺功能,改善气促症状和生活质量,同时对气胸有一定疗效。关于 LAM 与嗜酸性粒细胞增多是否有关联,尚不明确。

参 考 文 献

1. JOHNSON S R,CORDIER J F,LAZOR R,et al. European Respiratory Society guidelines for the diagnosis and management of lymphangioleiomyomatosis[J]. Eur Respir J,2010,35(1):14-26.

2. MCCORMACK F X,GUPTA N,FINLAY G R,et al. Official American Thoracic Societv/Japanese Respiratory Society clinical practice guidelines:lymphangioleiomyomatosis diagnosis and management[J]. Am J Respir crit care Med,2016,194(6):748-761.

3. JOHNSON S R. Lymphangioleiomyomatosis[J]. Eur Respir J,2006,27(5):1056-1065.

4. MCCORMACK F X,INOUE Y,MOSS J,et al. Efficacy and safety of sirolimus in lymphangioleiomyomatosis[J]. N Engl J Med,2011,364(17):1595-1606.

5. CHU S C,HORIBA K,USUKI J,et al. Comprehensive evaluation of 35 patients with lymphangioleiomyomatosis[J]. Chest,1999,115 (4):1041-1052.

病例 31 中年女性,反复自发性气胸

导读:中年女性患者,双肺反复自发性气胸,CT 提示双肺多发囊状影,两次支气管镜肺活检均未能获得阳性结果,气胸未能愈合,下一步该如何处理?

病历摘要(第一部分)

患者女性,47 岁,个体经营者。因"反复胸痛、气促 1 年余,再发 10 余天"于2015 年 1 月 7 日入院。

患者于 2013 年 9 月 20 日及 2014 年 8 月 16 日因"胸痛、气促"于当地医院就诊,分别诊断为"左侧自发性气胸""右侧自发性气胸",经胸腔闭式引流、抗感染等对症治疗后症状缓解出院。2014 年 12 月 21 日再次出现胸痛、气促,外院胸片提示"左侧自发性气胸",行闭式引流后胸痛症状缓解,肺复张后已拔除引流管。但仍有气促,且活动后明显,遂于 2015 年 1 月 7 日来我院住院治疗。

【既往史】

2013 年发现"胆囊结石",诉平时无明显腹痛、压痛等;2013 年发现"高脂血症""宫颈囊肿"。

【个人史、家族史】

月经史:13(3～7/28～30)2014-12-24,无痛经,无阴道流液、流脓等异常。无烟酒嗜好。

【入院查体】

体温 36.5℃,脉搏 80 次/min,呼吸 18 次/min,血压 120/70mmHg,SpO₂ 98%(吸空气下)。双肺叩诊呈清音,听诊双肺呼吸音清,未闻及干湿啰音。

【辅助检查】

血常规:白细胞 11.10×10^9/L,中性粒细胞比率 71.2%(绝对值 7.90×10^9/L),嗜酸性粒细胞比率 2.2%(绝对值 0.20×10^9/L)。性激素六项:正常。腹部彩超:脂肪肝,胆囊多发结石。胸部 CT 平扫(图 31-1):①两肺多发囊状影;②左上后纵隔结节影,考虑良性病变可能,神经源性肿瘤?支气管镜肺活检(图 31-2):右下叶送检肺组织经连续多次切片,肺泡腔内有出血,肺泡间隔断裂,肺大疱形成,间质局灶纤维化。免疫组化:HMB45(-)、ER(-)、PR(-)、SMA(-);

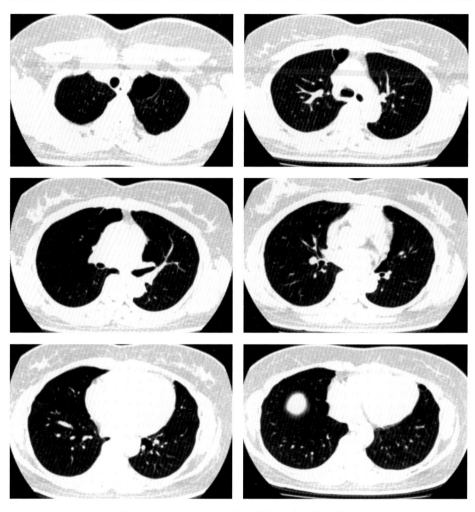

图 31-1　2015-01-08 胸部 CT:两肺多发囊状影

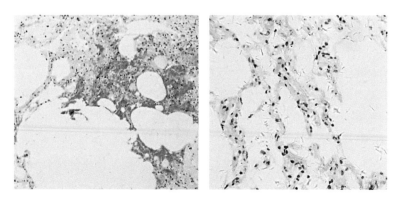

图 31-2　2015-01-12 右下肺病理:送检肺组织经连续多次切片未见淋巴管平滑肌瘤病的病理改变

送检肺组织经连续多次切片未见淋巴管平滑肌瘤病的病理改变。

【出院诊断】

1. 两肺多发囊性变:肺淋巴管平滑肌瘤病可能性大

2. 胆囊结石

3. 脂肪肝

4. 宫颈囊肿

5. 高脂血症

【院内处理】

给予抗感染、化痰等对症处理。症状稳定出院。

病历摘要(第二部分)

患者于 2015 年 3 月 30 日无明显诱因再次出现胸痛、气促,外院胸片示:左侧自发性气胸,诊断"左侧自发性气胸",经闭式引流后,左胸腔留置引流管接水封瓶。为进一步诊治肺部疾病,于 2015 年 3 月 31 日入住我院。

【入院查体】

体温 36.9℃,脉搏 79 次/min,呼吸 18 次/min,血压 125/75mmHg,SpO$_2$ 98%(吸空气下)。左胸腔留置引流管接水封瓶,双肺叩诊呈清音,听诊左上肺呼吸音稍弱,左肺闻及少量湿啰音,右肺呼吸音清,未闻及干湿啰音。

【辅助检查】

血常规:白细胞 10×10^9/L,中性粒细胞比率 71.3%(绝对值 7.13×10^9/L),嗜酸性粒细胞比率 1.2%(绝对值 0.10×10^9/L)。血沉 32mm/h。胸部 CT:①两肺多发囊状影大致同前;②右下肺背段、左上肺下舌段、左下肺外后基底段少量炎症;③左上后纵隔结节影大致同前;④两侧胸腔少量积液。

【诊治经过】

入院继续行左侧胸腔闭式引流,可见有气泡溢出,同时予以低流量吸氧等对症治疗。于 2015 年 4 月 2 日行纤维支气管镜肺活检,术后病理示:左下叶送检肺组织,细支气管黏膜水肿,灶性淋巴细胞浸润,腔内有少量纤维素渗出,可见肺泡间隔断裂,肺大疱形成,未见结核及肿瘤。

为进一步明确病理及进一步处理左侧气胸,于 2015 年 4 月 9 日请胸外科静脉麻醉下行胸腔镜左上肺楔形切除术,病理活检(图 31-3)示:镜下见部分肺泡腔萎陷、狭窄,部分肺泡腔扩张,腔内见少许组织细胞、中性粒细胞,并见多个肺大疱形成,疱壁由纤维组织组成,淋巴细胞、组织细胞浸润,其中仅见有一结节,细支气管管壁有较多嗜酸性粒细胞浸润,邻近肺泡腔内见大量纤维素、组织细胞

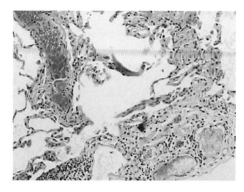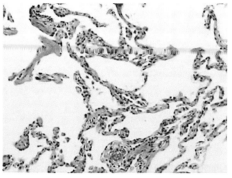

图 31-3　2015-04-09 胸腔镜左上肺楔形切除术病理:细支气管管壁有较多嗜酸性粒
细胞浸润,组织改变为肺大疱症伴灶性朗格汉斯细胞增生,未能排除朗格汉斯细胞组
织细胞增生症的早期病变

及中性粒细胞浸润,有机化灶形成,另见部分支气管周围有淋巴细胞浸润,间质
增宽水肿,淋巴细胞、组织细胞浸润,有淋巴滤泡增生。

免疫组化:HMB45(-)、SMA(-)、VEGF-D(-)、ER(-)、PR(-)、CD68(组织
细胞+)、CD31(-)、CK(上皮+)、Vim(+);S100(+)、CD1a(散在+);特殊染色:抗
酸(-)、六胺银(-)、AB(-)、PAS(-)、革兰氏(-)、弹力纤维(+),组织改变为肺
大疱症伴灶性朗格汉斯细胞增生,局灶慢性支气管炎伴间质性肺炎,因其中有朗
格汉斯细胞增生,免疫组化 S100/CD1a 散在阳性,未能排除朗格汉斯细胞组织
细胞增生症的早期病变。术后复查胸片示肺复张好,留置胸腔引流管无气泡
逸出。

2015 年 4 月 13 日患者出现突发胸痛,自觉胸闷、气促较前加重,胸管可见气
体溢出。床边胸片:左侧气胸较前加重,左肺压缩 50%~60%;左侧少量胸腔积
液较前增多。考虑患者再次出现气胸,予接负压瓶,2015 年 4 月 16 日复查胸片
示:左肺较前膨胀良好;左侧少量胸腔积液较前稍减少。考虑到患者肺复张良
好,诊断肺朗格汉斯细胞组织细胞增生症明确,但反复出现气胸,遂于 2015 年 4
月 17 日予"沙培林 1 支+利多卡因 10ml"注入胸膜腔以粘连壁层及脏层胸膜,其
后患者出现发热,体温最高至 38.5℃,复查血常规示:白细胞 12.30×10⁹/L,中性
粒细胞比率 89.2%(绝对值 10.97×10⁹/L),嗜酸性粒细胞比率 3.0%(绝对值
0.30×10⁹/L);PCT 1.02ng/ml。超敏 CRP 193.66mg/L。

2015 年 4 月 20 日胸片示:①左胸术后改变,可见少量积气,左胸多量积液并
部分包裹,左肺压迫性含气不全并术后渗出;②右下肺背段、基底段炎症较前增
多。2015 年 4 月 21 日行 B 超示:左侧胸腔积液(79mm×126mm)。予积极抗感
染,行左下胸腔穿刺引流胸腔积液(胸腔积液为黄色浑浊渗出液),患者体温逐

渐下降至正常,接负压瓶后胸管未见气泡溢出,予停负压,复查胸片、胸腔积液超声示:肺复张良好、胸腔积液减少,胸管无气泡溢出,遂逐渐拔除上下胸腔引流管。患者于 2015 年 4 月 27 日出院。

【最终诊断】

1. 肺朗格汉斯细胞组织细胞增生症

2. 左侧自发性气胸

3. 胆囊结石

4. 脂肪肝

5. 宫颈囊肿

6. 高脂血症

【随访】

患者未再发生气胸,2016 年 6 月 12 日复查胸部 CT 示两肺多发囊状影大致同前。

分析与讨论

弥漫性囊性肺疾病(diffuse cystic lung disease,DCLD),是一组以双肺弥漫性囊性变为主要临床特征的一组罕见疾病群,具体包括肺淋巴管平滑肌瘤病(PLAM)、肺朗格汉斯细胞组织细胞增生症(pulmonary Langerhans cell histiocytosis,PLCH)、淋巴细胞性间质性肺炎(lymphocytic interstitial pneumonia,LIP)和 Birt-Hogg-Dubésyndrome(BHD)综合征等。其中,PLAM 好发于育龄女性,复发性气胸、乳糜胸和劳力性呼吸困难为主要临床表现,该例患者须高度疑诊。但是,该例患者胸部 HRCT 虽然发现散在双肺薄壁囊腔,未见结节样病灶,但囊腔数量及体积均以中上肺野受累更为明显,且囊腔存在不规则型,2 次纤维支气管镜病理都没有发现典型 LAM 梭形细胞,相关免疫组化 SMA、HMB45、ER 和 PR 阴性,基本排除 LAM。必要时,查血清 VEGF-D,以进一步排查 LAM。

肺朗格汉斯细胞组织细胞增生症(PLCH)是一种较罕见的以细支气管周围组织细胞浸润、远端气道朗格汉斯细胞肉芽肿破坏为特征的慢性进展性间质性疾病。文献报道,以 20~40 岁的男性患者多见,吸烟是 PLCH 的高危因素,90% 以上的 PLCH 患者有吸烟史。PLCH 起病隐匿,表现为咳嗽和呼吸困难,1/4 为胸部影像偶然发现,也有部分患者因气胸就诊发现,另外肺动脉高压也较常见。HRCT 可见病灶常累及双侧上中肺,肺底部及肋膈角少见;早期病变以小结节为主,多数直径 1~5mm,沿细支气管周围分布,结节边缘不规则呈星芒状,周围肺组织多正常;可见空洞型结节,表现为结节中央可见点状透亮影。随着疾病进展,囊腔改变是最常见的表现,可见于疾病各个阶段,更常见于疾病晚期,囊腔壁不规则、厚薄不等、直径大小不一,呈弥漫性分布。囊泡直径通常为 1cm 大小,但最大可至 3cm,可能与囊腔融合有关。结节性病变反映疾病的活动性。随着囊腔增多、增大可出现肺纤维化、蜂窝肺表现,易并发气胸,甚至反复出现,成为难治性气胸。淋巴结肿大及胸腔积液少见。文献报道,经气管镜肺活检的诊断阳性率在 10%～40%,对于临床疑诊,经非创伤性或小创伤性检查未能诊断的患者,建议可行外科肺活检。其病理特征为特征性的朗格汉斯细胞性肉芽肿,伴有嗜酸性粒细胞的浸润,故 PLCH 又称为嗜酸性粒细胞性肉芽肿(eosinophilic granuloma,EG)。肺脏组织病理显示典型的以细支气管为中心的星状间质性结节和囊腔、肺朗格汉斯细胞、CD1a、CD68 和/或 CD207(Langerin)及 S-100 染色阳性,可以诊断 PLCH。朗格汉斯细胞在 HE 染色下具有中等量嗜酸性胞质,核染色均匀细腻,细胞核可见有明显的核沟。其电子显微镜下典型特征是细胞质内可见特征性的棒状结构,称为伯贝克颗粒(Birbeck granule),这种颗粒常在病变的朗格汉斯细胞中增多,但并不是所有的朗格汉斯细胞中均有这种颗粒。同时嗜酸性粒细胞的间质积聚也是 PLCH 的特征性组织学表现。但是患者的血清学检查却没有相应的嗜酸性粒细胞升高。PLCH 患者 BALF 中细胞数增加,以巨噬细胞增多最明显,其次是嗜酸性粒细胞增多,淋巴细胞正常或降低,CD4/CD8 比例降低,BALF 中 CD1a 阳性的细胞数≥5% 提示为 PLCH,但其敏感性低,假阳性常见,因此,BALF 对于成年 PLCH 很少能够明确诊断。

　　PLCH 与 PLCM 都属于临床罕见性疾病和肺间质性疾病,而且均可以表现为呼吸困难、气胸。HRCT 中两者均有特征性的多发囊腔表现;但 PLCH 多为管壁厚薄不等的不规则囊腔,双侧上中肺、肺底部及肋膈角少见;PLAM 为大小不等的薄壁囊腔,典型的囊腔呈圆形,直径数毫米至数厘米,双肺弥漫性分布;同时 PLCH 结节样病灶出现率远高于 PLAM。实验室检查不具有特异性,例如外周血嗜酸性粒细胞、免疫球蛋白、自身抗体,以及血清血管紧张素转换酶通常在正常范围,在 Hiwada 的研究中 LCH 患者唯一的免疫学异常也只是低至下限水平的 IgE。虽然两者的常见发病人群有所差异,但当患者为育龄期女性,仅表现为反复气胸的时候,除了 HRCT 或许可以提示诊断以外,只有病理活检可以对两者进行有效鉴别。

　　该病呈良性和迁延过程。戒烟是首要治疗措施;预防和减少呼吸道感染、氧疗、支持疗法也很重要;对于部分肺功能存在气流受限的患者,ICS+LABA 吸入疗法能延缓部分患者肺功能下降。目前,糖皮质激素的作用尚未得到证实,对于有全身症状,肺功能或影像学进行性恶化者,可以经验性使用糖皮质激素。同样,细胞毒药物疗效尚不确切:长春碱为全身 LCH 的主要治疗药物,尤其对儿童,但对 PLCH 效果有限;克拉屈滨为多系统 LCH 的二线治疗药物,也可用于肺功能异常、戒烟后疾病仍有进展的 PLCH,有报道对于慢性囊性改变的严重 PLCH 病例,克拉屈滨可诱导缓解或改善症状,改善肺功能和 CT 表现;阿糖胞苷也有报道治疗全身 LCH 合并肺受累有效。PLCH 的气胸可以通过规范的胸腔闭式引流、胸膜固定术和外科手术来治疗,气胸的处理:对于没有呼吸困难的轻度自发性气胸,密切观察是主要处理方式;对于中、重度气胸或者有明显呼吸困难的自发性气胸,建议胸腔闭式引流。一般在停止漏气后 24 小时闭管,闭管 24 小时胸片复查未见气胸可拔管。

本例患者经胸腔闭式引流,气胸未能缓解,遂建议行外科手术治疗,特别是对于临床疑诊,经非创伤性或小创伤性检查未能诊断的患者,可外科手术处理气胸的同时行外科肺活检来明确诊断。胸膜固定术建议实施在反复发作气胸的患者,虽然可能增加后期肺移植胸膜剥离出血风险,但不是终末期 PLCH 肺移植的禁忌证。本例患者在外科肺活检处理后,再次发生气胸,遂最后经胸膜固定术治疗后肺部停止漏气,顺利拔管。部分 PLCH 患者存在肺动脉高压,提示预后不良。终末期 PLCH 或合并肺动脉高压是肺移植适应证,1 年、2 年、5 年生存率分别为 63.6%、57.2% 和 53.7%,部分患者移植肺存在 PLCH 复发性,提示肺外多系统受累可能是复发的高危因素。PLCH 患者总体预后良好,5 年生存率>75%,中位生存期 12.5 年。

(唐雨豪　魏书珊　江倩)

专 家 评 析

刘杰主任医师:弥漫性囊性肺疾病包括 PLAM、PLCH、BHD 综合征、LIP 等。育龄女性,劳力性呼吸困难伴复发性气胸,首先考虑 PLAM,但同时结合胸部 HRCT 影像学特点,尤其是中上肺野受累为主,结节病灶,须排查 PLCH,虽然,PLCH 多为中青年男性,吸烟患者居多,但女性 PLCH 患者亦有报道。该患者无典型 LCH 多系统受累的临床表现,且为育龄女性,没有吸烟史,临床上容易误诊和漏诊。诊断方面建议行电视胸腔镜外科手术(VATS)活检。该病呈良性和迁延过程。复发性气胸的处理,建议由呼吸科和胸外科共同联合完成。

参 考 文 献

1. JOHNSON S R,CORDIER J F,LAZOR R. European Respiratory Society guidelines for the diagnosis and management of lymphangioleiomyomatosis[J]. Eur Respir J,2010,35(1):14-26.

2. YE L,JIN M,BAI C. Clinical analysis of patients with pulmonary lymphangioleiomyomatosis (PLAM)inmainland China[J]. Respir Med,2010,104(10):1521-1526.

3. 张曙,张歆刚,胡红,等.肺淋巴管肌瘤病 11 例报告并文献复习[J].临床肺科杂志,2012,17(1):11-13.

4. HAUPT R,MINKOV M,ASTIGARRAGA I,et al. Langerhans cell histiocytosis (LCH):Guidelines for diagnosis,clinical work-up,and treatment for patients till the age of 18 years[J]. Pediatr Blood Cancer,2013,60(2):175-184.

5. FRIEDMAN P J,LIEBOW A A,SOKOLOFF J. Eosinophilic granuloma of lung. Clinical aspects of primary histiocytosis in the adult[J]. Medicine(Baltimore),1981,60(6):385-396.

6. RADZIKOWSKA E,PRZERWA K B,WIATR E,et al. Pneumothorax in patients with pulmonary langerhans cell histiocytosis[J]. Lung,2018,196(6):715-720.

病例 32　中年吸烟男性,多饮、多尿,双肺多发囊腔

导读:中年男性患者,有长期大量吸烟史,慢性病程,反复咳嗽、活动后气促伴尿崩症表现,反复气胸,CT 提示两肺多发囊腔伴小叶间隔增厚,上述病变能否用一个病解释,下一步该如何诊治?

病 历 摘 要

患者男性,46 岁,因"反复咳嗽、气促、多饮、多尿 9 年,加重 10 余天"于 2014 年 3 月 7 日入院。

患者 2005 年无明显诱因出现咳嗽,咳少许白痰,伴活动后气促,爬 3 层楼即出现,伴多饮、多尿,每日饮水及尿量达 6 000~7 000ml,伴低热、躯干皮疹,在广东省某医院就诊,皮肤活检:非特异性改变。禁水加压素试验提示中枢性尿崩症。垂体 MRI:腺垂体稍膨隆,垂体后叶高信号消失,前后叶分辨不清。垂体柄不均匀增粗,最厚处 6mm。考虑肺朗格汉斯细胞组织细胞增生症(PLCH)可能性大。胸部 CT:双肺弥漫性小圆形薄壁过度含气影。考虑双肺弥漫性间质性病变并肺气肿。诊断为"双肺弥漫性肺间质病变并肺气肿;中枢性尿崩症、垂体朗格汉斯细胞增生症",遂予"去氨加压素""卡马西平"治疗,患者进水量及尿量有明显减少,气促如前。患者未坚持用药,3 个月后自行停药,多饮、多尿症状遂复发如前,并持续至今,气促有逐年缓慢加重趋势。

2 年前患者突发左侧胸痛、气促加重,外院就诊后考虑"左侧气胸",予胸腔

闭式引流后缓解。2014 年 2 月底,患者无明显诱因再次出现左侧气胸,在广东省另一医院就诊,考虑"左侧气胸,肺压缩达 60%;双肺弥漫性病变",予胸腔闭式引流术后气促明显缓解,一天前给予封管。为进一步明确肺部情况,2014 年 3 月 7 日转来我院。

【个人史】

曾为汽车维修工人。吸烟史:15 支/d×30 年。少量饮酒史。

【入院查体】

体温 36.6℃,脉搏 95 次/min,呼吸 20 次/min,血压 116/83mmHg,SpO₂ 98%(低流量吸氧下)。无皮疹。左侧锁骨中线第二肋间留置胸腔闭式引流管一条,末端封闭。双肺叩诊呈清音,双肺呼吸音减弱,未闻及干湿啰音。

【辅助检查】

血常规示:白细胞 $7.21×10^9/L$,中性粒细胞比率 73.2%(绝对值 $5.28×10^9/L$),嗜酸性粒细胞比率 4.8%(绝对值 $0.34×10^9/L$)。血气分析:pH 7.389,PCO_2 46.5mmHg,PO_2 109mmHg,碳酸氢根浓度 27.4mmol/L。肾功能:钠 152.4mmol/L,氯 119.7mmol/L;尿比重≤1.005。肺通气功能示:①中重度混合性通气功能障碍(FVC 3.11L,FVC%pred 70%,FEV_1 1.79L,FEV_1%pred 50%,FEV_1/FVC 57.7%);②弥散功能重度下降(D_LCO%pred 47%)。心脏彩超和全身骨扫描未见明显异常。

胸部 CT(图 32-1A):两肺见多发囊状、不规则形低密度透亮影,部分病灶囊壁稍增厚。两肺纹理增多增粗,小叶间隔增厚。考虑肺朗格汉斯细胞组织细胞增生症可能性大。

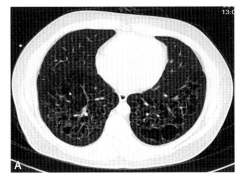 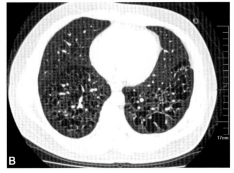

图 32-1 胸部 CT

A:2014-03-10 两肺多发病变,符合肺朗格汉斯细胞组织细胞增生症;B:2014-08-20 部分病灶较前稍进展

【诊治经过一】

入院后予以"乙酰半胱氨酸"化痰、"多索茶碱""噻托溴铵"吸入平喘等对症支持治疗。内分泌科会诊示：考虑垂体朗格汉斯细胞组织细胞增生症诊断明确，建议加用"醋酸去氨加压素片"口服。嘱患者出院后戒烟、3个月后再次住院行纤维支气管镜活检复查。

【诊治经过二】

患者于2014年8月再次就诊于我院，CT示部分病灶较前稍进展，部分囊壁变薄，部分病灶融合成更大的囊（图32-1B）。8月20日静脉全麻下施行"经胸腔镜左肺楔形切除术"。探查见左上肺表面散在黄白色区域，疱囊状，与术前CT所见相符，大小不等，质地不硬，肺表面未见凹陷征。病理示（图32-2）：送检左下肺舌段组织可见肺泡间隔断裂，多个肺大疱形成，肺泡间隔血管扩张充血，局灶有少量朗格汉斯细胞、嗜酸性粒细胞及散在淋巴细胞浸润，细支气管管腔内有少量脱落的上皮细胞，免疫组化：CD1a（少量＋）、S100（少量＋）、CD163（组织细胞＋），考虑为朗格汉斯细胞组织细胞增生症。

骨髓穿刺未见明显异常。骨髓活检：骨髓腔基本上由脂肪组织填充，仅见极少许造血细胞、粒红系增生，以中晚幼阶段为主，可见一巨核细胞为分叶核细胞，并见较多嗜酸性粒细胞。特殊染色：Fe（－），Ag（－）。

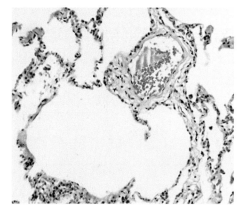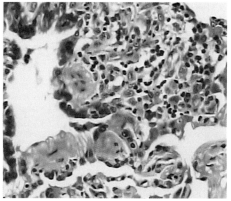

图32-2　2014-08-21经胸腔镜活检病理：左下肺舌段送检，考虑为朗格汉斯细胞组织细胞增生症，局灶有少量嗜酸性粒细胞浸润

【最后诊断】

朗格汉斯细胞组织细胞增生症（全身型）。

分析与讨论

患者为中年男性，有长期大量吸烟史，9年慢性病程，反复咳嗽、活动后气促

伴尿崩症表现,外院禁水加压素试验提示中枢性尿崩症,垂体 MRI 已提示垂体的朗格汉斯细胞组织细胞增生症,予以治疗后多饮多尿症状可缓解。但肺部的病变,外院未以一元论看待,仅针对双肺弥漫性肺间质病变并肺气肿,可见该病为罕见疾病,广大医务人员认识不足。患者为中年男性,肺部已出现肺气肿表现,而我们常见的慢性阻塞性肺疾病主要为老年患者,这时候患者年龄可以提示我们需要进一步鉴别诊断。其后患者因反复气胸来我院后,才考虑肺部病变为朗格汉斯细胞组织细胞增生症。

朗格汉斯细胞组织细胞增生症(LCH),旧称组织细胞增生症 X,是一组罕见的单核吞噬细胞系统细胞异常增生性疾病。以过量活化的朗格汉斯细胞(LC)在器官内增殖、浸润为特征性标志,可有多系统受累,包括垂体、肺、骨、皮肤、前列腺、肝脏、淋巴结和胸腺等。文献检索到我国 40 例成人朗格汉斯细胞组织细胞增生症中,有 14 例报道有肺外器官受累,为多系统朗格汉斯细胞组织细胞增生症(MS-LCH),占全部患者的 35%,肺外器官受累中,分别为垂体(6 例)、骨(5 例),甲状腺(4 例),肝脏、颌下腺各 2 例,胸腺、皮肤、睾丸、外阴、宫颈各 1 例。LCH 侵犯器官的发生率与患者的年龄相关,儿童多见单病灶或多病灶的骨损害,成人则单病灶的肺脏损害多见,局限型可向全身型发展。

肺朗格汉斯细胞组织细胞增生症(PLCH)可以是单发于肺,也可以是系统性病变的一部分。因此诊断的时候,我们尽量用一元论解释。PLCH 肺功能的异常程度和类型与肺内病变的范围和病程相关,早期的 PLCH 患者,其肺功能多正常或仅表现为弥散功能障碍,肺一氧化碳弥散量(D_LCO)早期显著下降,是该病肺功能显著特点之一。晚期可出现阻塞、限制或混合性通气功能障碍。对于弥漫性实质性肺疾病(DPLD)的患者,若肺功能检查表现为:肺总量(TLC)大致正常而残气量(RV)和肺总量(TLC)比值增高,或表现为阻塞性通气功能障碍时,需要考虑到 PLCH 的可能。

不管是 PLCH 还是 LCH,诊断的有效手段都是病理学检查,诊断的"金标准"为病理组织学检查发现特征性的朗格汉斯细胞性肉芽肿。从病理学看 PLCH 的发生、发展可分为 3 期。①富于细胞期:早期,可见大量朗格汉斯细胞浸润的肉芽肿,并可见嗜酸性粒细胞、浆细胞、淋巴细胞及少许中性粒细胞浸润,扩大后可以形成以小气道为中心的结节;②增生期:随着病情进展,由纤维母细胞向心性替代肉芽肿结节内的渗出物,伴有慢性炎症细胞浸润,肺泡上皮增生,肺泡内可见大量巨噬细胞浸润,此时朗格汉斯细胞数量是减少的,可形成对称性星状病变,小支气管的破坏及小动脉的闭塞导致组织坏死,空洞形成;③愈合或纤维化期:晚期,以纤维瘢痕组织为特征,纤维组织围绕在不同直径的囊腔周围,朗格汉斯细胞少见。不同时期的病变可以在同一标本中同时存在。此外,肺血管受累也是晚期阶段的特征。病理形式包括内膜纤维化、中膜肥大,以及由于淋巴细胞、嗜酸性粒细胞浸润而发生的管腔闭塞。病理标本的取材困难也成为该病延误诊治的一大原因,所以对于有类似临床表现的患者,应尽早想到该病的可能,尽早取活检进行病理检查,做到早发现、早诊断、早治疗。

PLCH 是弥漫性间质性肺疾病中容易合并肺动脉高压的疾病之一,PLCH 的患者合并肺动脉高压提示预后不良,建议对于有活动后气促或有肺功能受损的PLCH 患者,常规行心脏彩超,以明确是否合并肺动脉高压,同时,确诊 PLCH 患者需行垂体 MRI、全身骨扫描、骨髓穿刺及骨髓活检等评估是否有肺外受累。

（唐雨豪　魏书珊　张筱娴）

专 家 评 析

刘杰主任医师:朗格汉斯细胞组织细胞增生症(LCH)是一种罕见的疾病,20~40 岁的男性患者多见,大部分为吸烟者,临床表现为良性和迁延过程,根据受累器官可分为局限型和全身型。成人肺朗格汉斯细胞组织细胞增生症(PLCH)多是单器官受累,多系统受累时通常累及器官包括:肺、骨骼、垂体、甲状腺、皮肤、淋巴结等。该例患者主要临床表现为尿崩症,反复气胸,活动后呼吸困难,胸部影像学提示双上中肺弥漫性结节及囊腔并存的病变时,须高度拟诊 PLCH。肺部组织病理检查,如显示典型的以细支气管为中心的星状间质性结节和囊腔,肺LCs 的 CD1a 和 S-100 阳性,可以确诊。目前没有特异性治疗方法,戒烟有助于延缓肺功能下降。

参 考 文 献

1. 柯翾. 成人肺朗格汉斯细胞组织细胞增生症 2 例报道并文献复习[D]. 武汉:华中科技大学. 2015.

2. SUNDAR K M, GOSSELIN M V, CHUNG H L, et al. Pulmonary Langerhans cell histiocytosis:emerging concepts in pathobiology, radiology, and clinical evolution of disease[J]. Chest, 2003,123(5):1673-1683.

第六章　钟南山院士大查房的嗜酸性粒细胞增多性肺疾病

病例 33　反复高热、颈面部肿胀,肺部阴影

导读:青年男性患者,慢性病程,外周血嗜酸性粒细胞增多,多个器官组织受累,辗转多家大医院,诊断困难,曾经诊断为结核、木村病、坏死性肉芽肿性血管炎等,但治疗均无效,最后经反复病理活检及会诊后确诊。

病历摘要(第一部分)

患者男性,30岁,五金厂工人。因"反复发热、咳嗽近2年,加重3个月"于2014年11月21日入院。

自2013年初起,患者无明显诱因出现咳嗽,单声咳为主,白天较明显,咳嗽时不伴喘息,咳少量白黏痰;发热前畏寒,体温突然升高,伴寒战,热峰38.5~39.0℃,服用退烧药后可渐降至正常,退热时伴大汗,无夜间盗汗;常伴鼻塞,无流涕、喷嚏,无鼻后滴漏感,偶感咽痛、肌肉酸痛;每次发热均至当地医院住院,胸片示"左肺炎",具体诊疗不详,体温正常后好转出院。但上述症状仍反复出现。

2014年3月,患者再次出现发热,体温最高39.0℃,发现右侧颈部淋巴结肿大,半个月后左侧颈部淋巴结肿大,表面有发热感,按之疼痛,缓慢增大,予抗生素治疗(具体不详)后热退,颈部淋巴结无变化,遂至阳春市某医院就诊,行右颈部颌下淋巴结活检术,术后病理诊断:"符合淋巴结干酪样坏死性结核",遂予抗结核(异福酰胺+乙胺丁醇)治疗2个月余,症状反复,后改用标准四联抗结核方案治疗4个月。颈部淋巴结肿大无好转。

2014年9月,患者出现颈部和颌面部肿大,伴持续发热,性质同前,遂至广

州市某专科医院住院,热峰波动于 39.0~40.2℃,需服用"尼美舒利"降温,维持约数小时再次出现寒战、发热。住院期间行多项检查(详见辅助检查),予抗肺结核治疗("异烟肼 0.3g 1 次/d;利福喷汀 0.45g 2 次/周;乙胺丁醇 750mg 1 次/d;吡嗪酰胺 0.15g 1 次/d;链霉素 0.75g 1 次/d"),并先后联用多种抗生素"头孢哌酮钠-他唑巴坦钠 2.0g,2 次/d(2014-09-26—2014-09-29);美洛西林钠-舒巴坦钠 5.0g,2 次/d(2014-09-29—2014-10-17);左氧氟沙星 0.5g 1 次/d(2014-09-29—2014-10-27);哌拉西林钠-他唑巴坦钠 4.5g 3 次/d(2014-10-17—2014-10-27);罗红霉素 0.15g,2 次/d(2014-10-20—2014-11-07)"抗感染,"氟康唑"抗真菌等治疗。患者仍反复高热。

【外院检查】

1. 当地某医院

胸片(2014-02-25):左下肺感染,左侧少量胸腔积液。

血沉:30mm/h(2014-02-26),44mm/h(2014-05-02)。

胸部 CT(2014-02-27):左下肺感染伴肺不张;双肺多发散在感染灶;右肺上叶后段点状高密度影;双侧胸膜增厚粘连,左侧胸腔积液。

右颌下肿物活检(2014-05-13):病理诊断符合淋巴结干酪样坏死性结核。

2. 广州市某医院(2014-09):

监测血嗜酸性粒细胞比率 12.4%~15.3%,血沉 46mm/h,PCT 0.27ng/ml。肺炎支原体抗体阳性(1:320)。多次痰涂片找抗酸杆菌、TB-SPOT 和痰 TB-DNA 阴性;血细菌培养和真菌 G 实验阴性;Anti-HCV、HIV 抗原/抗体、HBsAg、梅毒螺旋体均为阴性;风湿三项:CRP 102mg/L,ASO 46.80IU/ml,RF 13.80IU/ml。超敏 C 反应蛋白 30.12mg/L。自身免疫抗体、血清 CEA 均正常。

胸片(2014-09-27):左下肺野阴影并左侧少量胸腔积液,考虑感染性病变,结核待排。

胸片(2014-11-08):左下肺阴影并左侧少量胸腔积液,考虑感染性病变可能性大,与 2014-09-27 胸片对比左下肺病灶及左侧胸腔积液较前增多。

胸部 CT:左下肺斑块影并左侧少量胸腔积液,考虑感染性病变可能性大。

颈部彩超:左颈部多发低回声团块,最大约 5.0cm×1.8cm(多个融合);右侧颈部多发肿大淋巴结,最大约 2.9cm×1.0cm,部分融合成团。

2014 年 10 月 11 日先后行 4 次气管镜内镜检查,镜下所见:①支气管炎症改变;②左下叶背段亚支、内前基底段坏死物性质待查:痰栓? 结核? 霉菌? 肿瘤? 支气管冲洗液涂片:少量支气管上皮细胞及炎症细胞,未见癌细胞。冲洗液培养未见细菌、真菌生长,涂片未找到抗酸杆菌。病理:左下基底段为坏死组织、渗出的纤维素和中性粒细胞。行病变部位局部治疗。

广州某医院左颈淋巴结活检病理会诊：嗜酸性粒细胞性肉芽肿性淋巴结炎。

【既往史、个人史、家族史】

多年"鼻窦炎，鼻息肉"病史，2010 年及 2014 年 5 月于外院行手术治疗，仍时感鼻塞；2011 年患"口腔溃疡"，广东省某医院治疗 1 个月后痊愈（用药不详）；抗结核治疗时曾考虑"药物性肝损害"，复查肝功能正常；吸烟 10 余年，5~6 支/d，已戒烟 1 年。家族史无特殊。

【入院查体】

体温 36.8℃，脉搏 74 次/min，呼吸 20 次/min，血压 107/72mmHg；SpO_2 97%（吸空气下）。发育正常，体型消瘦，神态清晰，体位自动，面容安静，查体合作。双侧颈部可触及多发肿大淋巴结，大小约 1.5cm×3.0cm，质硬，表面光滑，皮温稍偏高，活动度一般，与周围组织粘连，压痛（+），伴左侧腮腺肿大（图 33-1A）。听诊双肺呼吸音清，左下肺呼吸音减弱，双肺未闻及干湿啰音。心、腹体检未见明显异常。

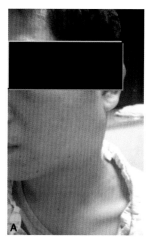
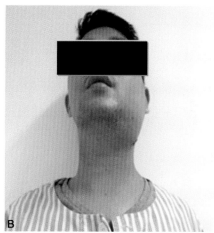

图 33-1　左颈部肿胀

A：2014-11 入院时颈部淋巴结肿大，伴左侧腮腺肿大；B：2015-01-29 再次出现左颈部、颌面部肿胀，且进行性增大。

【辅助检查】

血常规（2014-11-22）：白细胞 11.17×10^9/L，嗜酸性粒细胞比率 8.6%（0.96×10^9/L），血红蛋白 77g/L，血小板 326×10^9/L。血常规（2014-12-10）：白细胞 15.36×10^9/L，嗜酸性粒细胞比率 0.3%（0.05×10^9/L），血红蛋白 97g/L，血小

板 $511 \times 10^9 / L$。血沉 37mm/h，超敏 CRP 31.57mg/L，肝功能八项：谷丙转氨酶 175.1U/L，白蛋白 29.6g/L，γ-谷氨酰转肽酶 74.7U/L（复查正常）。

肺肿瘤五项：NSE 21.76ng/ml，CA125 97.96U/ml。血脂四项：胆固醇 2.58mmol/L，甘油三酯 1.04mmol/L，HDL 0.49mmol/L，LDL 1.66mmol/L。凝血功能：PT 12.2 秒，PTINR 0.9，APTT 45.9 秒，纤维蛋白原 3.74g/L，PPT 比率 1.37。D 二聚体 783ng/ml。

诱导痰：中性粒细胞 83.5%，嗜酸性粒细胞 1%。BALF：中性粒细胞 67%，嗜酸性粒细胞 0.5%。FeNO 10ppb。

专项变应原：鸡蛋白、牛奶、鱼、小麦、花生、黄豆（fx5）1.68kU/L，2 级；屋尘、户尘螨、粉尘螨、蟑螂（hx2）0.77kU/L，2 级；点青霉/分枝孢霉/烟曲霉/白念珠菌/交链孢霉/蠕孢霉（mx2）0.74kU/L，2 级；总 IgE 548kU/L。T 细胞亚群：CD3$^+$细胞/淋巴细胞 43.5%；CD3$^+$CD4$^+$细胞/淋巴细胞 17.6%；CD3$^+$CD8$^+$细胞/淋巴细胞 21.3%；CD3$^+$CD4$^+$/CD3$^+$CD8$^+$ 0.83。抗核抗体定量、血管炎两项、抗心磷脂抗体均阴性。PCT 0.12ng/ml。

血培养、骨髓培养均为阴性。痰细菌培养阴性，真菌培养近平滑念珠菌×10^5 菌落数/ml。真菌 G 试验、真菌 GM 试验阴性。3 次痰找抗酸杆菌阴性、痰 TB-DNA 阴性、痰刷检找抗酸杆菌阴性。

颈部浅表淋巴结彩超（2014-11-25）：左侧颈部多发实性团块（10mm×18mm，9mm×16mm 等等），考虑淋巴结肿大。腹部彩超：脾脏稍大（40cm×101cm）；腹主动脉旁未见淋巴结声像。

肺功能（2014-11-26）：①轻度限制性通气功能障碍（FVC 3.4L，FEV$_1$％pred 81%，FEV$_1$/FVC 88.5%）；②支气管激发试验阴性（累计吸入组胺 7.8μmol，FEV$_1$ 下降<20%）；③弥散功能中度下降（D$_L$CO 占预计值 47%）。

鼻窦+胸部 CT（2014-11-27，图 33-2A）：①左下肺巨大团块影；②左侧胸腔少量积液积气；③全组鼻窦炎；④左侧腮腺、左侧咽旁间隙等广泛软组织肿胀并多发淋巴结肿大；⑤颅脑 CT 平扫未见明确病变。

行骨髓穿刺+骨髓活检术（2014-11-24）：

骨髓象：粒系增生活跃，嗜酸性粒细胞多见，部分细胞胞质颗粒多增粗，考虑反应性增生型骨髓象，未见典型淋巴瘤细胞及其他特殊异常细胞；增生性贫血，铁染色提示细胞内铁减少，外铁不少。

骨髓活检病理（图 33-3）：送检骨髓组织增生大致正常，粒红比例大致正常，粒红系增生以中晚幼阶段为主，巨核以成熟分叶核为主，其间有一些嗜酸性粒细胞及淋巴细胞，特殊染色：Fe（-），Ag（-）；免疫组化：CD34（-）、

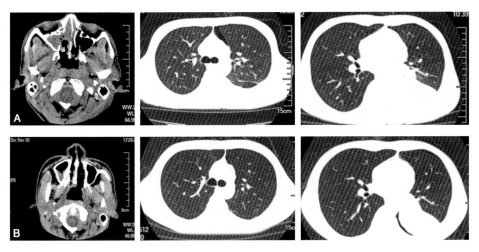

图 33-2　**鼻窦+胸部 CT**

A:2014-11-27,①左下肺巨大团块影;②左侧胸腔少量积液积气,左肺压缩约 10%,心包少量积液;③全组鼻窦炎;④所见左侧腮腺、左侧咽旁间隙、左颊部及左侧颈根部、左锁骨上窝广泛软组织肿胀并多发淋巴结肿大。B:2014-12-8,①左下肺巨大团块影同前;②右下肺后基底段局灶支气管扩张并轻度炎症,原余左肺炎症基本吸收;③左侧胸腔少量积液积气,较前减少,心包少量积液已吸收;④全组鼻窦炎较前改善。

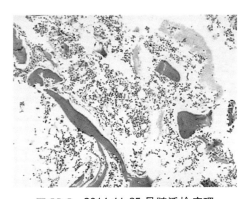

图 33-3　**2014-11-25 骨髓活检病理**

CD117(-)、MPO(+)、CD235a(红系+)、CD61(巨核+)、CD20(-)、CD3(少量+);请结合临床。

左侧颈部淋巴结活检术(2014-11-25,图 33-4):左颈部淋巴结送检,淋巴结组织中可见大片坏死,组织细胞增生,嗜酸性粒细胞浸润;左颈淋巴结特殊染色:抗酸(-)、六胺银(-)、AB(-)、PAS(-);免疫组化:CD3(小淋巴细胞+)、S100(灶+)、CD1a(-)、CD5(散在+)、CD30(+)、CD20(滤泡+)、CD15(+);组织改变为嗜酸性粒细胞增生性病变,建议临床进一步检查。

经气管镜检查(2014-11-28,视频 33-1):镜下左主支气管及左下肺支气管可见大量白色物质附着,左下叶支气管结构消失,可见残腔样改变。经气管镜活检病理(图 33-5):左下叶送检物为凝固性坏死灶,部分区域组织轮廓尚存,其中可见中性粒细胞及细菌团。特殊染色:抗酸(-)、六胺银(-)、革兰氏(+)、PAS(-)、纤维素(少量+)。

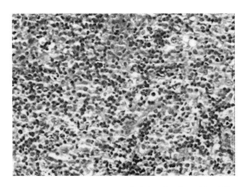

图 33-4　2014-11-25 左侧颈部淋巴结活检

视频 33-1　2014-11-28 气管镜

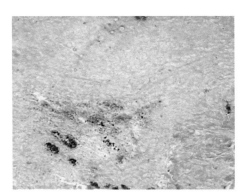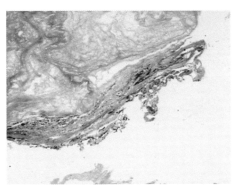

图 33-5　2014-11-28 经气管镜活检

【院士大查房】

2014 年 12 月 9 日患者病情复杂,为明确诊断及制订下一步诊治措施,钟院士查房并组织全所讨论。

曾庆思主任医师(放射科):患者 2014 年 11 月 27 日胸部 CT 与 2014 年 2 月 27 日和 2014 年 11 月 8 日相比,左侧胸腔积液增多,左肺压缩约 10%;心包少量积液。左下肺感染伴肺不张演变为左下叶支气管狭窄闭塞,左下肺实变呈大片团块状软组织密度影,平扫呈等及稍低密度,增强肿块不均匀强化,其内可见大片状无明显强化坏死区,肿块内可见左下肺动脉分支走行。不考虑单纯的感染性病变。左侧腮腺、左侧咽旁间隙、左颊部及左侧颈根部、左锁骨上窝广泛软组织肿胀并多发淋巴结肿大。纵隔淋巴结未见肿大。鼻窦平扫可见,全组鼻窦炎。

2014 年 12 月 8 日经"甲泼尼龙"和"环磷酰胺"联合治疗后,左下肺巨大团块影同前,右下肺后基底段局灶支气管扩张并轻度炎症,原余左肺炎症基本吸收。左侧胸腔少量积液积气,较前减少,心包少量积液已吸收。全组鼻窦炎较前改善。左下肺的巨大团块影和左颈部广泛的淋巴结肿大两处病变性质待定,结合病史,考虑新生物或嗜酸性粒细胞性肺浸润相关疾病,活检明确左下肺肿物病理性质后,决定该病灶的治疗方案;颈部病灶建议请口腔科会诊决定是否手术活检或切除。

　　顾莹莹主任医师(呼吸病理中心):会诊广州市某医院病理科玻片,送检淋巴结组织可见嗜酸性粒细胞弥漫浸润,可见嗜酸性脓肿和坏死。我院送检左颈淋巴结取材较好,可见大片坏死,组织细胞增生,嗜酸性粒细胞浸润,结合免疫组化结果考虑:滤泡灶性小淋巴细胞和嗜酸性粒细胞增生性病变。左下叶病变经支气管镜肺活检取材,送检物为凝固性坏死灶,部分区域组织轮廓尚存,其中可见中性粒细胞及细菌团,特殊染色革兰氏菌阳性,未找到分枝杆菌等特殊细菌,未见肿瘤细胞,结果无特异性。

　　综上,从病理学角度,可考虑为嗜酸性粒细胞增生性疾病:①嗜酸性粒细胞增生性淋巴肉芽肿;②患者左肺下叶有坏死物质,故建议临床注意排除 EGPA;③嗜酸性粒细胞增多症,建议临床进一步检查。

　　李时悦院长:支气管镜下检查,气管道至气管分叉无狭窄,黏膜无改变,患者左下叶支气管结构消失,可见残腔样改变,大量灰白色絮状坏死物。于镜下取灰白色组织,肺活检只见坏死组织,无特异性。对于血管炎只有小于10%的少数病例,可经支气管肺活检取得足量的组织进行诊断;本病例经支气管获取的标本显示无 EGPA,也不足以排除坏死性肉芽肿性多血管炎(GPA)的诊断。

　　黄振倩主任医师(血液科):患者为青壮年男性,表现为发热咳嗽、肺部阴影和颈部淋巴结肿大,外周血嗜酸性粒细胞轻中度增多,不像是感染反应性的嗜酸性粒细胞增多。血小板正常,骨髓穿刺和骨髓细胞学检查,骨髓组织正常,粒红比例并无异常,其间见有一些嗜酸性粒细胞及淋巴细胞,免疫组化:MPO(+),但无特异性。临床上不能排除白血病、淋巴瘤等恶性血液病可能性。建议行骨髓穿刺术查 *Bcr/abl* 基因,*Jak2V617F* 基因及嗜酸性粒细胞增多相关基因;肺活检无特异性,建议行肺活检注意取材部位;某些淋巴瘤患者多次淋巴结活检病理才查到肿瘤细胞,建议多次淋巴结活检。

　　戴冽主任医师(中山大学孙逸仙纪念医院风湿科):①患者须排除恶性肿瘤(如淋巴瘤),但目前病理不支持。②不支持木村病,肺组织病理难以支持木村病的诊断;木村病的颈部淋巴结病理为定向血管增生,颈部淋巴结肿大,多脏器浸润,肺部 CT 表现为非团块影。木村病:血管增生及坏死,病理有嗜酸性粒细胞,可见微脓肿,少见大量坏死,但发热少见。该患者目前考虑为坏死性肉芽肿性血管炎,依据是患者有鼻息肉,对激素治疗反应好,患者病理主要表现为坏死,介于 GPA 与 EGPA 之间;需要排除 IgG4 相关疾病,可完善相关检查,复查 AN-CA,该病可有鼻炎、鼻窦炎,然后到累及肺。感染与血管炎混合时可以有发热。③病情复杂,目前诊断难以定论,可以先按 GPA 治疗:目前患者累及肺且有大片坏死,建议在目前的治疗基础上,加用"环磷酰胺 0.2g 静脉滴注,隔日一次。

张清玲主任医师:患者为青壮年男性,表现为发热、外周血嗜酸性粒细胞增多,颈部淋巴结和肺部肿块。曾有慢性鼻窦炎和鼻息肉,曾有口腔溃疡,根据 GPA 的诊断标准:①鼻或口腔炎症(痛性或无痛性口腔溃疡,或者脓性或血性鼻分泌物);②胸片异常,显示结节、固定位置的浸润或空洞;③尿沉渣异常(镜下血尿,伴或不伴红细胞管型);④活检示动脉或血管周围区域的肉芽肿性炎症。符合以上 4 条标准中的 2 条或以上即可,本例患者可达到 1、2、4 条标准,可纳入 GPA 分类。要注意与其他嗜酸性粒细胞增多的疾病相鉴别,其他累及肺部和淋巴结的疾病也不能完全排除,如 EGPA,但该患者无支气管哮喘的症状不太支持,血管外肉芽肿也不明显;如 IgE 增高和颈部病变提示木村病,另外注意非典型结核分枝杆菌感染。

钟南山院士:结合听取各位意见及综合患者情况,目前应积极寻找原发病,考虑颈部和肺部病变为 GPA 的可能性大,但不排除特殊病原菌感染和血液系统恶性疾病的可能,建议进一步病理检查明确诊断,可行诊断性抗血管炎治疗。

【诊治经过】

考虑患者"GPA"可能性大,患者因经济原因未能行 PET/CT,于 2014 年 11 月 28 日—2014 年 12 月 2 日予"甲泼尼龙 40mg 1 次/d"治疗,后改用"80mg 1 次/d"治疗,2014 年 12 月 5 日起予"环磷酰胺 0.2g 隔日一次"治疗。后体温逐渐下降至正常,颈部淋巴结缩小,体温逐渐恢复正常;血嗜酸性粒细胞比率下降为 0.1%~1.0%,2014 年 12 月 8 日鼻窦+胸部 CT(图 33-2B)提示:左下肺巨大团块影同前,余病灶较前吸收,于 2014 年 12 月 10 日出院。患者出院后一直予"泼尼松 40mg 1 次/d,环磷酰胺 0.1g 1 次/d"治疗。

【出院诊断】

1. 发热、淋巴结肿大、肺部阴影查因:

肉芽肿性多血管炎?

木村病?

非典型结核分枝杆菌?

2. 鼻窦炎

分析与讨论(第一部分)

患者为青年男性,慢性病程,长期反复发热 2 年,存在颈部淋巴结肿大,左下叶支气管结构消失,可见残腔样改变,大量灰白色絮状坏死物,既往鼻窦炎病史,职业为五金工人,外周血嗜酸性粒细胞最高达15%,多次淋巴结活检病理提示坏死性肉芽肿形成,嗜酸性粒细胞浸润;肺部肿物活检提示凝固性坏死灶,部分区域组织轮廓尚存,可见中性粒细胞及细菌团。患者出现发热-淋巴结肿大-肺部阴影查因三联征,出院时诊断不明确,激素和免疫抑制剂联用有效。

患者的症状并无特异性,颈部淋巴结肿大是其特征之一,区分局部和全身淋巴结肿大可有助于鉴别诊断。临床上将仅累及1个区域归类为局部淋巴结肿大,2个或以上区域为全身淋巴结肿大。该患者全身查体未发现其他部位淋巴结肿大,胸部、腹部影像超声检查,未见纵隔和腹部淋巴结增大。该患者只能认为是颈部淋巴结肿大。不同性质的疾病都可以导致颈部淋巴结肿大,如头颈部或全身性的感染,如EB病毒、巨细胞病毒、肺结核等分枝杆菌感染或传染性单核细胞增多症;自身免疫性疾病,如菊池病(Kikuchi病)、木村病(Kimura病)等;头颈部恶性肿瘤,如鼻咽癌;其他部位的转移,如肺、食管肿瘤;全身性肿瘤,如淋巴瘤。

患者在应用激素和免疫抑制剂治疗前,多次血常规结果显示嗜酸性粒细胞增多,但要定义嗜酸性粒细胞增多综合征,需要两次相隔6个月的中至重度的外周血嗜酸性粒细胞增多(即 $\geqslant 1.5 \times 10^9/L$)。该患者仅发病时,在外院的血细胞计数达到该指标。另外,诊断肺嗜酸性粒细胞增多综合征需要有器官嗜酸性粒细胞浸润依据。患者肺组织活检并未发现特异性,纵隔淋巴结不大,未行支气管肺泡灌洗,颈部淋巴结活检多次发现嗜酸性粒细胞浸润,诊断肺嗜酸性粒细胞增多综合征尚未能成立。

截至此阶段,怀疑患者为GPA,GPA是一种复杂、免疫介导的疾病,病因不明,感染、遗传和环境可能是其危险因素。GPA被认为是ANCA相关性血管炎的一种,另外两种为显微镜下多血管炎(MPA)和EGPA。ANCA根据抗原不同,分为蛋白酶3(PR3-ANCA)和髓过氧化物酶(MPO-ANCA),ANCA阳性不是此类疾病诊断的必备条件。大约85%的GPA患者ANCA阳性,局限性GPA患者ANCA可为阴性。本例患者多次查ANCA皆为阴性。

约1/4的GPA始于呼吸道受累,表现为慢性鼻-鼻窦炎,气管支气管狭窄、非特异性炎症或肺实质结节,可出现非干酪样中心性坏死,甚至形成空洞。显微镜下可见血管存在炎症细胞透壁浸润,伴周围组织的肉芽肿性炎症。浸润炎症细胞包括中性粒细胞、淋巴细胞、多核巨细胞和嗜酸性粒细胞,嗜酸性粒细胞通常较少。但是,肺活检、外周血、胸腔积液中嗜酸性粒细胞增多的嗜酸性粒细胞变异型病例均已有报道。该患者初始评估ANCA阴性,鼻窦CT示鼻窦炎,外周血和淋巴结活检示嗜酸性粒细胞增多,肾功能未见明显损害。此外,GPA嗜酸性粒细胞变异型应与EGPA相鉴别。

病毒或细菌感染可诱发疾病缓解期的GPA发作,该患者自2013年初起多次因感染发热、肺部病灶住院,2014年才出现颈部淋巴结肿大。

GPA的治疗包括两部分:免疫抑制的初始治疗以诱导缓解,以及免疫抑制维持治疗。初始治疗时,不可单用糖皮质激素,轻症可联合甲氨蝶呤,中重症选择联合环磷酰胺(利妥昔单抗备选,较昂贵,可在环磷酰胺抵抗后考虑应用)。甲氨蝶呤毒性低,但复发率要高,所以推荐未累及肾脏的局限性轻症患者。环磷酰胺可口服或静脉给药,一般持续治疗3~6个月,可诱导出现稳定的缓解状态;应用环磷酰胺时,应密切监测白细胞与中性粒细胞计数。该患者选择"甲泼尼龙80mg 1次/d联合环磷酰胺0.2g静脉滴注,隔日一次";好转后,改为口服"泼尼松40mg 1次/d和环磷酰胺0.1g 1次/d"。患者初始对激素联合免疫抑制剂的治疗反应良好,但出院仅4日,症状席卷重来,详见第二阶段记述。

病理科医师考虑的嗜酸性粒细胞增生性淋巴肉芽肿,即木村病,其好发于亚洲人,临床上比较少见。是一种累及头颈部皮下组织和淋巴结的炎症性疾病,可累及大唾液腺,表现为腮腺一侧或双侧缓慢增大,常伴有血清IgE水平增高和外周血嗜酸性粒细胞增多。病理镜下可见血管大量增生,血管内皮细胞肿胀并明显增大,内皮增生区内有大量的淋巴细胞和嗜酸性粒细胞浸润,淋巴滤泡形成,嗜酸性粒细胞密集形成局限性的"嗜酸性小脓肿"灶。正如中山大学孙逸仙纪念医院戴冽教授所言,该患者病理和临床表现不太符合,目前木村病支持依据不足。

最后,结核分枝杆菌或非典型分支杆菌感染亦可引起发热和肺部病变,在数周至数月间出现多个增大的颈部淋巴结肿大。虽患者结核相关检查皆为阴性,仍需考虑非典型分支杆菌等特殊病原感染。

病历摘要(第二部分)

出院后第4天(2014-12-13),患者再次发热,体温38.2℃,可自行下降,随后左颈部、颌下逐渐增大,拟诊"GPA"至广州某医院风湿科住院诊治。

【辅助检查】

血常规无异常,血沉20mm/h;C反应蛋白15.0mg/L;补体正常;狼疮、血管炎等抗体(-);2次血细菌培养、厌氧菌培养及真菌培养均阴性;1次真菌D-葡聚糖、GM试验阴性;2次痰找抗酸杆菌阴性;1次痰结核DNA检查阴性。

胸片(2014-12-22):左肺下叶团块影,左侧液气胸,左肺体积压缩约20%。

左颈部肿物活检(2014-12-23),病理:淋巴结片状坏死,周围上皮样组织细胞增生,伴较多嗜酸性粒细胞浸润,符合炎症性病变,未排除感染。广州某医院病理:结合临床,符合GPA肺和淋巴结改变。

【诊治经过】

2015年1月6日患者再次出现发热,伴有咳嗽、咳黄黏痰,无畏寒、寒战,痰培养示大肠埃希菌感染,痰真菌培养示镰刀菌生长。真菌镜检(+)。

2015年1月9日予"阿米卡星0.4g 1次/d"抗感染后2015年1月10日无再发热,淋巴结无缩小。

2015年1月14日—2015年1月18日予"甲泼尼龙500mg 1次/d、环磷酰胺0.2g隔日一次、环孢素50mg 2次/d、沙利度胺100mg/d"治疗5天,加用"复方磺胺甲噁唑片(磺胺甲噁唑800mg,甲氧苄啶160mg)960mg 2次/d"抗感染,患者淋巴结缩小,复查胸片对比2015年1月6日片:左肺下叶背段、后基底段肿块大小较前无明显变化,现其内见空洞形成。

2015年1月19日—2015年1月23日,续予"甲泼尼龙"减量,250mg×2d、120mg×2d、80mg×1d,余免疫抑制剂不变。2015年1月22日患者再次出现高热,体温最高40℃,查PCT:0.35ng/ml;胸部CT示左肺下叶实变、炎症肉芽形成,局部合并支气管扩张,可能合并支气管胸膜瘘,建议增强扫描;余肺见多发渗出性病变,以右侧为多。

2015年1月23日行骨髓穿刺,骨髓细胞学示:考虑慢性病贫血骨髓象。骨髓细菌培养(-)。因患者感染征象加重停用"甲泼尼龙"和其他免疫抑制剂抗GPA,只予"甲泼尼龙40mg口服、复方磺胺甲噁唑片"外,加用"阿米卡星0.4g 1次/d、左氧氟沙星片500mg 1次/d、青霉素640万U 2次/d"抗感染;予"异烟肼0.3g 1次/d,利福平0.3g 1次/d,乙胺丁醇0.75g 1次/d,吡嗪酰胺0.5g 3次/d"抗结核治疗(至2015年1月27日因胆红素升高停止抗结核药)。

2015年1月27日复查PCT 2.30ng/ml;C反应蛋白203.00mg/L。胸片(2015-01-29):左肺下叶渗出性病变并空洞形成,右肺上叶少许炎症,病变均较前增加;左侧少量胸腔积液。2015年1月30日"甲泼尼龙"减为20mg。其间查2次抗酸杆菌涂片阴性,1次TB-DNA阴性;1次痰培养示肺炎克雷伯杆菌;1次真菌D聚糖、真菌抗原试验(-);多次行血培养,其中3次阴性,1次表皮葡萄球菌(+)。

上述治疗后,患者仍有发热,并于2015年1月29日再次出现左颈部、颌面部肿胀,且进行性增大(图33-1B),请我院陈荣昌院长会诊。

分析与讨论(第二部分)

患者以发热和颈面部肿胀再次入院,左侧液气胸加重,炎症指标稍高,自身抗体检查仍为阴性,再次行左颈部肿物活检,病理认为符合 GPA 肺和淋巴结改变;根据《ROSAL & Ackerman 外科病理学》,GPA 时淋巴结可发生广泛凝固性坏死。以 GPA 为主线,我们加大了环磷酰胺和激素的用量,并加用了免疫抑制剂环孢素、复方磺胺甲噁唑片和沙利度胺,但患者的症状并未如上次反应良好。甲泼尼龙大剂量冲击治疗患者淋巴结可缩小,但该患者仍反复出现发热和颈部淋巴结肿大。

如第一阶段的分析所述,通过联合使用环磷酰胺和糖皮质激素,进行 3 个月的初始免疫抑制治疗,85%~90% 的 GPA 患者可获临床缓解。随后的免疫抑制维持治疗,通常持续 12~18 个月。GPA 复发很常见,并且某些患者会有多次复发。但是该例患者并未完成初始治疗,达到完全缓解,疾病的反复不能认为是复发。完全缓解的定义为不存在活动性疾病,其标准:①不存在全身炎症性疾病(如浆膜炎和发热);②肺部浸润完全缓解或形成稳定瘢痕且无活动性炎症的征象;③尿沉渣镜检不再有活动性发现且肾脏功能稳定或改善。患者一直未出现肾损害征象,但反复发热,颈面部淋巴结用药后可缩小,又反复肿大,肺部病灶坏死液化,形成空洞,病程并未缓解。

此时,我们需要重新考虑疾病的范围是局部还是全身? 疾病的性质是良性还是恶性? 诊断是否准确? 用药是否得当,剂量和疗程是否足够? 是否存在药物抵抗? 下一步的诊治如何进行?

病历摘要(第三部分)

我院陈荣昌院长会诊,认为:①是全身系统性疾病,但需要重新考虑患者的诊断方向,以反复颈部淋巴结肿大为线索;②肺部特殊菌感染一定存在,建议回我院行支气管镜寻找病原学进一步的检查。

【诊治经过一】

再入院后完善相关检查,2015 年 2 月 4 日至我院行支气管镜检查,我院细菌室检查示:肺炎克雷伯菌+大肠埃希菌+诺卡菌,于 2015 年 2 月 6 日予"复方磺胺甲噁唑 960mg 4 次/d,阿米卡星 0.4g 1 次/d,亚胺培南-西司他汀钠 1.0g 4 次/d"治疗。

胸部 CT(2015-02-10,图 33-6):与 2014-12-08 CT 对比,①左下肺团片影较前缩小,考虑特殊菌感染并坏死、液化,空洞形成;②右上肺尖段前段及左上叶尖

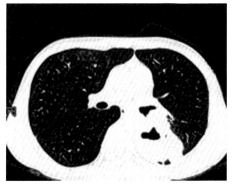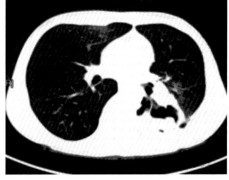

图 33-6　2015-02-10 胸部 CT

后段、舌段炎症,并右上肺尖段、左上叶舌段轻度支气管扩张;③右下肺后基底段局灶支气管扩张同前,炎症较前吸收;④左侧胸腔少量积液积气较前吸收,左上肺复张。

2015 年 2 月 10 日患者病情反复,双肺阴影的性质不明,考虑 GPA 在肺部浸润合并感染? 为指导下一步的诊治策略,钟院士查房并组织第二次全所讨论。

张清玲主任医师:患者病情再次加重,仍有发热,伴有颈部淋巴结再度肿大,使用激素加免疫抑制剂且无明显其他加重因素的情况下病情加重;再次使用环磷酰胺(CTX)+激素治疗效果不佳,应该考虑其他诊断。如果将患者的慢性鼻-鼻窦炎归因于 GPA,与 EGPA 相比,GPA 一般不会出现鼻息肉,而更多表现为鼻部的破坏性病变,如鞍鼻和鼻中隔穿孔。患者曾于 2010 年和 2014 年两次行手术治疗,这一点作为支持 GPA 需要引起我们的注意。

对于 GPA 外院已考虑到激素和环磷酰胺的剂量和疗程是否足够,加大激素剂量后,患者确实有所好转;另外是否存在环磷酰胺抵抗,而需更换为"利妥昔单抗"。虽然两次颈部淋巴结病理结果分别是嗜酸性粒细胞增生性疾病,符合 GPA 肺和淋巴结改变,但病理表现并不典型,也不能明确诊断,建议寻找更多的临床证据。

李时悦院长:2015 年 2 月 4 日患者在陈荣昌院长的建议下,至我院行加急的支气管镜检查,镜下双侧鼻腔见大量结痂,支气管镜不能通过,经口进镜。气管通畅,黏膜光滑,隆突锐利。右主支气管通畅,上叶、中叶、下叶支气管和隔断亚段支气管通畅,黏膜光滑,少量白色分泌物,未见新生物。左主支气管可见白色物质附着,下叶背段可见空腔形成,表面大量白色物质附着,上叶支气管及各段、亚段支气管通畅,黏膜光滑,多量白色分泌物,未见新生物。

GPA 患者可表现为鼻结痂,下呼吸道可表现为支气管狭窄、肿块性病变,该

243

患者都有,但并无咯血等症状,气道光滑,气管黏膜光滑,不像 GPA 气道表现。必要时可进行受累鼻或鼻窦组织的活检,对受累的区域进行支气管肺泡灌洗,看是否有肺泡出血或找到恶性肿瘤细胞。支气管镜下取不到满意的标本,可采取开胸或胸腔镜进行肺活检。

卓超主任医师(微生物室): 患者为青年男性,慢性病程,已用大量激素、免疫抑制剂和抗生素治疗,病情仍反复恶化。除了 GPA 血管炎性疾病,还应考虑感染性疾病和恶性肿瘤。其他肉芽肿性疾病进程也可引起与 GPA 相似的慢性鼻-鼻窦病变,感染性疾病里有麻风、结核感染、非结核分枝杆菌、梅毒、鼻孢子虫病和真菌等,结节病、恶性肿瘤需要考虑致死性中线性肉芽肿和非角化性鼻咽癌,必要时查 EB 病毒。留取分泌物培养出诺卡菌,根据药敏行抗感染治疗。

黄振倩主任医师(血液科): 患者使用足量的"甲泼尼龙"和"环磷酰胺"后,颈部淋巴结可缩小,淋巴瘤患者的化疗方案中也包括激素和免疫抑制剂。如果患者是 GPA,联合使用"糖皮质激素"和"环磷酰胺",诱导缓解率可达80%,但该患者未出现明显缓解期,病程较长,发展到现在疾病恶性程度似乎增加,大剂量免疫抑制剂和抗感染并不能使患者状态明显好转。淋巴瘤的临床症状表现较多变,有时需多次取淋巴结活检,才能找到瘤细胞。

目前病理不支持淋巴瘤,骨髓细胞形态学正常,但发热、外周血嗜酸性粒细胞增多和淋巴结肿大都可以用淋巴瘤的继发反应解释,建议进一步取肺活检和淋巴结活检;普通的影像超声检查只发现了肺部和颈部的明显病灶,很多淋巴瘤类型是高代谢的,PET/CT 有助于发现其他部位病灶,也可以帮助选取活检部位,建议完善 PET/CT 检查。

陈荣昌院长: 患者为青壮年男性,主要表现为发热、颈部淋巴结肿大和肺部阴影。肺部的病变大量液化坏死,形成空洞,肺功能显示弥散中度下降,有少量胸腔积液,有过心包积液,多浆膜腔受到累及,提示这是一个全身系统性的疾病,这是鉴定一个疾病的第一步,了解是全身还是局部疾病。

第二步是看嗜酸性粒细胞的浸润程度,与病因之间的相关关系,颈部淋巴结活检可以看到大量嗜酸性粒细胞浸润,外周血嗜酸性粒细胞在激素和免疫抑制剂的使用下,可以快速恢复正常水平。嗜酸性粒细胞增多,更像是疾病引起的继发性反应,嗜酸性粒细胞增多和迁移到相关病灶是受到了原发疾病的刺激和趋化。

第三步,看其他器官是否受到累及,目前的检查,并未发现肺部和颈部淋巴结以外的病灶。可以扩展检查的手段,如 PET/CT。早期诊断难,需要继续追踪和观察,疾病若继续进展,或许会有所表现。

第四步,看病程长短和患者的全身状态。病程为慢性病程,此次再返院表现为急性状态,患者全身状况较差,疾病表现出一定的恶性病质。

第五步,枳极寻找颈部淋巴结肿大和肺部病灶的原发病因,患者疾病表现不典型,可能为罕见疾病,也可能是常见病的不典型表现。

第六步,明确是否合并其他疾病,如特殊病原体感染。患者曾依照 GPA 系统性血管炎的规范治疗,对激素和免疫抑制剂治疗有反应,但反应不佳,考虑到 GPA 对环磷酰胺抵抗较少,用药疗程较规范,因此血管炎的可能性明显降低;血液系统疾病,特别是淋巴瘤要重点考虑。

第七步,密切观察患者的病情,规整目前有的病理资料,进行会诊和讨论;确定活检部位、取材方法,进一步活检;如诺卡菌感染证据明确,抗感染治疗要足量、全程;患者全身情况差,注意维持营养和内环境稳定。

钟南山院士:听取各位意见及综合患者情况,目前应积极寻找原发病,考虑颈部和肺部病变为淋巴瘤可能性大,建议进一步病理检查明确诊断,必要时可行胸腔镜肺活检。

【诊治经过二】

大查房后 2 天,我院会诊广州某医院病理(2015-02-12,图 33-7):左颈部肿物送检,淋巴结组织广泛凝固性坏死,仅在边缘见残留的淋巴组织,在增生的小淋巴细胞及嗜酸性粒细胞、组织细胞的背景下,可见呈弥漫片状分布的体积中等大小的异型细胞,核不规则,有分叶,折叠,胞质透亮,免疫组化:CD68(组织细胞+)、CD56(−)、CD3(+)、CD7(+)、CD5(+)、CD20/CD79a(少量 B 细胞+)、CD4(−)、Ki67(约 40%+)、CD8(+)、CD2(+)、CD21(−)、CD30(−)、CD15(−);组织改变为淋巴结 NK/T 细胞性淋巴瘤;补做细胞毒标记:粒酶 B、穿孔素、TIA-1(+);原位杂交:EBER(+)。

结合病理结果考虑患者淋巴瘤合并感染,加用"泼尼松 15mg 口服",观察体温变化,必要时可行"阿米卡星"气管镜下治疗。

2015 年 2 月 11 日查血常规:白细胞 $7.0×10^9$/L,中性粒细胞比率 76.0%(绝对值 $5.3×10^9$/L),嗜酸性粒细胞比率 0.5%,血红蛋白 90g/L,血小板 $469×10^9$/L;血沉 56mm/h;超敏 CRP 94.58mg/L;PCT 0.08ng/ml。监测"阿米卡星"血清药物浓度。

2015 年 2 月 15 日行床旁胸片:左下肺团片影,考虑特殊菌感染及空洞形成,炎症、积液较前吸收。

2015 年 2 月 17 日查血常规:白细胞 $5.81×10^9$/L,中性粒细胞比率 79.5%,

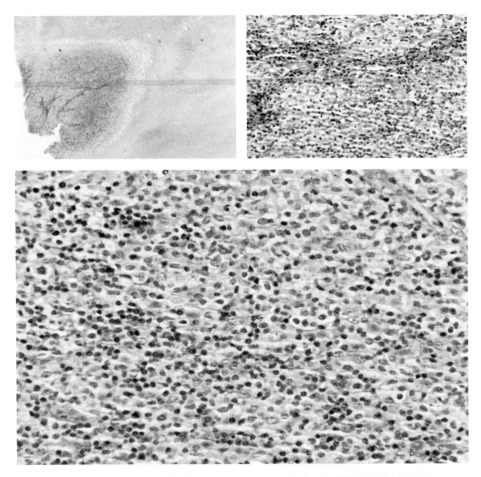

图 33-7 **2015-02-12 我院会诊外院病理:组织改变为淋巴结 NK/T 细胞性淋巴瘤**

嗜酸性粒细胞比率 0.5%,血红蛋白 83g/L,血小板 365×10^9/L;血沉 30mm/h;超敏 CRP 78.75mg/L;PCT 0.16ng/ml。

2015 年 2 月 18 日患者好转出院,出院时患者仍有发热,体温在 38℃ 以上,并伴有咳嗽,咳痰,胸闷,纳差等症状,听诊双肺呼吸音粗,左下肺呼吸音明显减弱,叩诊左下肺有实音区。口服药物"多潘立酮 10mg 3 次/d 口服,布洛芬混悬液退热,磺胺甲噁唑 2 片 4 次/d 口服,法莫替丁 20mg,2 次/d 口服,泼尼松 15mg 1 次/d 口服"继续治疗。

【最终诊断】

1. 非霍奇金淋巴瘤(淋巴结 NK/T 细胞性淋巴瘤,分期未明)

2. 肺部感染:诺卡菌感染

3. 鼻窦炎

【随诊】

患者确诊 NK/T 淋巴瘤,因经济困难,出院回当地医院治疗。出院后 1 周出现右下腹疼痛,诊断"回肠穿孔",行肠穿孔病灶切除术,病理证实淋巴瘤累及消化道。

分析与讨论(第三部分)

青年男性,慢性病程,反复颈部淋巴结肿大、发热 10 个月,伴有肺部肿物。既往鼻窦炎病史,职业为五金工人。多次查血常规嗜酸性粒细胞比率升高,自身免疫抗体阴性;多次血培养、痰培养、TB 相关检查、真菌相关检查等病原学检查阴性;多次淋巴结活检病理提示坏死性肉芽肿形成,嗜酸性粒细胞浸润;肺部肿物活检提示凝固性坏死灶,部分区域组织轮廓尚存,可见中性粒细胞及细菌团。足量激素+环磷酰胺治疗淋巴结消退不明显。

最后病理证明为非霍奇金淋巴瘤(NHL)中的结外 NK/T 细胞淋巴瘤,鼻型(extranodal NK/T cell lymphoma,nasal type,ENKL)。NHL 包括多种淋巴组织恶性肿瘤,可起源于 B 细胞、T 细胞、自然杀伤细胞(natural killer cell,NK cell)或这些细胞前体细胞的克隆扩增。

ENKL 一般为 NK 细胞表型,也有起源于细胞毒性 T 细胞(CD8$^+$)的,发病率低,常见于亚洲和中南美洲。发病机制不明,可能与肿瘤细胞感染 EB 病毒(EBV)相关,几乎所有病例都含有游离基因的单克隆 EBV DNA 及可检测的EBV 编码小核 RNA(EBV encoded small nuclear RNA,EBER)。绝大多数患者表现为局限性病变,表现为鼻塞、鼻出血,可导致鼻、鼻窦或上腭的破坏性病变,如鼻中隔穿孔、硬腭穿孔等。其他可累及的结外部位包括:上呼吸道、咽淋巴环(Waldeyer's ring)、胃肠道、皮肤、睾丸、肺部、眼部和其他结缔组织。可以是原发肿瘤的扩散,也可以是鼻型结外 NK/T 细胞淋巴瘤。淋巴结一般为继发性受累,仅极少数为原发受累部位。骨髓受累和 B 症状(发热、盗汗、体重减轻)分别见于约 10%和 35%患者。该患者反复发热 38℃以上,为 NHL B 型,确诊 ENKL回当地治疗,继发回肠穿孔,行切除术,病灶病理活检考虑 NK/T 细胞淋巴瘤侵犯肠道。

ENKL 形态学表现多样,常出现坏死,并有血管侵袭。受累组织表现为弥漫性淋巴瘤细胞浸润,为形态正常的小淋巴细胞和大小不等的非典型淋巴样细胞,同时存在浆细胞,偶尔还有嗜酸性粒细胞和组织细胞,有研究报道发现存在背景嗜酸性粒细胞增多的情况,本病例也有类似的表现。常伴有显著的肿瘤细胞及正常组织凝固性坏死。

ENKL 的免疫表型与 NK 细胞的免疫表型相似,大多数病例中的非典型细胞表达 CD2、CD56 和胞质 CD3,但不表达表面 CD3。多数病例表达细胞毒颗粒蛋白[如颗粒酶 B、T 细胞内抗原(TIA)-1 和穿孔素],不表达表面 T 细胞受体(TCR),少数病例可表达 CD4、CD8 和/或 CD7。证实存在 NK/T 细胞标志物和 EBV 是诊断的关键。

本例患者的免疫组化结果:NK 细胞 CD2、CD3(+)CD56(-);少量 B 细胞 CD20/CD79a(+)、CD21(-);T 细胞 CD7(+),CD4(-),CD8(+),CD30(-);CD5(+)一般表达在外周 T 淋巴细胞表面,也可表达在一类 B 细胞和慢性 B 淋巴细胞白血病细胞上。CD15(-)对霍奇金淋巴瘤 R-S 细胞有特异性;CD68(+)为组织巨噬细胞;Ki-67 增殖指数为 40%;细胞毒颗粒蛋白:粒酶 B、穿孔素、TIA-1(+);原位杂交:EBER(+)。尽管 ENKL 通常会表达 CD56,但如果细胞毒性分子和 EBV 均为阳性,则即使不表达 CD56 的肿瘤仍可能被归类为该病。根据病理和免疫组化的结果,可诊断为肺结外 N/KT 细胞淋巴瘤(鼻型),累及淋巴结。

该病需要与淋巴瘤样肉芽肿病相鉴别,淋巴瘤样肉芽肿病是另一种 EBV 阳性肿瘤,病变部位和组织学与鼻型结外 NK/T 细胞淋巴瘤很相似。最主要的区别在于淋巴瘤样肉芽肿病中 EBV 阳性肿瘤细胞起源于 B 细胞,因而表达泛 B 细胞标志物,而 ENKL 中 EBV 阳性肿瘤细胞起源于 NK 细胞或 T 细胞。本例中虽 CD20/CD79a 阳性但为少量 B 细胞,NK 细胞的标志物占优势。

NHL 患者明确诊断后,初始评估必须确定精确的组织学亚型、疾病的部位和程度及患者的生理状态。完善治疗前检查,头部 CT 和 MRI 联合颈、胸、腹部和盆腔 CT 检查有助于分期,特殊的检查可包括血清 EBV DNA 基线,PET/CT 病灶代谢基线。根据局限性病变和晚期病变决定治疗方案和预后。局限性病变对放疗反应好,可联合化疗,晚期病变可考虑使用化疗。CHOP 方案是治疗 NHL 的较为理想的一线治疗方案,但对于 ENKL 疗效较差。ENKL 暂无推荐化疗方案,早期可使用 DeVIC(地塞米松、依托泊苷、异环磷酰胺和卡铂)或 VIPD(依托泊苷、异环磷酰胺、顺铂)等方案。晚期可尝试 SMILE(地塞米松、甲氨蝶呤、异环磷酰胺、左旋门冬酰胺酶和依托泊苷)方案,并预防性使用复方磺胺甲噁唑防感染。本例患者初始治疗有效后,出现病情反复可能的原因是:环磷酰胺和激素都可以作为化疗药物,诱导 ENKL 缓解;不规范的化疗方案可出现耐药,导致治疗无效。

NK/T 细胞淋巴瘤合并外周血嗜酸性粒细胞升高的病例极为罕见,至今只有零星报道,可能机制:①正常 NK 细胞的其中一组亚群可以诱导气道上的嗜酸性粒细胞聚集从而介导过敏反应,而该种恶性增殖的 NK 细胞依然保持诱导嗜酸性粒细胞聚集的能力;②NK 细胞可以产生 IL-5,而嗜酸性粒细胞的聚集与细胞因子有关。

ENKL 易误诊原因:①本病发病率低,早期临床表现不典型,造成对疾病的认识不足;②病理取材不当。该疾病以坏死性病变为主,故病灶中心多为坏死组织,因此活检部位应在坏死灶与病变组织交界处取材,必要时反复多次并多点取材,组织块要足够大,并采用"咬切",避免挤压导致细胞变形,以提高活检的正确率;③由于肿瘤细胞变异较大,可见大、中、小多样细胞,甚至有的病变并发感染,这都导致病理诊断相当困难,很容易与坏死组织伴炎性浸润混淆。

(杨宇琼　王璐琳　周露茜　王春燕)

专 家 评 析

钟南山院士: GPA 与淋巴瘤均可表现为鼻部症状、体温升高、颈部淋巴结肿大、肺部结节。由于 NK/T 淋巴瘤进展速度快,因此淋巴结病理活检可为坏死性表现。NK/T 淋巴瘤可伴有外周嗜酸性粒细胞升高及肠穿孔表现。免疫抑制剂与激素都是 GPA 与淋巴瘤的治疗药物。我们需要注意免疫抑制剂与激素是许多疾病的共同治疗药物,因此在使用两者进行诊断性治疗时需要注意鉴别诊断。对于疑难疾病,当在诊疗过程中出现疑问时我们需要多次进行病理活检、病原学检查。

参 考 文 献

1. GUO R,GAVINO A C. Angiolymphoid hyperplasia with eosinophilia[J]. Arch Pathol Lab Med,2015,139(5):683-686.

2. CHEN Y Y,KHOURY P,WARE J M,et al. Marked and persistent eosinophilia in the absence of clinical manifestations[J]. J Allergy Clin Immunol,2014,133(4):1195-1202.

3. FALK R J,GROSS W L,GUILLEVIN L,et al. Granulomatosis with polyangiitis (Wegener's):an alternative name for Wegener's granulomatosis[J]. Ann Rheum Dis,2011,70(4):704.

4. STONE J H,Wegener's Granulomatosis Etanercept Trial Research Group. Limited versus severe Wegener's granulomatosis:baseline data on patients in the Wegener's granulomatosis etanercept trial[J]. Arthritis Rheum,2003,48(8):2299-2309.

5. TSE E,KWONG Y L. The diagnosis and management of NK/T-cell lymphomas[J]. J Hematol Oncol,2017,10(1):85.

6. YAMAGUCHI M. Current and future management of NK/T-cell lymphoma based on clinical trials[J]. Int J Hematol,2012,96(5):562-571.

7. NG W K,LEE C Y,LI A S,et al. Nodal presentation of nasal-type NK/T-cell lymphoma. Report

of two cases with fine needle aspiration cytology findings [J]. Acta Cytol, 2003, 47 (6): 1063-1068.

> **导读:**在本书中我们已经学习了几例 ABPA 病例,但病例 34 与病例 35 均无哮喘病史,均因为咳嗽、肺部阴影、血嗜酸性粒细胞增多入院,均无 IgE 明显增高,均未达到 ABPA 诊断标准,但按照 ABPA 治疗有效,能诊断为 ABPA 吗?

病例 34　咳嗽、咳痰,肺部阴影,抗真菌效果不佳

病 历 摘 要

患者女性,62 岁,家庭主妇。因"咳嗽、咳痰 2 个月余"于 2015 年 11 月 12 日入院。

2 个多月前患者无明显诱因出现咳嗽、咳痰,咳少量白色黏稠痰,不易咳出,咳嗽无昼夜或季节规律,无发热、胸闷、气促等不适,于当地诊所就诊,予抗感染(具体不详)等处理后症状无明显改善。后至当地三甲医院住院,查胸部 CT 示:右上肺斑片状密度增高影,考虑慢性感染灶。先后予"头孢唑肟、左氧氟沙星、氨苄西林钠-舒巴坦钠、头孢地尼"抗感染、化痰止咳等治疗,经治疗后复查胸部 CT:右肺中叶条片状高密度影,中叶狭窄不除外右肺门区占位。现仍有反复咳嗽、咳痰,为进一步诊治于我院门诊就诊,拟以"咳嗽查因:肺部肿瘤?"收住我科。自起病以来,患者精神、食欲、睡眠一般,大小便正常,体重无明显变化。

【**外院辅助检查**】(**当地某三甲医院**)

2 次血常规:

2015 年 10 月 15 日:白细胞 7.78×10⁹/L,嗜酸性粒细胞比率 39.6%(绝对值 1.24×10⁹/L)。2015 年 10 月 24 日:白细胞 4.95×10⁹/L,嗜酸性粒细胞比率 15.9%(绝对值 0.50×10⁹/L)。

3 次胸部 CT:

2015 年 10 月 14 日:右肺多发异常密度影,考虑感染性病变,建议治疗后复查。2015 年 10 月 22 日:右肺中叶条片状高密度影,右肺中叶支气管狭窄,不除外右肺门区占位。2015 年 11 月 9 日:右肺中叶条片状高密度影范围较前扩大,余同前。

肺通气功能(2015-10-16):肺通气功能正常,残气量、残总比正常,肺弥散功能大致正常。

支气管镜+活检(2015-10-19):右肺中叶见较多脓痰,未见新生物及狭窄。镜下病理提示:非特异性炎症改变。气管镜刷检(2015-10-21):柱状上皮细胞及坏死物,未见肿瘤。

【既往史、个人史、家族史】

曾患病毒性脑炎。无粉尘接触史;无过敏性鼻炎、荨麻疹、哮喘等病史;无进食鱼生史。家族史无特殊。

【入院查体】

体温 36.4℃,脉搏 74 次/min,呼吸 20 次/min,血压 139/80mmHg,SpO$_2$ 98%(未吸氧)。呼吸节律两侧对称,触诊语颤正常,双肺叩诊呈清音,听诊双肺呼吸音清,偶可闻及干啰音。心脏、腹部等无异常体征。

【辅助检查】

血常规(2015-11-13):白细胞 $6.27×10^9$/L,嗜酸性粒细胞比率 27.3%(绝对值 $1.71×10^9$/L)。血沉 21mm/h。PCT<0.05ng/ml。免疫八项:IgM 0.529g/L,C3 0.868g/L。T 细胞亚群:CD3$^+$细胞/淋巴细胞 80.3%;CD3$^+$CD4$^+$细胞/淋巴细胞 52.5%;CD3$^+$CD8$^+$细胞/淋巴细胞 24.6%;CD3$^+$CD4$^+$/CD3$^+$CD8$^+$ 2.13。

诱导痰:中性粒细胞 80.5%,嗜酸性粒细胞 14%。FeNO 38ppb。真菌 G 试验 130.8pg/ml;霉菌类变应原皮肤点刺试验阴性。GM 试验、隐球菌抗原阴性。

总 IgE 197kU/L,专项变应原检查,mx2:0.43kU/L、1 级,特异青霉(m1):0.64kU/L、1 级,白假丝酵母(m5):0.41kU/L、1 级,屋尘螨、粉尘螨、德国小蠊、分枝孢霉(m2)、烟曲霉(m3)、链格孢(m6)阴性。

肺肿瘤五项:NSE 16.99ng/ml,CA125 17.35U/ml。血管炎两项 p-ANCA、c-ANCA 无异常。痰涂片:未见细菌及真菌。结核菌涂片:阴性。结核杆菌抗体测定:阴性。TB-DNA 阴性。痰培养阴性。结核感染 T 细胞检测:抗原 A(ESAT-6)孔 10 个,抗原 B(CFP-10)孔 1 个。尿、粪便常规、肝肾功能正常。寄生虫抗体七项:阴性。

肺功能检查:肺通气功能大致正常,MEF$_{25\%}$下降。鼻窦 CT:两侧上颌窦、筛窦少许炎症。

胸部 CT(图 34-1):①右肺所见,考虑感染性病变并右中肺局部肺不张,右下肺局部支气管扩张;②右上肺尖段胸膜下钙化灶;③右肺门及纵隔淋巴结部分肿大,考虑炎性反应性增生。气管镜病理活检(图 34-2):右肺中叶送检组织,支气管黏膜管壁增厚,黏膜下大量淋巴细胞及少量嗜酸性粒细胞浸润,边缘可见

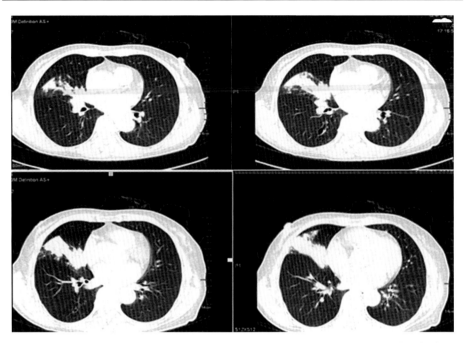

图 34-1　2015-11-12 胸部 CT:右肺中叶感染性病变并右中肺局部肺不张,右下肺局部支气管扩张

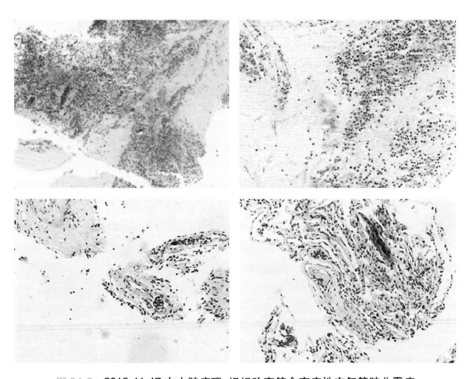

图 34-2　2015-11-17 右中肺病理:组织改变符合变应性支气管肺曲霉病

大量嗜酸性粒细胞渗出,嗜酸性脓肿形成,肺组织肺泡腔内肺间隔及小血管内均可见嗜酸性粒细胞散在分布,局灶间质轻度纤维化。特殊染色:抗酸(-)、六胺银(+)、革兰氏(-)、PAS(+),组织改变符合变应性支气管肺曲霉病。

　　骨髓穿刺:骨髓增生稍低下,嗜酸性粒细胞增多(16%),未见特殊异常细胞。

　　骨髓活检(图34-3):送检骨髓组织增生较低下,粒红比例大致正常,粒红系增生均以中晚幼阶段为主,巨核不少,可见成熟分叶核,有单圆核及小巨核,另见有大量的嗜酸性粒细胞,仅见一灶淋巴细胞,免疫组化:CD20/CD79a(灶+)、CD3/CD5(灶+)、MPO(髓系+)、CD23(个别+)、CD43(灶+)、CD34(-)、CyclinD1(-)、CD117(个别+)、CD235a(红系+);特殊染色:Ag(-)、Fe(++)、PAS(+)。

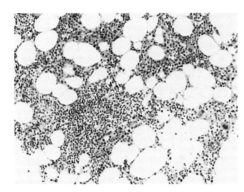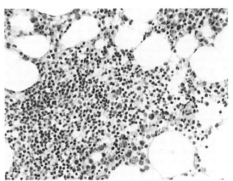

图34-3　**2015-11-20骨髓活检**

【诊治经过一】

　　入院后考虑患者为肺部阴影查因:寄生虫感染? 肿瘤? 嗜酸性粒细胞增多综合征(HES)肺浸润? 根据实验室检查及病理结果考虑变应性支气管肺曲霉病(ABPA)合并肺部感染可能性大。2015 年 11 月 23 日加用"伊曲康唑 250mg 1 次/12h"静脉滴注治疗。治疗后咳嗽减轻,无明显咳痰,2015 年 11 月 25 日复查胸片较前稍有好转,血常规:白细胞 7.26×10^9/L,嗜酸性粒细胞比率 19.2%(绝对值 1.39×10^9/L)。

　　2015 年 11 月 26 日患者病情稳定,但仍不明确诊断。患者既往无哮喘、鼻窦炎、喘息等病史,经上述抗感染、抗真菌治疗后咳嗽症状已减轻,但总 IgE、真菌 sIgE 略增高,能否诊断 ABPA? 未来诊治策略是否需再次肺活检? 为明确患者诊断,钟院士查房并组织全所讨论。

　　张清玲主任医师:患者无哮喘病史、过敏史,无鼻窦炎等,烟曲霉 sIgE 多次检查为阴性,临床病例特点不符合 ABPA/ABPM 诊断标准。目前局部和全身嗜酸性粒细胞明显升高,病理提示 ABPA 改变,该患者是否处于 ABPA 早期? 建议抗真菌治疗后复诊。

李靖主任医师：患者主要表现为咳嗽、咳痰，肺部浸润影，嗜酸性粒细胞升高，但无哮喘发作、鼻窦炎及过敏，目前诊断 ABPA 诊断依据不足，目前继续予抗真菌治疗。

Kian Fan Chung 教授（英国帝国理工大学，皇家 Brompton 医院）：本例患者无哮喘或囊性纤维化基础，外周血 IgE 没有明显增高，仅满足国际人类与动物真菌协会（ISHAM）次要诊断标准中的两条。因此，目前的证据仍不足以诊断 ABPA，可考虑非变应性的支气管肺曲霉病或局限型的变应性支气管肺曲霉病，建议观察后续患者是否会出现哮喘症状。患者真菌 G 试验阳性，病理和特殊染色都提示真菌感染，但真菌培养为阴性，目前已使用"伊曲康唑"抗真菌治疗，患者症状似有好转，建议继续追踪，若怀疑 ABPA，仅用抗真菌治疗并不能彻底缓解患者症状，需加用糖皮质激素。

另外注意患者生活环境是否潮湿、通风不良，警惕复发可能。ABPA 是引起肺嗜酸性粒细胞增多症的主要因素之一，但其他引起嗜酸性粒细胞增多的疾病也要纳入考虑，如嗜酸性粒细胞增多综合征（HES）合并真菌感染。

钟南山院士：患者为老年女性，主要表现为咳嗽、咳痰，肺部浸润影，嗜酸性粒细胞升高，但无哮喘发作、鼻窦炎及过敏。结合英国专家等各位意见，目前患者诊断仍不明确，"变应性支气管肺曲霉病（ABPA）"诊断依据不足，但仍考虑真菌感染可能性大，需考虑"非变应性支气管肺曲霉病"可能，继续予抗真菌药物治疗。

【诊治经过二】

全所大查房后，考虑患者"非变应性支气管肺曲霉病"可能性大，停用抗感染药物，继续"伊曲康唑"抗真菌治疗。2015 年 12 月 1 日"伊曲康唑"改为 20ml 1 次/12h 口服治疗，同时予"乙酰半胱氨酸"祛痰、"复方甲氧那明"止咳对症治疗。

出院后随访至 2015 年底，患者遵医嘱服"伊曲康唑、复方甲氧那明"治疗，症状好转，血嗜酸性粒细胞、总 IgE 有所下降，CT 有较明显改善，病灶基本消失，继续目前方案治疗。

【诊治经过三】

单用抗真菌治疗 4 个月，患者血嗜酸性粒细胞、总 IgE 未下降到正常水平。2016 年 3 月初和 4 月底，患者因咳嗽、咳痰加重伴乏力再次入院，查外周血嗜酸性粒细胞比率 14.1%（绝对值 $0.83×10^9/L$），总 IgE 68.6kU/L，sIgE（−），FeNO 97ppb，钾离子 2.94mmol/L。肺功能：通气功能正常范围。CT 显示原病变部位较前增多(图 34-4A)。

入院后,予口服补钾,在伊曲康唑抗真菌的基础上,加用全身"糖皮质激素 40mg 1 次/d"静脉滴注治疗,1 周后咳嗽症状好转,血嗜酸性粒细胞比率降至 9.0%(绝对值 $0.5×10^9$/L);总 IgE 57.8kU/L;FeNO 49ppb;CT 有较明显改善(图 34-4B)。出院后,予"伊曲康唑"、口服激素维持,症状稳定。

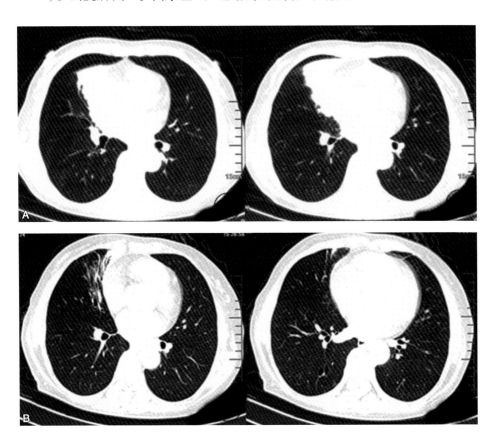

图 34-4　**患者治疗前后胸部 CT 对比**
A:2016-04-25 治疗前,右中肺炎症并实变;B:2016-05-10 治疗后,右中肺炎症明显吸收

【最终诊断】

变应性支气管肺曲霉病(ABPA)/变应性支气管肺真菌病(ABPM)?

【随诊】

出院后药物逐渐减量,2017 年 3 月停用激素治疗,复查血嗜酸性粒细胞、总 IgE 均在正常范围。2017 年 10 月即停药半年后,患者无症状反复,复查血常规嗜酸性粒细胞比率无增高。随访至今(2018 年)患者无不适(图 34-5)。

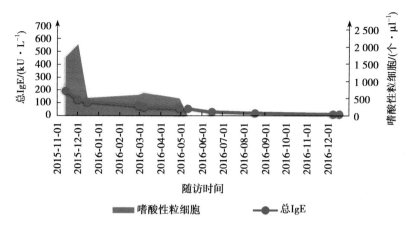

图 34-5　总 IgE 和血嗜酸性粒细胞随访：除始伊曲康唑治疗有效，血嗜酸性粒细胞、总 IgE 下降；但症状反复，血嗜酸性粒细胞、总 IgE 维持在相对高值，加用全身激素后，恢复到正常水平

分析讨论与专家评析

（同病例 35）

病例 35　咳嗽，肺部阴影，糖皮质激素治疗复发

病历摘要（第一部分）

患者女性，63 岁，退休工程师，因"咳嗽 1 个月余"于 2014 年 10 月 24 日入院。

1 个多月前患者无诱因咳嗽，为阵发性连声咳，咳少许白痰，较难咳出，未予特殊处理，后咳嗽渐频繁，无发热、咯血、胸痛、气促等不适。2014 年 10 月 14 日在广东某市医院就诊，查胸片示：左上肺感染，查血结核抗体阳性，PPD 皮试阳性，怀疑"肺结核"。

2014 年 10 月 15 日转诊至广州某结核专科医院，行胸部 CT 检查示：右上、左下肺叶轻度支气管扩张并左肺感染，双侧支气管壁少许钙化，合并结核待排。PPD：16mm×16mm，TB-SPOT 阴性。痰涂片没有找到分枝杆菌，痰 TB-DNA 阴性。气管镜示：左下基底段新生物阻塞，支气管肺癌可能性大，支气管镜刷检、BALF 涂片未找到分枝杆菌及癌细胞。予"美洛西林钠-舒巴坦钠"抗感染、"氨溴索"化痰治疗，效果不佳。考虑肺部阴影肺结核诊断依据不足，不排除肺癌可能，门诊以"肺部阴影查因"收住我院。起病以来，精神、食欲、睡眠可，大小便正常，体重无明显改变。

【外院检查】

胸部 CT(2014-10-15)：①右上、左下肺叶轻度支气管扩张并左肺感染，双上肺支气管黏液痰栓形成，双侧支气管壁少许钙化，合并结核待排。

气管镜活检(2014-10-20)：左下基底段新生物阻塞，支气管肺癌可能性大。病理示：支气管黏膜慢性炎伴急性反应，可见纤维素和中性粒细胞渗出。

【既往史、个人史、家族史】

30 余年前曾患有"肺门淋巴结结核"，予规律抗结核治疗 3 个月(具体不详)。40 余年前在外院曾行"甲状腺手术"，具体不详。

【入院查体】

体温 36℃，脉搏 75 次/min，呼吸 20 次/min，血压 112/76mmHg，SpO_2 96%(未吸氧)，全身未见皮疹，胸廓正常对称，呼吸平稳，触诊语颤正常，双肺叩诊清音，听诊双肺呼吸音清，双肺未闻及干湿啰音。心、腹查体无异常。

【辅助检查】

血常规：白细胞 $8.9×10^9/L$，中性粒细胞比率 65.6%(绝对值 $5.84×10^9/L$)，嗜酸性粒细胞比率 15.7%(绝对值 $1.4×10^9/L$)。PCT<0.05ng/ml。血沉 29mm/h。总 IgE 162kU/L，烟曲霉 IgE 0.11kU/L(0 级)。真菌 G 试验 89.33pg/ml。多次痰找结核菌阴性。痰涂片和培养未查见细菌和真菌。大便找寄生虫阴性。类风湿因子 20.9IU/ml，C3 0.843g/L，C4 0.166g/L。抗环瓜氨酸肽抗体、血管炎二项、抗核抗体谱十一项、抗心磷脂抗体未见异常。肺肿瘤指标正常。

胸部 CT(图 35-1)：双肺尖见斑片状、条索状高密度影，边缘较清。左下肺后基底段可见支气管壁增厚，部分呈囊状、囊柱状透亮影，部分管腔内可见液性痰栓形成，周围可见斑片状边缘模糊影。余肺未见实质病灶。

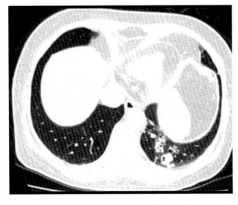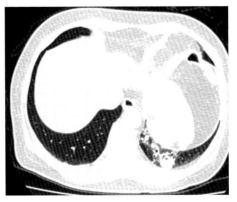

图 35-1 2014-10-27 胸部 CT：左下肺后基底段见团片状、斑片状高密度影，边缘较模糊，其内见囊状支气管扩张征，局部可见实变

广州市某医院病理玻片会诊意见:①送检破碎的支气管黏膜组织,上皮大部分脱落,黏膜下基底膜增厚,大量嗜酸性粒细胞渗出,有嗜酸性小脓肿,少量淋巴细胞浸润,支气管腔内可见大量黏液及坏变的嗜酸性粒细胞,未见真菌,组织改变为嗜酸性支气管炎,注意排除嗜酸性肺疾病,建议临床进一步检查;②送检物为黏液及坏变的嗜酸性粒细胞。

气管镜检查(图 35-2):左下叶后基底段开口处新生物堵塞管腔。TBLB 病理(图 35-3):①冷冻左下叶送检支气管黏膜组织,部分黏膜坏变脱落,黏膜下大量淋巴细胞、嗜酸性粒细胞浸润,基底膜增厚,并见支气管有大量的嗜酸性的黏液栓,特殊染色:抗酸(-)、六胺银(-)、AB(-)、PAS(-),组织改变为慢性嗜酸性支气管炎;②左下叶送检肺组织,可见支气管黏膜大量淋巴细胞、嗜酸性粒细胞、浆细胞浸润,肺泡间隔也可见灶性嗜酸性粒细胞浸润,未见肉芽肿与血管炎,组织改变为肺嗜酸性肺疾病。

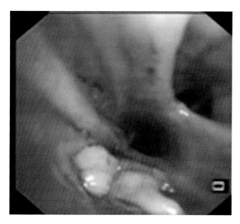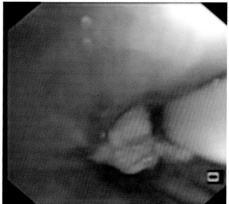

图 35-2　2014-10-31 气管镜:左下叶后基底段开口处新生物堵塞管腔

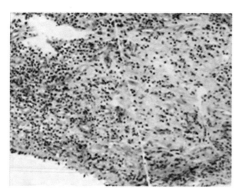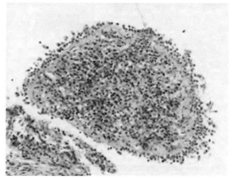

图 35-3　2014-10-31 左下肺病理:可见支气管黏膜大量淋巴细胞、嗜酸性粒细胞、浆细胞浸润,基底膜增厚,并见支气管有大量的嗜酸性黏液栓,肺泡间隔也可见灶性嗜酸性粒细胞浸润

骨髓穿刺骨髓细胞学检查:骨髓粒、红、巨三大系统增生良好,嗜酸性粒细胞增多,未见其他异常细胞。

骨髓活检:送检骨髓组织可见外周血渗入,骨髓有稀释现象,三系细胞均可见,粒红系增生均以中晚幼阶段为主,巨核以成熟分叶核为主,可见嗜酸性粒细胞,请结合临床。特殊染色:Fe(−),Ag(++)。

【诊治经过】

患者2014年10月24日入院后,诊断为"左肺阴影查因",考虑肺癌可能。完善相关检查后,不支持肺癌,发现嗜酸性粒细胞浸润,倾向于考虑慢性嗜酸性粒细胞性肺炎(CEP)。暂予"莫西沙星400mg"静脉滴注抗感染、"复方甲氧那明"止咳、"氨溴索"化痰治疗10天。治疗后,患者咳嗽、咳痰减轻,于2014年11月10日出院。

【随访】

出院后于2014年11月15日开始口服"泼尼松30mg 1次/d",逐月递减5mg,激素使用期间,咳嗽症状控制可,多次复查血嗜酸性粒细胞正常,定期复查胸部CT(图35-4)提示病灶较前吸收。

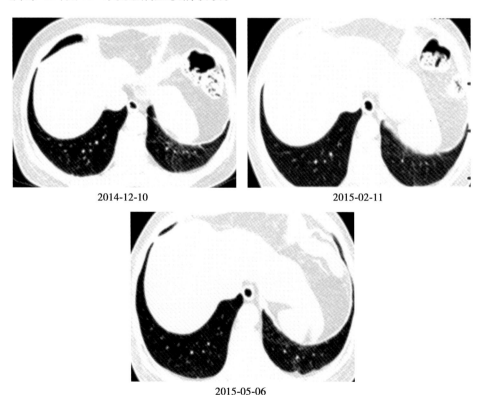

2014-12-10   2015-02-11

2015-05-06

图35-4 2014-12-10、2015-02-11、2015-05-06复查的胸部CT:左下肺后基底段病灶较前吸收

病历摘要（第二部分）

　　2015 年 7 月 6 日患者自觉服用激素后视力下降,故停药。停药后,咳嗽症状偶有出现,未予重视。2016 年 4 月,患者咳嗽症状突然加重,咳少量白色黏液痰,不伴喘息、胸闷,多次到我院门诊复查血常规,提示嗜酸性粒细胞增多,予"布地奈德-福莫特罗粉吸入剂(160μg/4.5μg)2 吸 1 次/12h"后,症状稍缓解,但未坚持规律用药。5 天前患者咳嗽、咳痰症状再次加重,至外院复查血常规,提示嗜酸性粒细胞比率升高至 37.8%,遂于 2016 年 10 月 31 日再次入住我院呼吸科。

【辅助检查】

　　患者起病以来血液中嗜酸性粒细胞变化情况见表 35-1。

表 35-1　患者起病以来血液中嗜酸性粒细胞变化情况

日期	Eos/($\times 10^9 \cdot L^{-1}$)	Eos/%	激素使用情况
2014-05-30	0.24	5.1	–
2014-10-16	0.98	12.5	
2014-10-24	1.4	15.7	
2014-11-27	0.52	5.9	2014-11-15—2015-07-06 服用泼尼松期间
2014-12-10	0.24	2.9	
2015-05-31	0.41	6.1	
2015-09-18	0.62	12.1	激素停药期间
2015-10-09	0.52	7.4	
2016-03-26	0.89	16.6	
2016-08-09	1.58	24.8	
2016-10-26	3.10	37.8	

　　血常规:白细胞 6.8×10⁹/L,中性粒细胞 43.6%(绝对值 2.96×10⁹/L),嗜酸性粒细胞 33.5%(绝对值 2.28×10⁹/L)。肾功能:钾离子 3.16mmol/L。凝血功能:APTT 62.4 秒↑(参考范围 28~42.8 秒),纤维蛋白原 4.71g/L↑,PPT 比率 1.86。凝血因子检测:Ⅻ活性 38.6%(参考 70%~150%),Ⅷ活性 68.3%(参考 70%~150%)。Ⅸ、Ⅺ、Ⅹ活性正常。血管性血友病因子(vWF:Ag)正常。

　　诱导痰:嗜酸性粒细胞 6%。真菌 G 试验、GM 试验阴性。曲霉抗原皮肤试验阴性。总 IgE 639kU/L,点青霉/分枝孢霉/烟曲霉/白假丝酵母/交链孢霉/螨孢霉 IgE 0.13kU/L(0 级)。肿瘤标志物:CEA 16.39ng/ml。肺功能:①肺通气功能大致正常;②弥散功能轻度下降。鼻窦 CT 未见异常。

胸部 CT(图 35-5):左下肺多发支气管扩张,扩张支气管内多发积血填塞,继发左下肺实变、不张。PET/CT 检查(图 35-6):①左下肺实变、不张,左下肺支气管积血,糖代谢不均匀增高;②左肺门淋巴结增大,糖代谢轻度增高;综上,考虑嗜酸性肺病可能性大,建议活检除外血液系统疾病。

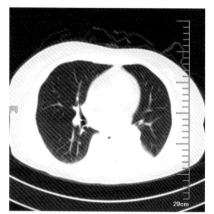
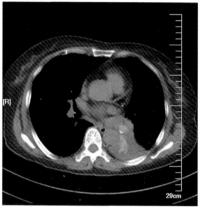

图 35-5　2016-11-02 胸部 CT

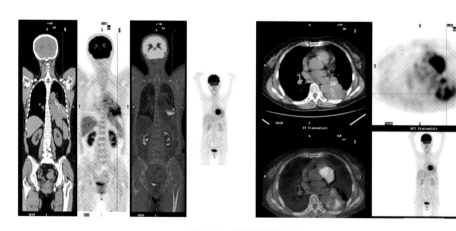

图 35-6　PET/CT 检查

2016-11-14 气管镜检查(图 35-7):左下叶开口处新生物堵塞管腔,伴大量黏液附着,难以吸出。

骨髓细胞学、基因检查:三系增生良好,嗜酸性粒细胞增多(10%),未检测到 *FIP1L1/PDGFRα* 基因、*FGFR1* 基因、*PDGFRβ* 基因重排。

261

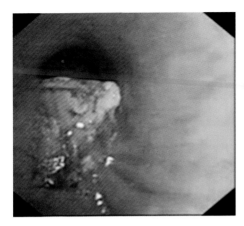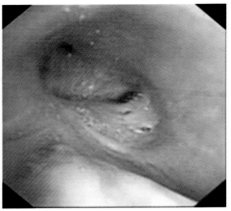

图 35-7　**2016-11-14 气管镜检查**

【诊治经过一】

患者于 2016 年 10 月 31 日再次入院后,完善相关检查,予"复方甲氧那明"止咳,口服补钾治疗。11 月 13 日因患者 APTT 延长,输注 400ml 新鲜冰冻血浆改善凝血功能,11 月 14 日起使用"甲泼尼龙 40mg"静脉滴注抗感染治疗,经治疗,咳嗽症状减轻。

11 月 16 日,患者目前诊断:嗜酸性粒细胞增多查因。病情复杂,钟院士查房并组织全所讨论。

顾莹莹主任医师(呼吸病理中心):患者多次活检均可见支气管黏膜和肺间隔及肺泡腔内大量嗜酸性粒细胞,气管分泌物中亦见大量坏死的嗜酸性粒细胞,未见肉芽肿与血管炎。骨髓活检未见血液肿瘤表现,仅见嗜酸性粒细胞增多。考虑引起嗜酸性粒细胞增多性疾病,暂时未找到恶性肿瘤和结缔组织疾病的依据。可待本次病理活检特殊染色结果排除真菌感染的可能。

李时悦院长:患者镜下表现,最突出的特点是左下叶后基底段开口处新生物堵塞管腔,其余支气管黏膜未见特异性病变。病理活检取材较满意。

张清玲主任医师:患者总 IgE 水平高,但未发现烟曲霉过敏,目前考虑 ABPA 合并肿瘤待排,不排除其他真菌所致变应性支气管肺真菌病。

王春燕主任医师(血液科):目前血液科的一个共识是,持续的血嗜酸性粒细胞明显增多相当于慢性肿瘤。肿瘤可以引起弥散性血管内凝血(DIC),导致 APTT 延长。此外患者 PET/CT 提示肌肉代谢增高,建议行肌肉活检。

戴冽主任医师(中山大学孙逸仙纪念医院风湿科):目前根据患者病史、症状、体征及各项辅助检查,无结缔组织病依据,患者外周血嗜酸性粒细胞增多考虑继发因素引起,例如嗜酸性粒细胞相关性变态反应。此外不排除:①肿瘤;②血液系统增殖疾病。建议糖皮质激素治疗一周后复查气管镜,排除原发性肺癌。

钟南山院士:结合各大专家意见,目前骨髓增殖肿瘤依据不充分。患者无其他器官病变浸润表现,特发性高嗜酸性粒细胞综合征暂不考虑。诊断方面目前考虑慢性嗜酸性粒细胞性肺炎,因气管镜下不能处理左下肺气管堵塞,在保守治疗效果不理想情况下可行手术治疗。

【诊治经过二】

大查房后两天气管镜病理回报:左下叶送检物大部分为支气管黏膜组织,少部分为肺组织,支气管黏膜上皮部分脱落,支气管腔内有大量嗜酸性粒细胞及坏死物,管壁亦可见嗜酸性粒细胞及淋巴细胞浸润,肺泡腔内有纤维素及中性粒细胞渗出,血管周围未见明显嗜酸性粒细胞浸润,特殊染色:PAS(+)、六胺银(+),免疫组化:CD3(+)、CD5(+)、CD2(+)、CD20(+)、CD56(−)、CD7(散在+)、ki-67(约5%+),组织改变为嗜酸性粒细胞相关性病变,考虑为变应性支气管肺曲霉病(ABPA)。

患者专项变应原结果皆为阴性,提示无烟曲霉过敏,结合病理结果,综合考虑变应性支气管肺真菌病可能性大,暂时无侵袭性曲霉感染依据,继续予"甲泼尼龙40mg 1次/d"静脉滴注抗感染,加"伊曲康唑200mg,1次/12h"抗真菌,并辅予补钙、护胃、化痰、止咳等治疗。患者咳嗽、咳痰减轻,复查血常规结果:嗜酸性粒细胞比率下降至0.4%(绝对值0.03×10⁹/L),于2016年11月21日出院,出院带药"伊曲康唑口服液20ml 1次/12h","泼尼松片30mg 1次/d"等。

【最终诊断】

1. 变应性支气管肺曲霉病

2. 结节性甲状腺肿

3. 支气管扩张

【随诊】

患者出院后,于2016年12月6日复查血常规,嗜酸性粒细胞比率维持在正常水平1.4%(绝对值0.1×10⁹/L),凝血功能大致恢复正常,纤维蛋白原1.78g/L,APTT 44.7秒,PTT比率1.33。总IgE下降至310kU/L。气管镜复查,未见新生物。至2017年5月,多次复查血常规和总IgE,嗜酸性粒细胞未见增多,总IgE稳步下降(图35-8)。2017年4月21日复查CT示:①左下肺多发变异性支气管肺真菌病较前明显改善,左下肺实变、不张较前基本复张;②双肺多发支气管扩张并感染(右肺新出现支气管扩张并感染);③左上肺舌段炎症较前吸收。

随诊以来,口服糖皮质激素逐渐减量,继续"伊曲康唑"抗真菌治疗,咳嗽症状得到控制,一般情况可。1年后停用所有药物,停药至今(2018年)随访患者无不适。

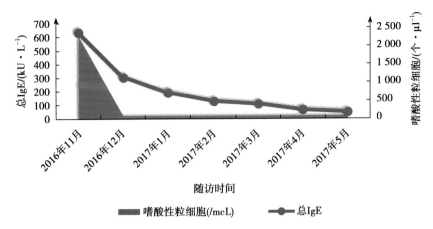

图 35-8　总 IgE 和血嗜酸性粒细胞随访：嗜酸性粒细胞未见增多，总 IgE 稳步下降

分析与讨论（病例 34、35）

 思维引导：

　　病例 34、35 均有很多共同特点，如均为中老年女性，均无哮喘病史，均因为咳嗽、肺部阴影、血嗜酸性粒细胞增多入院，病理均诊断 ABPA，但均无 IgE 明显增高，均未达到 ABPA 诊断标准，不同之处在于病例 34 曾单用抗真菌药好转后复发，病例 35 曾单用激素好转后复发，之后两例患者均通过联合使用抗真菌药+激素治愈，长期随访无复发。

　　变应性支气管肺真菌病（allergic bronchopulmonary mycosis，ABPM）是一种慢性、反复发作的免疫介导性肺部疾病，由机体对寄生于支气管内的真菌超敏反应所致。ABPM 常见病原菌为烟曲霉，其他还包括白念珠菌、裂褶菌、链格孢菌、平脐蠕孢菌等。其中最常见的是由烟曲霉引起的 ABPM，称为变应性支气管肺曲霉病（allergic bronchopulmonary aspergillosis，ABPA）。病理机制包括支气管梗阻、炎症和黏液嵌塞的反复发作导致的支气管扩张、纤维化和呼吸功能损害。ABPA 临床表现多样，典型表现为喘息等哮喘样症状，急性发作时可有发热、咳嗽、咳痰、头痛、全身不适，部分患者出现咳血，咳出褐色黏液痰栓是特征性的表现，少数患者可以没有明显症状。

　　该病有相关的慢性气道疾病基础，绝大多数继发于哮喘或囊性纤维化（cystic fibrosis，CF），在哮喘患者中的患病率为 2%～32%，CF 患者合并 ABPA 为 2%～15%。烟曲霉特异性 IgE 或皮试阳性是诊断 ABPA 的必要条件；若阴性，则可以排除 ABPA。但由于其他真菌也可致病,当烟曲霉皮试呈阴性反应,而临床又高度疑诊时,则应进行其他曲霉或真菌的皮试。另外要注意服用抗过敏药物带来的假阴性。血清总 IgE 较正常水平大幅度升高是 ABPA 诊断中的重要指标。其他检查还包括血清烟曲霉特异性 IgG 抗体或沉淀素、多次痰涂片或真菌培养。CT 可见游走性或固定性的肺部浸润影和中心性支气管扩张。外周血嗜酸性粒细胞增多虽不是特异性指标,但血嗜酸性粒细胞增多的患者都要考虑存在 AB-PA/ABPM 的可能。

（一） ABPA 的诊断标准

2017 年,由中华医学会呼吸病学分会哮喘学组发布的我国《变应性支气管肺曲霉病诊治专家共识》就是采纳了国际人类和动物真菌协会(ISHAM)诊断的形式。在这一诊断标准的基础上,结合我国的疾病分布特点和临床实际情况,提出以下诊断标准(表 35-2)。病例 34 和病例 35 皆无哮喘等基础疾病和典型症状,总 IgE 未达到诊断标准,烟曲霉特异性检查为阴性,不满足必需条件,难以诊断 ABPA。

表 35-2　变应性支气管肺曲霉病(ABPA)诊断标准

诊断标准(须具备第 1 项、第 2 项和第 3 项中的至少 2 条)
1. 相关疾病
　（1）哮喘
　（2）其他:支气管扩张症、慢阻肺、肺囊性纤维化等
2. 必需条件
　（1）烟曲霉特异性 IgE 水平升高,或烟曲霉皮试速发反应阳性
　（2）血清总 IgE 水平升高(>1 000U/ml)
3. 其他条件
　（1）血嗜酸性粒细胞计数>$0.5×10^9$/L
　（2）影像学与 ABPA 一致的肺部阴影
　（3）血清烟曲霉特异性 IgG 抗体或沉淀素阳性

那么对照国外的诊断标准,是否有助于诊断呢(表 35-3)？ 1952 年由英国学者 Hinson 等首先在哮喘患者中发现的 ABPA,其诊断标准的变迁也是学界对 ABPA 疾病认识加深的过程。最早的诊断标准由 Rosenberg 和 Patterson 提出,满足主要标准中的 7 项(必须包括第 7 项)则可确诊 ABPA;满足主要标准中的 6 项则诊断 ABPA 的可能性很大。1991 年 Greenberger 在 Rosenberg-Patterson 诊断标准上,提出了 ABPA 的最低诊断标准:①哮喘;②皮试曲霉抗原呈阳性速发反应;③血清总 IgE 升高;④血清抗烟曲霉 IgE 增高或 IgG 水平升高,确诊不再要求一定存在中心性支气管扩张,而是进行了分型,可诊断为有中心性支气管扩张的

ABPA(ABPA-CB)和仅有血清学阳性的 ABPA(ABPA-S)。ABPA-S 可能是疾病的早期或曲霉侵袭性小;ABPA-CB 可能为疾病晚期,其肺功能多有不可逆性改变。

表 35-3　ABPA 诊断标准对照

Rosenberg-Patterson 诊断标准 (1977 年)	Greenberger 最低诊断标准 (1991 年)	IDSA 曲霉病 诊治指南 (2008 年)	ISHAM 诊断标准 (2013 年)	病例 34	病例 35
发作性哮喘 血清总 IgE 升高 烟曲霉皮肤试验呈 速发阳性反应 血清曲霉特异性 IgE 或 IgG 抗体升高 血清曲霉沉淀试验 阳性	同第一列 同第一列 同第一列 同第一列	同第一列 同第一列 同第一列	哮喘或囊性纤维化 血清总 IgE>1 000U/ml 烟曲霉皮试速发阳性	无 639U/ml 阴性	无 197U/ml 点刺阳性
		同第一列	或血清烟曲霉特异性 IgE 水平升高	阴性	阴性
		同第一列	血清中出现烟曲霉沉 淀素或 IgG 抗体	未做	未做
外周血嗜酸性粒细 胞升高		同第一列	外周嗜酸性粒细胞> 500/μl	1 400/μl	2 080/μl
肺部浸润影	同第一列 (ABPA-S)	同第一列	同第一列	+	+
中心性支气管扩张	同第一列 (ABPA-CB)	同第一列		+	+
痰涂片可见菌丝或 痰培养烟曲霉阳性 咳嗽、咳痰,可咳出 黑褐色黏液痰 烟曲霉皮肤试验Ⅲ 型变态反应阳性		同第一列 同第一列 同第一列		阴性 无 阴性	阴性 无 点刺阴性

注:ABPA 各诊断标准的对照,橘红色为主要诊断标准,绿色为次要诊断标准。病例 34、35 对照诊断条件不能满足任一诊断标准的诊断。
ABPA:变应性支气管肺曲霉病;IgE:免疫球蛋白 E;IgG:免疫球蛋白 G;ABPA-S:仅有血清学阳性的 ABPA;ABPA-CB:有中心性支气管扩张的 ABPA。

2008 年美国感染病学会(IDSA)的曲霉病诊断指南中,还是将 ABPA 的诊断标准分为 7 项主要标准、4 项次要标准。IDSA 的诊断标准与早期 Rosenberg-Patterson 的标准大致相同,区别在于将原有的主要标准中“血清曲霉特异性 IgE 抗体升高”列为次要标准。但研究表明:血清曲霉特异性 IgE 抗体>0.35kU/L 诊断的敏感性和特异性分别为 100% 和 62%,即表明血清曲霉特异性 IgE 抗体是一个很好的排除诊断指标和筛查指标。尽管病例 35 只满足以上少数几条,但

2008 年版和 2016 年版 IDSA 指南都明确了"组织病理学和无菌部位的真菌培养结果"是确诊曲霉病的标准,其他症状体征和检查结果不足以支持诊断,但活检病理结果显示:支气管黏膜和肺组织肺泡腔内、肺间隔均可见嗜酸性粒细胞散在分布,局灶间质轻度纤维化。特殊染色:六胺银(+)、PAS(+),组织改变符合ABPA。其总 IgE 虽未达到诊断的滴度,但随病情变化而变化。病情加重时,总IgE 增高;按 ABPA 的方案治疗后,总 IgE 明显下降恢复正常。

目前采用的 ABPA 诊断标准多为专家观点和共识意见,包括诊断所需的条目和重要指标的最佳界值(例如血清总 IgE)在内,均缺乏诊断性研究证据的支持。因此,在临床实际操作过程中,如果患者临床特征符合 ABPA,只是总 IgE 升高不达标,仍是可以诊断 ABPA 的。而国外已经有 2 个类似病例的报道,如Sunzini 报道了 1 例 43 岁非吸烟女性,无哮喘病史,外周血嗜酸性粒细胞 9.9×10^9/L;TIgE:11kU/L,sIgE/IgG-Af:阴性;肺功能中度混合性通气障碍,舒张试验阴性;胸部 CT:双上肺毛玻璃影及右下肺渗出影;气管镜见大量黄痰;BALF 发现曲霉;诊断 ABPA。全身糖皮质激素、伏立康唑治疗 2 个月明显好转。其次是扩充了 ABPA 的基础病的范畴,很多研究已表明,ABPM/ABPA 也可发生在非哮喘及非囊性纤维化患者中,大查房的两个病例都无哮喘或囊性纤维化等基础疾病,国外也有多例在慢性阻塞性肺疾病、支气管扩张或肺结核基础上出现 ABPA 的报道。但是将 ABPA 的并发症支气管扩张症也纳入,是否可以分清因果,是支气管扩张症继发 ABPA/ABPM,还是 ABPA/ABPM 后期导致的支气管扩张等不可逆肺结构变化呢?

(二) ABPM 的诊断标准

目前 ABPM 没有公认的诊断标准,主要是将其他霉菌替换 ABPA 的诊断标准中的曲霉进行诊断。但是在抗原皮试和血清变应原沉淀抗体试验中,并非所有霉菌均有相应试剂,大多数医疗机构不具备该试验技术条件,对诊断也造成很大困难。

由于存在上述问题,很少患者能满足所有 ABPM 的诊断标准,如果满足也不利于早期诊断。所以,Takashi Ishiguro 等基于结果提出新的 ABPM 诊断标准,该研究回顾 42 例 ABPM 及 118 例其他嗜酸性肺疾病患者,入选的 ABPM 患者符合Rosenberg-Patterson 标准中至少 6 条主要诊断标准或者病理提示黏液栓里含有真菌菌丝。研究显示,当符合表 35-4 中 6 条或以上时,诊断 ABPM 的敏感度97.6%、特异度 98.3%、阳性预测值 95.3% 和阴性预测值 99.1%。当病理也符合时,诊断 ABPM 的敏感度 100%、特异度 98.3%、阳性预测值 95.5% 和阴性预测值 100%。

表 35-4　诊断 ABPM 的条件及病理

支气管阻塞症状发作(哮喘)
外周血嗜酸性粒细胞增多($>500\times10^6$/L)
真菌变应原速发性皮肤试验阳性或血清真菌特异性 IgE 抗体增高
血清真菌变应原沉淀抗体或抗 IgG 抗体阳性
血清总 IgE 浓度增高
肺部影像学检查存在或以前曾有肺部浸润影
中央型支气管扩张
痰涂片和/或培养反复找到真菌
咳出棕色黏液栓,或纤维支气管镜或 CT 发现黏液栓
真菌变应原迟发性皮肤试验阳性
病理提示黏液栓含有过敏性黏蛋白和真菌菌丝

病例 34 的患者符合 5 条,特别是病理也符合,按该研究显示当符合表 35-4 中 5 条或以上时,诊断 ABPM 的敏感度 100%、特异度 90.7%、阳性预测值 79.2% 和阴性预测值 100%。并且病理也符合情况下诊断率进一步升高。该研究更好地优化 ABPM 诊断,解决上述存在的问题,值得思考与推广。

另外,目前 ABPA/ABPM 的检测方法仍有极限性,常用 IgE 抗体检测的是真菌抗原粗提取物的抗体,存在交叉反应,不能真实反映机体是否对真菌过敏。开展真菌组分,如针对烟曲霉组分 Asp f1/2 的 sIgE/sIgG 检测,可否提高敏感度、特异度? 2016 年版 IDSA 更新推荐有条件的实验室开展分子生物学方法用于曲霉病的诊断,但目前不能作为主要诊断依据。

(三) 早期或不典型 ABPA/ABPM

ABPA/ABPM 有潜在致死性,如没有及时治疗可发展为支气管扩张及肺间质纤维化。因此,早期诊治对患者预后具有重要意义。随着支气管扩张的地位在 ABPA 的诊断中日益下降,说明 ABPA 存在早期形式是共识。结合查房病例的临床表现,患者可能尚在 ABPA 发病的早期。病程继续进展,也可在诊断 ABPA 后出现哮喘等其他特征性症状。此外,对于无症状患者,应考虑是否存在实验室检查不典型 ABPA/ABPM 的可能。高度特应性体质患者,霉菌可引发高度变应性反应;非特应性体质患者,对霉菌反应较弱。病例 34 患者虽未表现出典型的症状和检查结果,但单纯抗真菌治疗并未解决问题,而加用激素诊断性治疗后进一步改善实验室指标,随访患者症状稳定,临床治愈后停用激素。或许以后 ABPA 的诊断标准里亦可考虑对药物的反应作为诊断标准之一。

（四）鉴别诊断

外周血嗜酸性粒细胞增多，要考虑寄生虫感染、嗜酸性粒细胞相关性疾病和血液性肿瘤。骨髓检查可排除血液性疾病，自身免疫相关的嗜酸性粒细胞增多需考虑 EGPA，此外还有特发性嗜酸性粒细胞增多。病例 35 曾被诊断为慢性嗜酸性粒细胞性肺炎（CEP），给予激素治疗控制了症状，而未找到根本的病因。在后续的诊疗中，因患者对激素不良反应停药后复发，进一步诊断考虑 ABPA/AB-PM，加用抗真菌治疗后，患者症状和检查指标好转。一开始找不到曲霉感染的证据，给临床医师较大的干扰。ABPA/ABPM 与 CEP 均属于嗜酸性粒细胞性相关性肺病，都表现为肺及气道的嗜酸性粒细胞异常积聚，外周血嗜酸性粒细胞异常增多，肺部影像学异常，CEP 患者中甚至有 50% 表现为哮喘症状，难以鉴别。

此外，目前关注较多的也是 ABPA，而由其他霉菌引起的 ABPM 更少见，也少有研究，病原学检测手段局限，缺乏对 ABPM 的认识，当曲霉变应原皮试、烟曲霉特异性 IgE 等烟曲霉相关检查阴性时，常易被排除诊断考虑。有些被长期漏诊为单纯的哮喘，延误诊治；有些被误诊为肺结核，给予不必要的抗结核治疗。病例 35 患者各项真菌相关检查都无明显异常，如总 IgE 不是很高，烟曲霉 IgE 为 0 级，皮肤试验阴性，血 G 试验、GM 试验阴性，多次涂片、培养未查见真菌，最后支气管镜活检病理提示 ABPA 样改变，结合诊断性给予全身激素后的治疗反应，可以考虑 ABPM 的诊断。

（五）治疗

ABPA/ABPM 单用全身性糖皮质激素或单用抗真菌治疗可能能够缓解和控制病情。治疗过程中应动态监测总 IgE 的变化以指导调整药物。

病例 35 的患者初步诊断 CEP，经过激素治疗症状得到了缓解。因为激素的副作用，自行停药，导致症状复现和嗜酸性粒细胞再度升高。患者入院后，真菌特异性检查依然是阴性，但再次支气管活检结果提示了真菌感染。因此加用抗真菌治疗。病例 34 的患者因开始考虑"非变应性支气管肺曲霉病/局限型变应性支气管肺曲霉病"可能，予抗真菌单药治疗。半年抗真菌治疗，患者咳嗽咳痰的症状有明显的好转，患者总 IgE、血嗜酸性粒细胞等指标也曾经降低，后因症状反复急性加重再次入院，总 IgE、血嗜酸性粒细胞较前增多，尽管曲霉的特异性 IgE 检查是阴性的，但诊断性加用全身激素，获得了良好的疗效。两位患者停用全身性糖皮质激素及伊曲康唑后随访超过半年，血清总 IgE 正常，且无肺部放射学阴影，进入 ABPA 缓解期。此时，每 3~6 个月仍要复查血清总 IgE，每年进行一次肺功能检查，以监测病情变化。

（欧昌星　魏书珊　杨宇琼　周露茜　谢佳星）

专 家 评 析

钟南山院士：两例 ABPA/ABPM 都非常值得学习，患者症状不典型，在治疗过程中不断修正诊断和调整用药。在诊断过程中，活检病理起到了重要的作用，在实验室检查真菌感染不明确时，组织学病理提示了真菌感染的存在，为诊断奠定了基础。另外对于 ABPA/ABPM 要注意定期随诊、动态监测。典型的病例都比较容易诊断，但面对这种诊断依据不足的不典型病例如何诊断及进行下一步诊治，是对专科临床医师的考验。

参 考 文 献

1. FUKUTOMI Y，TANIMOTO H，YASUEDA H，et al. Serological diagnosis of allergic bronchopulmonary mycosis：progress and challenges［J］. Allergol Int，2016，65（1）：30-36.

2. CHOWDHARY A，AGARWAL K，KATHURIA S，et al. Allergic bronchopulmonary mycosis due to fungi other than Aspergillus：a global overview［J］. Crit Rev Microbiol，2014，40（1）：30-48.

3. WALSH T J，ANAISSIEE J，DENNINGD W，et al. Treatment of aspergillosis：clinical practice guidelines of the Infectious Diseases Society of America［J］. Clin Infect Dis，2008，46（3）：327-360.

4. PATTERSON T F，THOMPSON G R，DENNING D W，et al. Practice guidelines for the diagnosis and management of aspergillosis：2016 Update by the Infectious Diseases Society of America［J］. Clin Infect Dis，2016，63（4）：e1-e60.

5. AGARWAL R，CHAKRABARTI A，SHAH A，et al. Allergic bronchopulmonary aspergillosis：review of literature and proposal of new diagnostic and classification criteria［J］. Clin Exp Allergy，2013，43（8）：850-873.

6. ISHIGURO T，TAKAYANAGI N，KAGIYAMA N，et al. Clinical characteristics of biopsy-proven allergic bronchopulmonary mycosis：variety in causative fungi and laboratory findings［J］. Intern Med，2014，53（13）：1407-1411.

7. ISHIGURO T，TAKAYANAGI N，UOZUMI R，et al. Diagnostic criteria that can most accurately differentiate allergic bronchopulmonary mycosis from other eosinophilic lung diseases：a retrospective，single-center study［J］. Respir Investig，2016，54（4）：264-271.

8. ROSENBERG M，PATTERSON R，MINTZER R，et al. Clinical and immunologic criteria for the diagnosis of allergic bronchopulmonary aspergillosis［J］. Ann Intern Med，1977，86（4）：405-414.

9. SCHWARTZ H J，GREENBERGER P A. The prevalence of allergic bronchopulmonary aspergillosis in patients with asthma，determined by serologic and radiologic criteria in patients at risk［J］. J Lab Clin Med，1991，117（2）：138-142.

10. 中华医学会呼吸病学分会哮喘学组. 变应性支气管肺曲霉病诊治专家共识［J］. 中华医学杂志，2017，97（34）：2650-2656.

11. SUNZINI F，BARBATO C，CANOFARI C，et al. Clinical and radiological signs of ABPA associ-
ated with airways infection with aspergillus in the absence of specific IgE［J］. Eur Ann Allergy
Clin Immunol，2016，48(5)：202-204.

病例 36　儿童，两肺浸润，全心炎及全心衰竭

导读：青春期女孩，咳喘病史，因气促、呼吸困难、发现肺部阴影、血嗜酸
性细胞增多入院，心包及肺组织病理均诊断 EGPA，糖皮质激素治疗下肺浸
润影较前好转，但心功能改善不理想。

病 历 摘 要

患儿女性，13 岁，小学生。因"间断咳嗽、喘息 10 个月余，进行性呼吸困难 2
个月"于 2019 年 11 月 18 日入院。

患儿 10 个多月前出现反复发作性咳嗽，连续阵发性咳嗽，无明显早晚规律，
间有黄白色黏痰；间伴喘息，可自行缓解，无活动受限；常有鼻痒、打喷嚏。其间
曾有发热，在当地中医院住院 6 天(2019-02-11—2019-02-17)，诊断"支气管哮
喘、肺炎"，予"阿奇霉素"抗感染及"氨茶碱"平喘、"氨溴索"祛痰、"布地奈德混
悬液""异丙托溴铵溶液"雾化等治疗后热退，咳喘好转出院。出院后不规律吸入
"沙丁胺醇"100μg 2 次/d 及口服"孟鲁司特钠"5mg 治疗 2~3 个月，仍间有喘息，
偶干咳，夜间明显，无胸闷、心悸、心慌等不适。2019 年 5 月频繁出现晨起流涕及打
喷嚏、活动耐力下降，伴有喘息加重及活动后气促、渐有呼吸费力，门诊予"孟鲁司
特钠"5mg 1 次/d 及"丙酸倍氯米松气雾剂"50μg 2 次/d 吸入治疗后可明显改善
喘息，停药后有反复，约半个月发作一次，一直未规律使用 ICS 抗感染药物。

2019 年 9 月因"鼻炎"至门诊服用"中药"调养。后出现发热，热峰 38.5~
39.5℃，口服西药(具体不详)可降至正常，相隔 3 天后再次出现发热，反复约 2
次，再发喘息、气促伴有咳痰，痰多为黄色黏稠痰，间诉呼吸费力，至当地中医院
住院治疗 2 天(2019-10-17—2019-10-19)，查胸部 CT 示"双肺多发斑片状及小片
状浸润影"，心彩超示"先天性心脏病及心包积液"，予"头孢哌酮钠-舒巴坦钠"
抗感染、"氨茶碱"平喘化痰、"布地奈德混悬液+特布他林+异丙托溴胺溶液"联
合雾化等治疗，喘息未能改善并呈进行性呼吸困难，无法平卧，遂转院至广州市
某医院住院(2019-10-19—2019-11-06)，诊断"①先天性心脏畸形；②二尖瓣反流
中度；③二尖瓣脱垂；④房间孔缺损(继发孔型)；⑤心包积液(性质待查)；⑥支

气管肺炎"。予"头孢哌酮钠-舒巴坦钠"抗感染;"米力农、螺内酯及呋塞米"抗心衰;"人血白蛋白、免疫球蛋白"等支持治疗6天后(2019-10-25),心脏及呼吸衰竭进行性加重,行"经胸腔镜心包开窗术"并留置胸腔引流管,引出淡黄色心包积液;并行支气管镜检查,镜下未见特殊;术后气促加重转入心脏重症监护室7天,其间予气管插管下呼吸机通气辅助呼吸6天,改用"万古霉素、亚胺培南"抗感染,继续抗心衰治疗,10月31日拔管后予1次"地塞米松"1mg及"肾上腺素"1mg雾化吸入;经上述治疗,气促及呼吸困难改善,可平卧安睡,左室收缩功能较前改善,心包积液无进行性增加,但仍有呼吸费力,2019年11月6日出院。

出院后2天再次出现气促及呼吸费力,不能平卧,伴发热,热峰38.5℃,遂至梅州市某医院住院(2019-11-10—2019-11-18),入院时心率133次/min,呼吸45次/min,血压101/74mmHg,临床表现呈心衰伴心源性休克状态:烦躁不安、呼吸困难伴低氧,肌钙蛋白升高,心脏彩超EF 40%。复查胸部CT:"双肺浸润较前加重伴左侧中等量胸腔积液,予紧急气管插管呼吸机通气辅助呼吸,左胸腔置管引流,予"哌拉西林钠-舒巴坦钠"抗感染,强心利尿抗心衰,"甲泼尼龙"[1mg/(kg·d),1次/d,静脉滴注8天]抗感染,"多巴胺、去甲肾上腺素、肾上腺素"等血管活性药物、"人血白蛋白"等对症支持治疗,5天后脱机改低流量吸氧,病情好转,为进一步治疗转至我院(2019-11-18)。近2个月来,患儿精神、睡眠欠佳,活动量渐减少,不能进行舞蹈训练与上学,夜间喜半坐位,病重时难平卧,无诉头晕头痛,无皮疹,无关节疼痛,无畏光流泪,无口腔溃疡、盗汗,眼睑及颜面部无浮肿。食欲尚可,无恶心呕吐,大便正常,尿量、尿色未见异常,未见肉眼血尿、泡沫尿,体重下降1kg。

【外院辅助检查】

(一)第1次在某县中医院住院(2019-02-11—2019-02-17)检查结果

血常规:白细胞$6.0×10^9$/L,中性粒细胞42.1%(绝对值$2.53×10^9$/L),嗜酸性粒细胞比率14.8%(绝对计数$0.9×10^9$/L)。肺炎支原体IgM阳性,肺炎衣原体IgM阴性。总IgE(TIgE)270.67IU/ml。血清吸入物变应原特异性IgE(sIgE)筛查(尘螨类、混合树木花粉类、混合动物皮毛类、混合霉菌类):9.48IU/ml,4级;食物类变应原sIgE筛查(鸡蛋白、牛奶、鳕鱼、小麦、花生、黄豆):阴性。

胸片:支气管炎

(二)第2次在某县中医院住院(2019-10-17—2019-10-19)检查结果

血常规:白细胞$17.92×10^9$/L,中性粒细胞比率49.6%(绝对值$8.87×10^9$/L),嗜酸性粒细胞比率27.43%(绝对计数$4.9×10^9$/L)。生化检查:血钠、钾、钙均正常。C反应蛋白17mg/L,降钙素原0.1ng/ml。

心脏彩超:房间隔缺损剑突下 4.1mm,短轴 5.4mm,二尖瓣反流轻度,三尖瓣反流轻至中度,心包积液(右室前壁之前 6mm,左室后壁之后 11mm),EF 65%。

胸部 CT:双肺多发斑片状及小片状密度增高影,双肺多发感染性病变,纵隔内未见肿大淋巴结,右侧胸腔少量胸腔积液,心包中量积液。

(三) 第 3 次在广州市某医院住院(2019-10-19—2019-11-06)检查结果

患儿住院期间多次血常规的白细胞及嗜酸性粒细胞计数与降钙素原结果见图 36-1。10 月 31 日拔除气管插管使用"地塞米松"及"肾上腺素"雾化吸入 1 次。

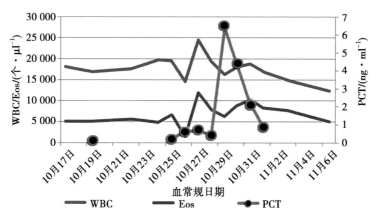

图 36-1　患者在广州市某医院住院血常规和降钙素原(PCT)变化示意图

1. 实验室检查结果　心肌酶谱:肌酸激酶 355U/L,肌酸激酶同工酶 36U/L,乳酸脱氢酶 385U/L。肝功能:谷丙转氨酶 24U/L。血气分析:pH 7.500,PaO_2 45.00mmHg,$PaCO_2$ 33.75mmHg,SaO_2 85%。血沉 35mm/h。降钙素原 0.12ng/ml。免疫八项:IgG 22.9g/L,IgA 2.25g/L,IgM 1.19g/L,IgE 3770kU/L。抗核抗体谱十一项、抗角蛋白抗体、类风湿因子 IgG、抗环瓜氨酸肽抗体均阴性;p-ANCA、c-ANCA 均阴性,MPO、PR3 均为阴性;铁蛋白正常。九项呼吸道感染病原体 IgM 抗体检测、呼吸道病毒核酸检测均未检出。痰真菌涂片检查、真菌抗原二项血清检测、G 试验未见异常。PPD 阴性,T-spot、结核抗体 IgG、血清及胸腔积液结核抗体五项均阴性。肺寄生虫病全套、TORCH 抗体均阴性。

2. 胸腔镜术后检查结果(2019-10-25)

心肌酶谱:肌酸激酶 63U/L,肌酸激酶同工酶 30U/L,乳酸脱氢酶 373U/L。血气分析:pH 7.392,PaO_2 35.85mmHg,$PaCO_2$ 40.65mmHg,SaO_2 71.8%,HCO_3^- 25.0mmol/L,BE −0.1mmol/L。proBNP 9 920pg/ml。降钙素原 6.53ng/ml。

心包积液常规:黄色清晰透明,pH 7.0,白细胞 1 142×10^6/L,中性粒细胞比率85%,淋巴细胞比率15%,李凡他试验阴性。心包积液生化:总蛋白 36.0g/L,乳酸脱氢酶 259U/L,淀粉酶 12U/L,转铁蛋白 0.83g/L,腺苷脱氨酶 5U/L。心包积液培养、胸腔积液培养、肺泡灌洗液培养、痰培养、血培养、尿培养皆无阳性结果。

胸部 CT(2019-10-24,图 36-2):双肺纹理增粗、模糊,双肺可见散在多发斑

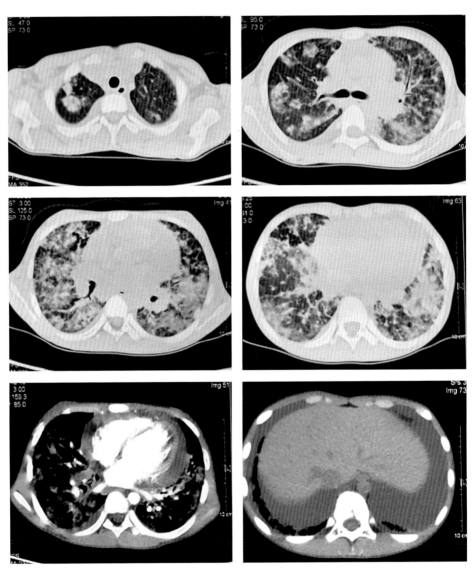

图 36-2　2019-10-24 胸部 CT:双肺可见散在多发斑片状阴影,边缘模糊小叶间隔增厚,心影增大,心包、胸腔、腹腔积液。

片状阴影,边缘模糊小叶间隔增厚。气管、支气管未见明显狭窄或扩张,管腔未见异常密度影,未见明显阻塞征象。纵隔可见多个肿大淋巴结。心脏较大,心包可见弧形液性低密度影。双侧胸膜肥厚,双侧胸腔可见积液影。①考虑双侧肺感染,并小叶间隔增厚,建议治疗后复查;②心包、胸腔、腹腔积液。

心脏彩超结果见表 36-1。

表 36-1　患者心脏彩超结果(2019 年)

项目	10 月 20 日	10 月 22 日	10 月 30 日
EF/%	69	46	49
左心房内径(LAD)/mm	22	25	23
左心室内径(舒张期,LVDd)/mm	37	34	42
左心室内径(收缩期,LVDs)/mm	23	27	32
二尖瓣	脱垂并中度关闭不全	脱垂并中度关闭不全	反流轻度
三尖瓣	反流轻度	反流轻度	正常
房间隔缺损/mm	6~7,左向右	6~7,左向右	6~7,左向右
肺动脉高压	–	轻度	–
心包积液	中量 左室后壁后方 16mm,侧壁侧方 6mm,右室前壁前方 19mm,游离壁侧方 8mm,右房顶 6mm,心尖 10mm	中大量 左室后壁后方 23mm,侧壁侧方 12mm,右室前壁前方 4mm,游离壁侧方 11mm,右房顶 4mm,心尖 3mm	经胸腔镜心包开窗术后,未见心包积液

心电图结果:窦性心动过速,T 波改变。

心包组织活检病理结果(2019-10-25):心包囊壁组织病理提示大量浆细胞及嗜酸性粒细胞浸润,考虑慢性炎症伴嗜酸性粒细胞增多症。

广州呼吸健康研究院呼吸病理中心会诊意见(图 36-3):送检囊壁样组织,表面间皮细胞增生,大量纤维素、红细胞、嗜酸性粒细胞渗出,囊壁可见多灶嗜酸性脓肿,小血管腔及管壁有大量嗜酸性粒细胞浸润。免疫组化:CD34(−),CD163(组织细胞+),ALK(−),CD1a(−),CD3(−),CD33(−),CD43(+),CD30(−),WT-1(−),MPO(−),Ki67(10%+),SALL-4(−),SK(间皮+),CD117(−),Langerin(−),S-100(−),CD68(组织细胞+)。考虑:组织改变为嗜酸性粒细胞相关性疾病,倾向嗜酸性肉芽肿性多血管炎。

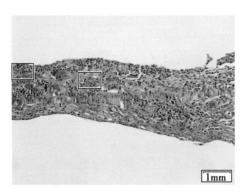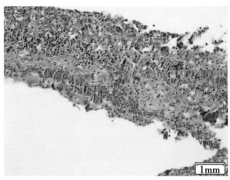

图 36-3　2019-10-25 心包组织经会诊:大量纤维素、红细胞、嗜酸性粒细胞渗出,囊壁可见多灶嗜酸性脓肿,小血管腔及管壁有大量嗜酸性粒细胞浸润。组织改变为嗜酸性粒细胞相关性疾病,倾向嗜酸性肉芽肿性多血管炎

心包积液病理结果(2019-10-25):病理提示倾向考虑为组织细胞增生病变。

广州呼吸健康研究院呼吸病理中心会诊意见(图 36-4):红细胞、纤维素、大量组织细胞、嗜酸性粒细胞,间皮细胞。免疫组化:CD43(+),CD34(-),CD30(-),WT-1(间皮+),CD163(组织细胞+);免疫组化结果:CD1a(-),S-100(-);特殊染色结果:纤维素(+)。本片未见肿瘤。

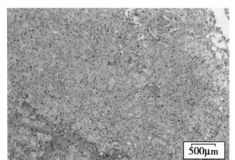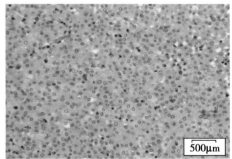

图 36-4　2019-10-25 心包积液组织经会诊:红细胞、纤维素、大量组织细胞、嗜酸性粒细胞,间皮细胞

(四)第 4 次在梅州市某医院住院(2019-11-10—2019-11-18)检查结果

血常规结果与激素使用时间见图 36-5。2019 年 11 月 11 日—2019 年 11 月 18 日静脉注射"甲泼尼龙"40mg 1 次/d,连续 8 天后,白细胞及嗜酸性粒细胞计数明显下降。

电解质:钠 127mmol/L。血气分析:pH 7.48,PaO_2 72.70mmHg,$PaCO_2$ 21.20mmHg,

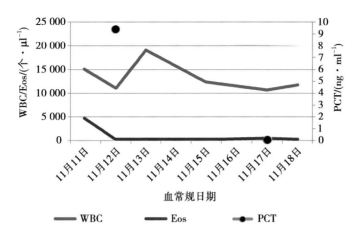

图 36-5　梅州市某三甲医院血常规、PCT 结果与激素使用时间示意图

SaO_2 71.8%，HCO_3^- 25.0mmol/L，BE −0.1mmol/L。BNP 3 985.4pg/ml。BALF 嗜酸性粒细胞比率 31.5%，培养未见菌群生长。p-ANCA、c-ANCA 均正常。

骨髓细胞学检查提示考虑嗜酸性粒细胞增多症骨髓象（嗜酸性粒细胞比率 4.8%）。

心脏彩超（2019-11-10）：先天性心脏病（房间隔缺损继发孔型），左室壁运动普遍性减弱，左室收缩功能下降，舒张功能减退，EF 59%。LAD 28mm，LVDd 42mm，LVDs 34mm，二尖瓣正常，三尖瓣正常，房间隔缺损 4.9mm，左向右分流，未见明显心包积液，左侧胸腔中大量积液。

胸部 CT（2019-11-11，图 36-6）：双肺炎症，建议治疗后复查，心脏增大，心包少量积液，左侧胸腔置管引流术后改变，左侧胸腔少中量积液，右侧少量胸腔积液。

【既往史、个人史、家族史】

既往体健，2018 年前否认慢性咳嗽史、否认慢性鼻炎史、否认反复湿疹史。2018 年 2 月出现晨起喷嚏，外院拟过敏性鼻炎，间歇吸入鼻内激素或口服孟鲁司特钠与氯雷他定，无荨麻疹等病史。2018 年 5 月曾因咳嗽诊断为"感冒"，当时无明显喘息、气促，口服药物后自愈。否认矿物粉尘、化学物品等接触史；否认进食鱼生史。家居城镇，周围无矿厂或化工厂及家禽、牲口、菌类植物等养殖场，新宅 2018 年 3 月起有装修，患儿平日居住旧宅，练舞场地无新装修。月经史：第二性征尚未发育，尚未初潮。

父亲为水电厂公务人员，母亲从事护肤品销售。家族史无特殊，弟弟现年 11 岁，体健，否认家族中有类似病史及风湿免疫性疾病病史。

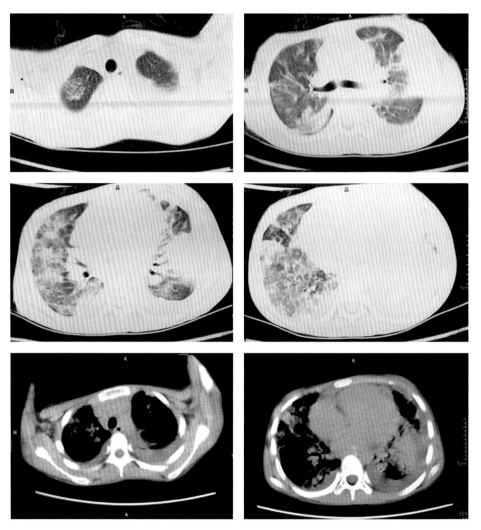

图 36-6　2019-11-11 胸部 CT:双肺可见散在多发斑片状阴影,边缘模糊小叶间隔增厚,心影增大,心包、胸腔积液

【入院查体】

体温 36.7℃,脉搏 110 次/min,呼吸 28 次/min,血压 87/66mmHg,SpO_2 99%(未吸氧)。呼吸粗重,安静下未见三凹征,颜面、眼睑、双下肢无水肿。口唇无发绀,口腔黏膜无溃疡、破损,全身无皮疹,浅表淋巴结未扪及肿大。见颈静脉怒张。胸廓无畸形,无鸡胸及漏斗胸,无肋缘外翻,胸壁未见肿块。

呼吸活动对称,胸式呼吸为主。双肺上部均呈清音,双肺下界在肩胛下角第9 肋间,呼吸移动度约 1cm。双肺少量不固定粗湿啰音。心前区无隆起,未见异常搏动,心界扩大,心脏叩诊浊音界范围见表36-2,心率110次/min,心律齐,胸骨左缘第3~4肋间可闻及3/6级收缩期杂音,未闻及第三心音及奔马律。腹部平软,肝脾未扪及肿大,移动性浊音阴性,肠鸣音存在,无亢进,未闻及血管杂音。神经系统无异常,无杵状指(趾)。

表36-2　心脏叩诊浊音界范围

心脏右侧浊音界/cm	肋间	心脏左侧浊音界/cm
3	Ⅱ	4
3.5	Ⅲ	5
4	Ⅳ	8
	Ⅴ	10

【辅助检查】

血常规(2019-11-25):白细胞18.75×10^9/L,中性粒细胞57.1%(绝对值10.71×10^9/L),淋巴细胞比率25.5%,单核细胞比率6.3%,嗜酸性粒细胞比率10.7%(绝对计数2.01×10^9/L)。C反应蛋白0.33mg/dl。谷丙转氨酶102.6U/L。肾功能:肌酐43.10μmol/L,钾4.10mmol/L,钠136.1mmol/L,钙2.18mmol/L。心肌梗死六项:肌酸激酶34.2U/L,肌酸激酶同工酶8.0U/L,乳酸脱氢酶260.1U/L,肌钙蛋白I 0.20μg/L,proBNP 9 842pg/ml。降钙素原0.06ng/ml。

呼吸道病毒IgM检测、呼吸道病毒核酸检测、痰培养、痰涂片找抗酸杆菌(3次)、痰细菌与真菌涂片均未见异常。血清真菌抗原二项血清检测、G试验未见异常。T-spot阴性,结核菌素试验阴性。肝吸虫IgG阳性。B淋巴细胞百分比($CD3^-CD19^+$)28.2%,自然杀伤细胞百分比($CD3^-CD16^+CD56^+$)2.2%。抗环瓜氨酸肽抗体、KL-6、尿本周蛋白定性未见异常。

抗核抗体谱十一项、血管炎五项、ANA、dsDNA抗体、Anti-Clq(11月20日,12月12日)均阴性。FeNO 10ppb;FnNO 394ppb。TIgE 2 458kU/L。sIgE:粉尘螨3级13.3kU/L,狗毛0.10kU/L,烟曲霉0.07kU/L,艾蒿0.07kU/L,螃蟹0.18kU/L,点青霉/分枝孢霉/烟曲霉/白假丝酵母/交链孢霉/蠕孢霉0.29kU/L,德国蟑螂1级0.55kU/L,链格孢0.08kU/L。

骨髓嗜酸基因检测均阴性:*FLT3*基因ITD突变检测、*FLT3*基因TKD(D835)突变检测(RFLP)、*TEL/ABL1*基因重排检测、*FGFR1*基因(8p11)重排检测、*PDGFRβ*基因重排检测、*PDGFRα*基因重排检测、*JAK2*基因V617F突变定量检测均阴性。

骨髓穿刺:三系增生伴红系比例增高骨髓象,嗜酸性粒细胞14%。

支气管镜检查(2019-11-25):镜下见气管、左右侧主支气管和各叶、段支气管通畅,黏膜稍充血,管腔内可见白色分泌物,未见狭窄、干酪样物、赘生物、肉芽组织和异物等。

BALF:嗜酸性粒细胞 3%,中性粒细胞 13%,淋巴细胞 10.5%,单核细胞73.5%。BALF mNGS:①EBV 高置信度,检出序列数 2 143,估测浓度 1 300copies/ml;②人单纯疱疹病毒Ⅰ型高置信度检出序列数 68,估测浓度 48copies/ml;③CMV高置信度,检出序列数 41,估测浓度17copies/ml;④肺炎链球菌高置信度,检出序列数 302 500,估测浓度37 000copies/ml;⑤白念珠菌高置信度,检出序列数 1 831,估测浓度32copies/ml。

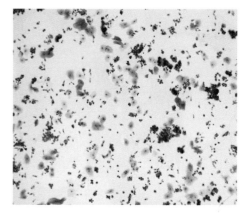

BALF 液基细胞学检查(图 36-7):可见较多纤毛柱状上皮,未见明确病原菌。特殊染色:GMS(-),PAS(-),抗酸(-),革兰氏(-),抗酸荧光(-),真菌荧光(-)。

图 36-7 2019-11-25 BALF 液基细胞学检查

胸腔积液 mNGS:细菌、真菌、寄生虫、DNA 病毒、RNA 病毒、疑似活跃病原体均阴性。

心脏彩超结果见表 36-3。

表 36-3 患者心脏彩超结果变化表(2019 年)

项目	11 月 20 日	12 月 9 日	12 月 17 日	12 月 23 日
激素剂量与疗程	甲泼尼龙 1mg/(kg·d)第 10 天	泼尼松 2mg/(kg·d)第 10 天	泼尼松 1mg/(kg·d)第 9 天	泼尼松 2mg/(kg·d)第 6 天
EF/%	59	29	25	36
LAD/mm	38	29	37	40
LVDd/mm	47	48	46	45
LVDs/mm	35	41	41	38
二尖瓣	脱垂,反流轻度	脱垂,反流轻度	反流中度	反流轻中度
三尖瓣	反流中度	反流中度	反流重度	反流重度
房间隔缺损/mm	6,左向右	6,左向右	6.6,左向右	6.6,左向右
肺动脉高压	中度	轻~中度	偏高	较前降低
心包积液	未见	未见	少量	微量

胸部CT(2019-11-22,图36-8)[激素疗程第12天,静脉注射甲泼尼龙1mg/(kg·d)使用8天停4天]:双肺浸润影明显吸收。①拟两肺支气管肺炎;②两侧肺门、纵隔多发肿大淋巴结,较大者短径1.5cm,拟反应性增生;③左侧胸腔少量积液;④心影稍大;⑤鼻窦CT平扫未见明确异常。

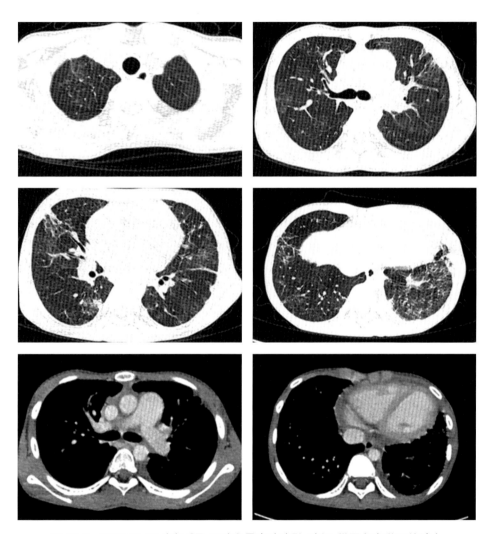

图36-8　**2019-11-22胸部CT:双肺少量磨玻璃影,肺门、纵隔多发淋巴结肿大**

胸部CT(2019-12-13,图36-9)[激素疗程第33天,静脉注射8天停10天,口服波尼松2mg/(kg·d)第15天]:①两肺支气管肺炎,右上肺后段、左下肺背段病灶较前减少;左上肺下舌段新增实变影;②两侧肺门、纵隔多发肿大淋巴结,较大者短径1.5cm,拟反应性增生;③左侧胸腔少量积液较前减少,左肺斜裂包裹

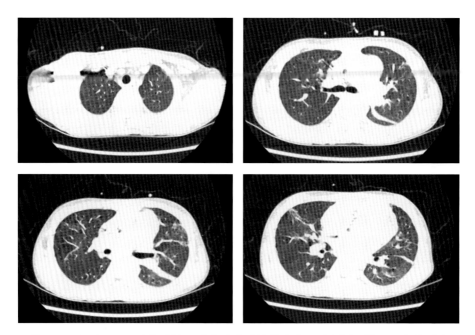

图 36-9 2019-12-13 胸部 CT:双肺磨玻璃影较前减少,两侧肺门、纵隔见多发肿大淋巴结,左肺斜裂积液较前增多

积液较前增多;④心影较前缩小;⑤拟先天性心脏病,房间隔缺损;⑥肺动脉增粗,考虑肺动脉高压。

头颅磁共振血管成像(MRA)、CT 未见明确异常。

肌电图、脑电图未见明显异常。

2019 年 11 月 27 日行 VATS 单孔左上肺舌段楔形切除术+粘连松解术,手术所见:左肺多发片状实变区域,呈粉灰色改变,以上肺舌段及下肺明显,舌段与心包面粘连明显,为带状;心包与心肌组织粘连紧密,无法分离。取左上肺舌段组织送病理检查。

左上肺舌段组织病理检查结果[激素疗程第 16 天,静脉注射甲泼尼龙 1mg/(kg·d)连用 8 天后停用 8 天](2019-11-27,图 36-10):细支气管管壁增厚,淋巴细胞浸润,支气管动脉管壁增厚,管腔狭窄,肺泡腔内有水肿液渗出,其中亦可见含铁血黄素细胞,有少量机化灶形成,肺泡间隔增宽,可见多量淋巴细胞浸润,由淋巴滤泡,仅见一条血管、管腔闭塞,管壁由大量嗜酸性粒细胞浸润,局灶见两处陈旧病灶,见少量多核巨细胞及类上皮细胞形成的肉芽肿病灶,周围肉芽组织增生,并多量淋巴细胞、浆细胞及少量嗜酸性粒细胞浸润,小叶间隔水肿、部分纤维化,其中见扩张肺静脉。免疫组化结果:SMA(+),SPA(+),SPB(+),MMP7

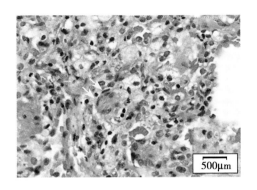

图 36-10　2019-11-27 左上肺舌段组织病理检查结果:仅见一条血管、管腔闭塞,管壁有大量嗜酸性粒细胞浸润,局灶见两处陈旧病灶,见少量多核巨细胞及类上皮细胞形成的肉芽肿病灶,周围肉芽组织增生

(−),MMP9(−),MMP8(−),TGFB(+++),CD38(+),CD138(+),CD68(+),CD31(+)。特殊染色结果:纤维素(−),铁染色(+),弹力纤维(+),AB(−),抗酸(−),GMS(−)。考虑:嗜酸性粒细胞性肺病,倾向嗜酸性肉芽肿病多血管炎,伴有肺动脉高压。

右心导管+心内膜心肌活检术(2019-12-10):右心导管提示毛细血管前肺动脉高压。

心肌组织病理结果[激素疗程 30 天,口服波尼松 60mg/(kg·d)第 11 天](2019-12-10,图 36-11):部分心肌纤维肥大、核深染、空泡变性、坏变溶解,间质灶性纤维化,部分肌纤维萎缩变性,未见嗜酸性粒细胞浸润。改变为心肌纤维肥大伴灶性纤维化,未见 EGPA 改变。

静息心肌灌注显像(2019-12-23):左心室稍增大;左心室前壁近心尖段中度静息灌注下降、前壁中段轻度灌注下降(主要由左前降支供血);左心室下侧壁基底段及中段中度灌注下降(主要由左回旋支供血);

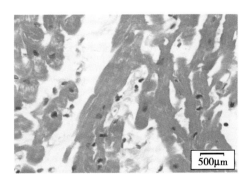

图 36-11　2019-12-10 心肌组织病理结果:心肌纤维肥大伴灶性纤维化,未见 EGPA 改变

结合病史,考虑心肌损害;右心室显影。右心室增大。

肺功能(2019-12-24):①重度限制性肺通气功能障碍;②支气管舒张试验阴性(通过储雾罐吸入沙丁胺醇气雾剂 400μg,20 分钟后 FVC 和 FEV₁ 较基线增加小于 12%,且绝对值增加小于 200ml);③弥散功能轻度下降。

【诊治经过】

入院初步诊断:肺间质性疾病,全心炎并全心衰,嗜酸性粒细胞升高查因:真菌感染？肿瘤？寄生虫感染？嗜酸性粒细胞增多综合征（HES）肺浸润？自身免疫性疾病？

入院后积极完善上述检查，予"呋塞米"、口服"氢氯噻嗪""螺内酯""地高辛"等积极抗心衰治疗，予"头孢哌酮钠-舒巴坦钠"抗感染，肝吸虫 IgG 阳性予"阿苯达唑"驱虫治疗 7 天。于 2019 年 11 月 27 日行 VATS 术中见心包多发粘连。复核外院心包组织病理及我院肺组织病理结果，考虑"嗜酸性肉芽肿性血管炎（EGPA）累及肺部及心脏"，引起全心炎并全心衰。

11 月 29 日开始口服"醋酸泼尼松"20mg 3 次/d[2mg/（kg·d）]治疗。激素治疗 8 天后气促、呼吸困难减轻，乏力改善，外周血嗜酸性粒细胞（Eos）计数下降至正常，复查胸部 CT 局部浸润较前吸收，但左肺胸腔积液较前增加。其间右腹股沟瘢痕处发现股静脉血栓（同部位外院曾留置深静脉置管）形成，予"低分子量肝素"溶栓治疗 4 天。在"泼尼松"治疗第 11 天（12 月 9 日）时减量为 30mg 1 次/d 并维持口服。因低钠血症，在保证出入液量平衡基础上调减了"氢氯噻嗪""螺内酯"剂量。"泼尼松"减量后第 6 天（12 月 15 日），复查 EF 25%，安静状态下心率 120~140 次/min，出现头痛、嗜睡、进食减少、尿量减少等心衰加重表现，在"地高辛"强心基础上联用"米力农"治疗心衰；12 月 18 日上述症状加重，烦躁、胸闷、心慌、气促及呼吸困难进行性加重，低氧血症（SpO$_2$ 85%），无法平卧，端坐呼吸，查体第二心音分裂，闻及奔马律，BNP 3 460ng/ml，EF 明显下降至 25%（每搏输出量 24ml），转入儿科重症监护病房（pediatric intensive care unit, PICU），在口服"泼尼松"[1mg/（kg·d）]基础上加用"甲泼尼龙"30mg 1 次/d 静脉滴注，限制入液量保持负平衡，控制钠盐摄入，积极抗心衰治疗，并予"波生坦"降肺动脉高压。1 天后病情明显改善并转出 PICU，维持"泼尼松"30mg 1 次/d[1mg/（kg·d）]至 12 月 25 日。患儿入院至今，血压相对稳定，血压波动在 85~110/45~60mmHg。

患儿在我院治疗期间嗜酸性粒细胞变化趋势与激素剂量的关系见图 36-12。

目前存在的问题：

1. 患儿病情转稳定，但在激素治疗下，血嗜酸性粒细胞明显下降，肺部病灶吸收，但心功能改善不理想。在原发心脏基础病上是否存在 EGPA 导致的心肌损害？

2. 若诊断是 EGPA，如何解释激素治疗后，临床症状改善而心功能却进行性下降，是与激素减量有关吗？

3. 影像学一直提示有纵隔淋巴结肿大，较大者短径 1.5cm，对激素治疗无反应，是否需要进行纵隔淋巴结穿刺活检行病理检查以排查特殊感染（真菌感染？

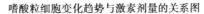

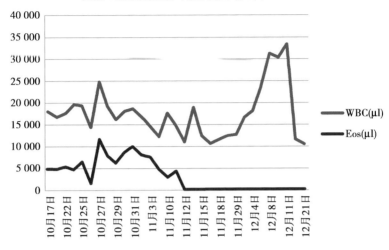

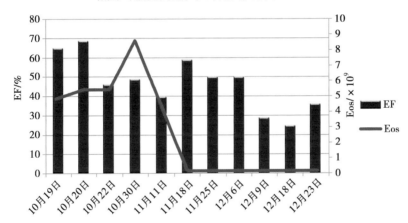

图 36-12　嗜酸性粒细胞变化与激素使用及心功能的关系图:11 月 11 日—11 月 18 日甲泼尼龙 1mg/(kg·d),1 次/d,8 天,静脉滴注,11 月 29 日改口服"醋酸泼尼松 20mg 3 次/d[2mg/(kg·d)]至 12 月 9 日减量至 30mg 1 次/d [1mg/(kg·d)]后维持。提示嗜酸性粒细胞在激素使用后明显下降

结核感染? 寄生虫?)或肿瘤?

　　4. 治疗策略上如何调整激素剂量? 联合使用免疫抑制剂如"环磷酰胺""吗替麦考酚酯",哪个更为优选?

　　为明确患儿诊断及下一步治疗方案,钟院士查房并组织全所讨论。

　　涂巧雯住院医师:汇报病历。

　　陈德晖教授(儿科):本例特点是,①青春期女性患儿,病史迁延,病情反复;②以"咳嗽伴喘息,呼吸困难进行性加重,多发肺部浸润影"为首发症状,突出临床症状为"全心功能不全,伴瓣膜反流、关闭不全、肺动脉高压";③有外周血嗜酸性粒细胞升高并有多脏器受累表现:多发非感染性浆膜炎(胸腔积液、心包积液、盆腔积液)与心肺脏器受累;④受累脏器有嗜酸性粒细胞浸润依据(心包、肺组织、骨髓、外周血);⑤外院按哮喘抗感染治疗无效,使用全身激素后嗜酸性粒细胞下降,肺部阴影及多脏器浆膜炎有吸收;⑥未发现有肿瘤所致上述病变的依据:多部位的病理活检及检查未发现淋巴瘤或其他肿瘤浸润依据,患儿嗜酸性粒细胞性白血病基因[*FLT3/ITD*、*FLT3/TKD*(D835)、*TEL/ABL1*、*FGFR1*(8p11)、*PDGFRβ*、*PDGFRα*、*JAK2/V617F*]均为阴性,基本可以排除;⑦不支持寄生虫所致目前临床改变。另患儿青春期儿童,多脏器损害,尚需注意系统性红斑性狼疮(systemic lupus erythematosus,SLE)等风湿免疫性疾病,但患儿抗核抗体等实验室检查均未见异常,病理结果不支持,目前结果不考虑 SLE。

　　按 EGPA 诊断标准参考 1990 年美国风湿病学会(ACR)提出的 6 条分类标准,患儿符合诊断有 4 项(①哮喘喘息发作,②嗜酸性粒细胞增多,嗜酸性粒细胞≥10%或绝对值≥1 500/ml,③非固定性肺浸润影,④血管外嗜酸性粒细胞浸润),患儿没有鼻窦炎及神经病变;符合 4 条以上者诊断 EGPA 敏感度高达 85%,特异度 99.7%。因此,患儿诊断 EGPA 成立。嗜酸性粒细胞性白血病基因均阴性,但患儿激素治疗后纵隔淋巴结肿大改善不理想,肺间质改变、心包嗜酸性粒细胞浸润、临床症状均有改善,但心衰病情反复,心功能恶化与疾病恢复不同步且矛盾;患儿心脏有先天的基础疾病,是否会加重心脏损害? 或是与激素足量口服 2 周后减量过快有关? 或是 EPGA 累及心脏的恢复要滞后于其他脏器? 请钟院士及各位专家指导。

　　钟南山院士:这个患儿反复住院,第一次外院诊断为哮喘,治疗后仍有反复喘息及后续所表现的临床征象,不支持哮喘是应该明确的。目前我们需要考虑患儿的嗜酸性粒细胞持续增加,伴有多脏器损伤,其主要疾病是什么? 是否伴有基础疾病? 这次临床讨论目的是解决患儿的诊治问题,提升大家的临床思维能力,改善患儿病情。

　　曾庆思教授(影像科):患儿入院前外院三次胸部 CT 阅片意见为,2019 年 10 月 18 日两肺弥漫性间质、实质病变,外周为主,10 月 24 日肺部病灶明显增加,累及肺部中心区域,11 月 11 日肺部病灶仍较显著,伴有纵隔淋巴结增大、心包积液、两侧胸腔少~中量积液。在我院激素等治疗后,11 月 22 日 CT 显示肺部病灶影明显吸收,剩下两肺散在间质间隔增厚影。左侧胸腔少量积液。根据系列 CT 表现,肺部病灶改变考虑肺间质改变,应是多系统受累。

　　从整个病程 CT 变化来看,需考虑与淋巴回流障碍相关疾病,包括肺斑片渗出性病变、间质间隔增厚、广泛多膜腔积液(心包积液、胸腔积液)、纵隔淋巴结增大。淋巴结回流障碍相关疾病包括增生性病变和阻塞性病变两大类,有多种原因,需仔细鉴别。根据患儿经治疗后病情基本控制,肺部病变减轻,剩余少量网格状影,心包积液减少,左侧胸腔少量积液,淋巴结仍增大,考虑淋巴结增生导致淋巴系统回流障碍可能性大。

钟南山院士:患儿对治疗敏感,开始糖皮质激素治疗后,肺部的临床表现及胸部 CT 同步改善,虽肺部浸润影、胸腔积液都在好转,但是淋巴结仍较大,诊断方面是否仍需要考虑其他疾病可能性,例如淋巴瘤。患儿的病理检查结果,请病理科顾主任解读。

顾莹莹教授(呼吸病理中心):2019 年 11 月 27 日我院取左上肺舌段组织标本前,患儿在外院曾使用激素治疗 8 天,所取标本病理见肺组织间质有一条血管管壁增厚,管腔闭塞,管壁见较多分叶状的嗜酸性粒细胞浸润,有肉芽肿改变伴周围嗜酸性粒细胞浸润,除该条血管外,其他血管未见明显嗜酸性粒细胞浸润,未见坏死,该肺组织切片未见肿瘤、真菌、寄生虫。此外间质增宽,可见一些嗜酸性粒细胞、淋巴细胞、浆细胞,浸润细胞为多克隆细胞,可能与使用激素后嗜酸性粒细胞明显减少,组化表达的浆细胞及组织细胞相对较多有关。该切片考虑嗜酸性粒细胞性肺病,但结合临床,倾向于诊断嗜酸性肉芽肿性多血管炎。

我院 2019 年 12 月 10 日心肌活检是在使用激素治疗后,心肌纤维可见空泡状变性,心肌纤维排列疏松,基本无胶原纤维,该切片出现灶性纤维化,考虑心肌损害,但心肌组织间没看到嗜酸性粒细胞,淋巴细胞不多,可能与使用了激素治疗有关。外院心包组织切片(2019 年 10 月 25 日)是在使用激素前的心包组织,在间皮、血管腔内及血管壁上均可见大量嗜酸性粒细胞,伴有嗜酸性粒细胞坏死、嗜酸性脓肿形成,未见肿瘤细胞,该切片支持 EGPA 诊断。综上所述,诊断 EGPA 成立,累及心脏、心包及肺脏。

王春燕教授(血液科):患儿主要是嗜酸性粒细胞增多,病情最重,出现肺部和心脏的改变,涉及血液科的问题主要考虑以下两类疾病:①是否为嗜酸性粒细胞性白血病或者特发性嗜酸性粒细胞增多症,该病病程缓慢,很少有起病急或病情凶险的过程,其侵犯心脏以室间隔增厚为主要表现,极少累及心包或瓣膜改变,患儿已完善嗜酸性粒细胞性白血病相关基因检测,基本排除;②继发于淋巴瘤或其他相关血液肿瘤疾病所导致的嗜酸性粒细胞增多,目前肺组织活检结果明确排除淋巴瘤;病理可见明确血管闭塞和血管炎改变,倾向 EGPA 表现,支持诊断 EGPA。

叶珊慧教授(风湿科):符合 EGPA 的诊断分类标准,包括喘息病史、外周血嗜酸性粒细胞增多、肺部非固定性阴影,以及外院心包病理组织结果与我院肺组织病理结果,诊断 EGPA 成立。患儿心脏受累明显,EGPA 心脏受累的特点是心电图以 ST-T 异常为最常见,约 70%可出现心脏瓣膜关闭不全,主要受累的瓣膜是二尖瓣及主动脉瓣,约 50%出现心包积液,这些都与患儿目前检查结果相符合。

EGPA 预后较差,病情重,死亡率高达 50%,嗜酸性粒细胞增多可以是先于或同步或继后于心脏的病变。这类患者 ANCA 检出率非常低,几乎都为阴性,所以 ANCA 检查不是作为诊断标准中必备的。

钟南山院士:患儿两次入住 PICU 均因为心脏问题,合并心衰是肯定的。因为患儿既往从未进行过心脏方面检查,直至本次发病才发现有先天性心脏病(房间隔缺损)伴心脏增大,那么心脏问题是独立性的心肌病、心肌炎,还是 EGPA 累及心脏后的改变? 轻度的房缺? 但应该不至于目前这么差的心功能。

罗碧辉教授(心内科):《中国心力衰竭诊断和治疗指南 2018》提及自身免疫性相关疾病——EGPA 对心脏的影响:嗜酸性粒细胞广泛侵犯细胞组织,包括瓣膜、心肌、心内膜或者心包。结合病史特点,EGPA 诊断明确,是导致患儿引起目前心肌病及瓣膜病的主要原因。

2018 年《嗜酸性肉芽肿性多血管炎诊治规范专家共识》提出:ANCA 阴性患者,更容易表现为心脏受累,心脏受累更是 EGPA 死亡的主因。目前患儿存在心脏问题包括全心衰及扩张型心肌病,心功能已达难治性心衰阶段,心脏预后差;治疗目标为积极控制危险因素,包括:①高血压,应用血管紧张素转化酶抑制剂(ACEI)或血管紧张素受体阻滞剂(ARB)预防;②针对 EF 下降的心功能不全,首先需要预防栓塞事件发生,治疗上要体现抗凝的治疗,儿科已经在使用低分子量肝素钠抗凝治疗,需要监测出凝血指标;③目前患儿已达强心药维持心脏收缩力的阶段;④需要严格控制出入量与电解质平衡。不排除后续需心脏移植的可能。

潘磊主任医师(首都医科大学附属北京世纪坛医院呼吸与危重症医学科):患儿多次因病情加重入住重症病房,均为心衰所致,还需要更多关注肺动脉高压的情况。根据《中国肺高血压诊断和治疗指南 2018》,针对毛细血管前肺动脉高压,靶向治疗药物对她的心功能可能有改善,建议使用的靶向药物有安立生坦、他达那非,因为患儿前期在使用波生坦后出现肝功能明显异常,所以我们建议加安立生坦。

王晶主任医师(新疆医科大学第一附属医院呼吸科):患儿肺部阴影在治疗后明显吸收好转,总体而言,激素治疗是有效的,但淋巴结和心功能反而走向恶化,考虑淋巴结与心肌均是实体器官脏器,恢复病程较慢。关于 EGPA 治疗,儿童使用免疫抑制剂需要更加关注,患儿年龄小,青春期,组织修复的能力可能比成人更有优势,此时挽救心肌组织及其功能可能要花更大的力量才可能得到较好的结果。

洪城教授(呼吸介入科):关于肺动脉高压检查的结果分析如下,患儿肺动脉高压是由于肺静脉压力升高引起,主要与小叶间隔水肿、增厚,肺静脉传导到肺动脉压力升高有关,所以患儿肺动脉结构没有问题,是继发的肺动脉高压,不建议使用肺动脉高压的靶向药物治疗。患儿房间隔缺损很小,直径只有 6mm,目前不致于引起患儿肺动脉压力升高,房间隔缺损对心肺循环影响不大,可暂不处理。患儿心脏问题显著,经过激素治疗后,肺部病灶吸收快,但是心功能改善不好,BNP 很高;另一个突出的问题是心脏彩超中 EF 非常低,每搏输出量只有20ml,是否要考虑心脏存在其他问题,如扩张型心肌病等,故需完善心肌活检。

另外,如何解释患儿心肌细胞没有嗜酸性粒细胞,仅仅是使用了激素吗? 用了激素之后嗜酸性粒细胞可以减少,但是目前心肌病理结果连一个嗜酸性粒细胞都找不到,而表现为纤维素坏死,各位专家皆考虑是 EGPA 导致心脏受累,是否也应探讨患儿存在其他心肌病而导致心脏功能这么差?

张清玲教授(呼吸内科):首先展示文献报道的关于 EPGA 患者心包和心肌两个病理切片的中性粒细胞保外诱捕网(NETs)的染色。NETs 代表在病理情况下嗜酸性粒细胞会释放核内的 DNA 物质,这个现象被称为 NETs 诱导受累组织的程序性坏死,而这个程序性坏死的核质可以控制 NETs 的产生。

图 36-13~图 36-15 里可见染色阳性,代表该患者心包血管内皮下红色的表达是大量的 NETs 信号的表达,另外心包切片可见在血管周围组织表达大量凋亡坏死信号,提示程序性坏死可能在血管周围组织损伤中起重要作用,心包活检比心肌的表达更严重。本例患儿心包活检时没有用糖皮质激素,有大量嗜酸性粒细胞浸润,而心肌活检时已使用糖皮质激素后无嗜酸性粒细胞浸润,但是可见心肌血管内皮及周围组织散在有凋亡坏死信号,提示程序性坏死染色阳性的情况。所以染色在这个患儿身上,心包组织血管内皮下大量 NETs 信号的表达,代表粒细胞 DNA 释放形成 NETs。结合患儿的病理染色结果,血管有损伤,嗜酸性粒细胞的血管炎,诊断 EGPA 成立。

有没有肿瘤模拟血管炎的可能? 仍需要我们去排除,因为血管炎也可以继发于肿瘤,这个患儿有几个不太支持原发性 EGPA 的情况:①治疗后纵隔淋巴结越来越大,特别是隆突前的淋巴结,几乎占了淋巴结间的整个间隙;②有很明显的肺间质改变;③在心功能不全状态下,患儿的肺、呼吸道没有明显的喘息、咳嗽及低氧血症的表现。这些提示心脏和肺的损伤不一致,不太符合我们常见的EGPA 的表现。因此,要从这 3 个方面排查,评估有没有继发性 EGPA 的可能性,是否存在基础病。

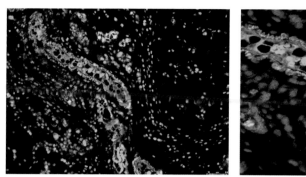
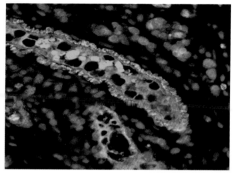

图 36-13 心包中 NETs 的荧光染色，DAPI/CD31/Histone H3。结果显示心包血管内皮下，大量 NETs 信号表达，提示 NETs 可能在 EGPA 中发挥作用

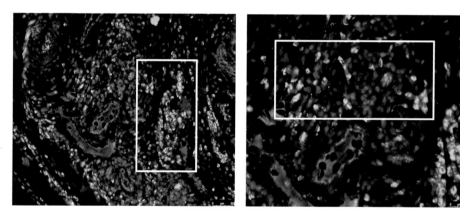

图 36-14 心包中程序性坏死的荧光染色，DAPI/CD31/P-MLKL。结果显示心包血管周围组织表达大量程序性坏死信号，提示程序性坏死可能在血管周围组织损伤中起到重要作用

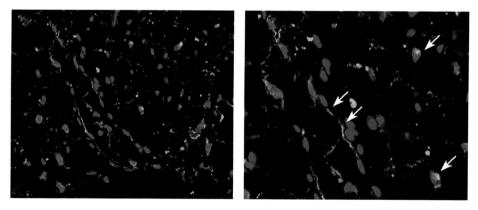

图 36-15 心肌中程序性坏死的荧光染色，DAPI/CD31/P-mlKL。结果显示心肌血管内皮及周围组织散在有程序性坏死信号，提示程序性坏死可能在血管及周围组织损伤中起到重要作用

英国学者回顾分析 13 例儿童 EGPA 患者里面有 11 例死亡，其中一例 7 岁患儿从发现有哮喘样症状到死亡，只有 2 年，死因为合并心功能不全。英国 2016—2018 年的文献，儿童 EGPA 最常累及的部位是肺部占 69%，心脏占 46%，但是鼻窦的累及比成人低，成人达到 80% 以上，而儿童占 38%，该患儿没有累及鼻窦，也与 EGPA 文献报道相符。法国 2018 年对 14 例儿童及 383 例成人 EGPA 作了对比，和成人相似的是，ANCA 阳性儿童易有神经系统症状，儿童活检表现为血管炎特征的较少，同时儿童和成人区别最大的特点是儿童的 EGPA 复发率更高，患儿最后是否需要心脏移植，值得借鉴。治疗上，糖皮质激素维持、免疫抑制剂应用有必要，如果加用免疫抑制剂的过程中，糖皮质激素仍不能减到安全剂量，考虑糖皮质激素对儿童生长发育的影响更大，可以考虑用白介素-6 抗体。

钟南山院士：刚才的讨论中关于纵隔淋巴结的问题，目前还未得到一个非常满意的解释。目前还是从儿童 EGPA 考虑。该患儿诊断过程相当长，从 2019 年 2 月开始到 9 月，病情发展较快，从呼吸系统到心脏，出现全心衰，作为临床医师应该从综合角度考虑患儿异常的表现，能否用一元论来解释诊断问题。该患儿按照 EGPA 诊断标准 6 条，实际上已经符合 4 条，其中重要的一条是肺活检中见到血管壁的嗜酸性粒细胞浸润，肺的表现是符合 EGPA 诊断的，包括喘息样发作、肺的游走性浸润、嗜酸性粒细胞持续增多，还有就是血管壁嗜酸性粒细胞浸润，而没有鼻窦炎、神经系统表现。从 EGPA 治疗上，糖皮质激素治疗稳定后下调剂量时出现多次心衰发作，更需考虑是否同时存在心肌病因素，扩张型心肌病也常见于血管性的，而血管性扩张型心肌病较多与免疫异常相关。对于一个病，不能单纯看一个症状，更重要的是看综合指标。

我们在该患儿后续治疗的焦点应为：①患儿心肌虽然有坏死、纤维化，但如果 EGPA 处理得好，心肌能否慢慢再生？患儿病情好转，是否不一定行心脏移植？如何更好地维护心功能是关键。②是否考虑免疫治疗，若 TIgE 很高，适合 IL-5 或者 IL-5 受体抑制剂抑制嗜酸性粒细胞，可能对疾病的发展有很大的好处，如奥马珠单抗治疗嗜酸性粒细胞增多的疗效约为 50%，可考虑使用。③有关肺动脉高压，根据心导管检查，是否应强化对肺动脉高压的治疗，肺动脉高压并非特别明显，解决血管炎才是关键。

【最终诊断】

1. 嗜酸性肉芽肿性多血管炎（肺、心脏）

2. 心源性休克

3. 全心功能不全（Ⅳ级）

4. 继发性肺动脉高压

5. 扩张型心肌病？

6. 多浆膜腔积液(心包、胸腔、腹腔)

7. 下肢深静脉血栓(右股总静脉血栓)

分析与讨论

嗜酸性肉芽肿性多血管炎(eosinophilic granulomatosis with polyangiitis, EGPA)以前称作 Churg-Strauss 综合征(Churg-Strauss syndrome, CSS)或变应性肉芽肿性血管炎,是一种累及全身多个系统的罕见的自身免疫性疾病,由于 EGPA 患者特点为外周血嗜酸性粒细胞升高,归类为高嗜酸性粒细胞综合征的鉴别诊断中。

EGPA 发病率在我国尚缺乏流行病学资料,国外患病率在 10.7～13.0/100 万人,平均发病年龄在 30～40 岁,男女不均,但在儿童及青少年人群中更为罕见,在此年龄段发病,病程更具侵袭性,常累及肺部及心血管。与成人的 EGPA 比较,儿童人群死亡率更高,预后更差。英国学者回顾性分析 13 例 EGPA 儿童患者,复发率达 46%,死亡率达 15%,其中 1 例 16 岁患儿嗜酸性粒细胞浸润心肌及肺部,从发现哮喘样症状到死亡仅 2 年时间;另一例 15 岁患儿,死因为嗜酸性粒细胞性心肌炎合并心肌梗死,从诊断到死亡约 3 年,提示 EGPA 合并心功能不全是导致死亡的主要原因。EGPA 起病隐匿,常伴有难治性哮喘,临床表现缺乏特异性,容易被误诊漏诊;而疾病早期是治疗的黄金阶段,早期诊断、及时治疗能有效改善预后,提高患儿生活质量。

此例患儿发病初期因主要表现为咳嗽、喘息、呼吸困难伴有肺部浸润影,病程早期嗜酸性粒细胞及 TIgE 轻度升高,按哮喘及肺炎治疗效果不好,病情反复达 10 个月余。如早期识别疾病,及早给予免疫干预治疗,可有效避免重要器官损害,如心肌组织浸润导致不可逆的心肌病,提高患儿生活质量及改善预后。这也是此文论述的重点,如何在有限的儿童 EGPA 报道中获取经验,扩大知识面,提高对 EGPA 罕见疾病的识别能力;警惕儿童所谓的"难治性哮喘"合并不明原因其他脏器损害时,应注意 EGPA 可能。

EGPA 发病机制尚未明确,具有一定遗传倾向,目前认为与 ANCA 介导的血管壁损伤及嗜酸性粒细胞浸润引起的一系列组织细胞损伤相关,ANCA 激活中性粒细胞并黏附在血管内皮引起血管内皮细胞损伤,致炎症反应的进一步扩大,并伴随免疫功能异常。EGPA 患者常有变态反应性表现(如变态反应性鼻炎、哮喘)、肺血管中心型肉芽肿病、调节性 T 细胞($CD4^+CD25^+T$ 细胞)功能异常、高丙种球蛋白血症(IgE)和类风湿因子阳性。

其中受累组织病理学检查是确诊 EGPA 的金标准,病理特点主要有:①嗜酸性粒细胞浸润;②坏死性病变,有时非常广泛;③嗜酸性粒细胞性多核巨细胞血管炎,尤其是小动脉和小静脉;④间质和血管周围坏死性肉芽肿。

EGPA 的临床特点是累及多系统病变,如肺脏、心脏、肾脏、皮肤、胃肠道、淋巴结、胰腺及脾脏等多个脏器。主要作用机制为两方面:①由 ANCA 介导的 EGPA 以肾脏受累为主,可出现皮肤过敏性紫癜、肺泡出血、鼻窦炎;②由嗜酸性粒细胞浸润介导的 EGPA 以肺部受累为主,同时心脏受累、胸腔积液和发热的发生率更高。文献报道,与其他血管炎不同,90% 以上 EGPA 累及呼吸系统,首发症状为喘息样发作,伴有胸腔积液、结节和肺泡出血;50% 常有耳鼻喉部受累;约 40% 皮肤受累是血管炎期的主要表现;约 27% 患者心脏受累,尤其 ANCA 阴性 EPGA 患者更容易出现心脏受累;25%~40% 的患者可出现胃肠道受累及周围神经病变;肾脏受累少见,多出现在 ANCA 阳性患者;静脉血栓栓塞症发生风险升高。肺外器官的血管炎是导致 EGPA 相关病况和死亡的主要原因,其中心脏受累占死亡原因的 50%。

虽然 EGPA 归为 ANCA 相关性血管炎,但研究发现,ANCA 阳性患者仅占 40% 左右,儿科临床医师面对嗜酸性粒细胞为主的 EGPA 常错失疾病初期诊断时机,该例患儿病程初期为嗜酸性粒细胞升高期,反复检测 ANCA 阴性且相关组织病理未见明显坏死性肉芽肿表现,未能早期明确诊断 EGPA 致心脏治疗效果欠佳,这也是临床医师识别及诊断 EGPA 的难点。在临床经验中,详细询问病史及细致查体非常重要,若发现多器官受累或中等剂量吸入性糖皮质激素治疗的儿童哮喘仍控制不佳,且嗜酸性粒细胞计数明显升高者需要特别警惕 EGPA 可能。需要注意的是:在血管炎初期可能因反复口服糖皮质激素而掩盖多器官受累的临床征象,因此,对于"难治性哮喘"或"重症哮喘"需要慎重排除其他疾病。临床上对于 EGPA 可疑病例,完善全血细胞计数和分类计数、嗜酸性粒细胞计数和 TIgE 等检查简单易行。外周血嗜酸性粒细胞增多(通常为 5 000~9 000/ml)是 EGPA 诊断依据之一,但嗜酸性粒细胞>1 500/ml(或>总白细胞计数的 10%)时就应怀疑 EGPA。

目前尚无针对 EGPA 的特异性实验室检查,建议同时完善下述检查:ANCA、类风湿因子、免疫抗体、补体、ESR、CRP、TIgE、IgG、胸部及鼻窦 CT、心脏彩超、肺功能、BALF 及肺部活检等排除其他疾病。BALF 嗜酸性粒细胞明显升高也是 EGPA 重要特征之一,通常可高达 25% 以上。肺活检是诊断 EGPA 的"金标准",经支气管镜肺活检术(TBLB)病理发现典型坏死性肉芽肿病变的阳性率不高,电视胸腔镜外科手术(VATS)肺活检的价值高于 TBLB。

【EGPA 诊断标准】

目前 EGPA 的诊断方法仍有局限性,而诊断儿童 EGPA 更存在挑战,鉴于小于 18 岁儿童 EGPA 案例罕见,现尚无针对儿童人群制定的 EGPA 指南,根据成人指南诊断儿童 EGPA 应存在偏差可能。因儿童 EGPA 临床表现无特异性,外周血嗜酸性粒细胞增多虽不是特异性指标,但血嗜酸性粒细胞增多的患者伴有血管外器官损害,需考虑存在 EGPA 的可能;对于拟诊患者,难治性哮喘患者,伴有外周血嗜酸性粒细胞比率≥10%,且出现肺部浸润影,建议尽早行肺活检,排除 EGPA,同时完善心脏 MRI 评估心肌损害情况。虽然目前针对儿童 EGPA 诊断及治疗的循证依据相对不足,早期识别儿童 EGPA 特点,一旦确诊就开始积极治疗,可阻断病程进展,降低发病率和死亡率,改善预后,提高生活质量。

当血管炎症状出现后,还需要与其他系统性血管炎性疾病相鉴别:血管炎在儿童中非常罕见,最常见于儿童的血管炎有 IgAV 即 HSP,其次是川崎病。欧洲抗风湿病联盟(EULAR)和欧洲儿童风湿病学会(PRES)针对儿童人群提出了儿科血管炎分类方案(附3)。

【EGPA 评估】

正确评估 EGPA 活动性仍是 EGPA 管理中的重点与难点,目前尚缺乏对 EGPA 特异性病情监测的指标物,虽然 ANCA 和外周血嗜酸性粒细胞技术可以在一定程度上反映患者的疾病复发情况,但敏感性和特异性均较差。现国际上有 2 个评分系统可以评估血管炎严重程度及疾病活动度,分别是"5 因子评分"(five-factors score,FFS)和"伯明翰血管炎活动度积分"(Brimingham vasculitis activity score,BVAS)。这两者评分系统被用于指导初始治疗。

成人病情评估可采用 BVAS 进行活动性评估,它主要应用于肉芽肿性多血管炎(Wegener 肉芽肿)和显微镜下多血管炎,但是也应用于 EGPA,评估患者过去 4 周内由于血管炎病情活动而引起的脏器损害或原有脏器损害近期进行性加重进行评分,包括全身症状(关节痛、关节炎和发热)及 8 大器官系统的受累情况(皮肤、黏膜、耳鼻喉、心血管、肺部、胃肠道、肾脏、神经系统),各系统评分有各自高限,总分介于 0(完全缓解)~63 分,≥15 分提示疾病活动。"儿童血管炎活动度评分"(paediatric vasculitis activity score,PVAS)是基于 BAVS 上修改的,开发和验证小儿血管炎活动的评估工具,总分介于 0(完全缓解)~63 分,分值越高提示疾病活动度越强。另"儿童血管炎损伤指数"(the paediatric vasculitis damage index,PVDI),统计自血管炎症状出现后,持续时间≥3 个月的症状,每一个"present",记 1 分,分值 0~72 分,分值越高提示血管炎损伤越大。英国一项研究发现,儿童 EGPA 的死亡率高达 15%,此死亡率与较高的 PVDI 和心脏受累呈正相关($P<0.05$),提示心肌病和较高的器官损害评分是 EGPA 的不良预后指标。成人 EGPA 预后一般较好,但儿童 EGPA 复发率极高与死亡率相关。积极并严谨地评估患儿血管炎活动性,是极为重要的原则。本例患儿根据 FFS 评价系统,总共 1 分,但存在心脏损害。BAVS 评分 16 分,PVAS 评分 16 分,提示血管炎疾病活动。PVDI 共 9/72 分。患儿血管炎活动性及损伤指标皆显著升高,且伴有心脏损害,提示预后不良。

【儿童 EGPA 治疗】

由于目前尚无可靠的治疗小儿 EPGA 的研究,治疗方法一般以成人 EGPA 治疗方案为基础,参照 2015 年版全球最新 EGPA 诊治专家共识中 22 条推荐标准;EGPA 的初始治疗是全身应用糖皮质激素,免疫抑制剂通常用于晚期或难治性疾病患者,或糖皮质激素减量过程中疾病复发的患者,儿童常用的免疫抑制剂有环磷酰胺、甲氨蝶呤、硫唑嘌呤、吗替麦考酚酯。

1. 标准诱导治疗方案

(1) 糖皮质激素:FFS=0 分者推荐激素单药治疗,儿童 EGPA 选用泼尼松(或等效其他激素)开始治疗,剂量为 1~2mg/(kg·d),连续 4~8 周,后 3 个月内逐渐减量至 0.3mg/(kg·d),后 6 个月逐渐减量至 0.15mg/(kg·d)最小有效剂量,若有可能,直至停用。FFS≥1 分的重症患者,推荐大剂量激素联合免疫抑制剂治疗,可选用冲击治疗[儿童剂量:甲泼尼龙 7mg/(kg·d),静脉滴注,连用 3 天]后继续按上述初始糖皮质激素剂量口服治疗。大多数 EGPA 患者激素单药治疗便可缓解,Camillo Ribi 等专家对 72 例没有不良预后因素的患者进行了 5 年的随访研究,发现 93% 的患者单独应用糖皮质激素便达到缓解,80% 患者需要长期小剂量口服糖皮质激素维持治疗。指南也指出高达 85% 的 EGPA 患者需要长期服用超过最佳剂量激素来控制哮喘、鼻炎等,疾病控制与药物副作用之间的平衡是临床医师的极大挑战。

(2) 免疫抑制剂:通常免疫抑制剂与糖皮质激素联用于严重伴有多器官疾病的患者,是否加用免疫抑制剂是根据受累器官系统数量和受损程度等疾病严重程度而决定,推荐 FFS≥2 分患者加用免疫抑制剂,主要是因为 FFS≥2 分与高死亡率相关。一项荟萃分析纳入 277 例存在 EGPA、显微镜下多血管炎或多动脉炎且 FFS 为 2 分的患者,发现免疫抑制剂及糖皮质激素联用后使生存时间显著延长。当 FFS=1 分且有严重心脏、中枢神经系统、严重外周神经病变及严重眼部病变、肺泡出血和/或肾小球肾炎等,也建议加用免疫抑制剂。英国学者回顾分析 13 例 EGPA 患儿,69% 患儿需使用激素联合免疫抑制剂才能达到疾病缓解及症状控制。环磷酰胺在成人临床试验数据有限,但病例分析结果皆显示环磷酰胺和利妥昔单抗有一定功效;然而,儿童没有相关试验数据,因此目前的治疗方法没有标准化。大多数儿童风湿病学家推荐的一线免疫抑制药为环磷酰胺,静脉冲击剂量为 500~1 000mg/m²,1 次/月,连续 6 个月,静脉冲击与口服效果相当,口服推荐剂量为 2~3mg/(kg·d),连续 12 周。环磷酰胺使用 6 个疗程与 12 个疗程诱导缓解相当,但短疗程的治疗方案较易复发。但该药在用于青春期儿童时需要注意对生殖腺功能的影响,宜在月经初潮来临后再使用。在使用环磷酰胺时需要水化碱化,防止出血性膀胱炎,但对于心功能不好的患者是极大的挑战。在成人 EGPA 中,治疗成功后系统性血管炎晚期复发的情况很少见,但提早撤药会导致疾病复发。儿童复发机会较高,英国学者回顾分析 13 例 EGPA 儿童,开始治疗 18 个月内复发率达 46%,这对于儿童治疗后疾病评估及治疗方案调整是艰巨挑战。

2. 维持治疗　治疗后进入缓解状态可转为毒性较低的免疫抑制药物进行维持治疗,通常选用硫唑嘌呤、甲氨蝶呤或吗替麦考酚酯,专家讨论了对于儿童自身免疫性疾病免疫抑制药物吗替麦考酚酯的优劣势,在青少年期,甲氨蝶呤是首选的免疫抑制剂。本例患儿因进入青春期,但第二性征尚未出现且无初潮,考虑环磷酰胺对性腺的抑制作用,且患儿心功能极差,需评估 CTX 使用同时水化碱化对心脏负荷的影响,因此,我们在诱导缓解期选用甲氨蝶呤,避免药物不良反应对患儿造成终身不孕。甲氨蝶呤的建议剂量为每周 15mg/m^2,同时补充 10~30mg 叶酸;硫唑嘌呤的建议剂量为 2mg/(kg·d);吗替麦考酚酯的建议剂量为 600mg/(m^2·d),2 次/d。维持治疗的疗程尚无定论,根据 2015 年全球 EGPA 诊治专家共识的推荐,至少应为 24 个月。

3. 其他治疗　①血浆置换治疗:对于 ANCA 阳性合并肺出血、严重肾损害、周围神经损害的患者,可在免疫抑制剂治疗的同时联用血浆置换;②静脉注射免疫球蛋白:为对激素或其他免疫抑制剂无效时的二线治疗;③α-干扰素:部分患者可作为二线或三线治疗;④利妥昔单抗:是 CD20 单克隆抗体,对 ANCA 阳性、有肾脏受累或难治性病例可考虑使用。

4. 不良事件及副作用　在成人 EGPA 研究中,大约 85% 的 EGPA 患者需要长期泼尼松(平均剂量 12.9mg/d±12.5mg/d)来控制哮喘、鼻炎和/或关节炎症状,突显了糖皮质激素治疗在 EGPA 维持治疗中的价值。英国学者回顾性研究 13 例 EGPA 儿童并随访了 12 个月(4~48 个月),分析治疗过程中的不良事件及死亡率,维持治疗中口服泼尼松龙的中位数为 0.5mg/(kg·d)[0~1.5mg/(kg·d)],皮质类固醇相关副作用包括皮质醇增多症(30%)和骨质减少(38%),感染性疾病包括肺炎(23%)、带状疱疹(7.6%)、脾脓肿(7.6%)。感染在 EGPA 患者中与死亡率显著相关,是临床医师需关注的不良事件。

5. 监测　儿童 EGPA 复发概率极高,专家分析约 64% 患儿在确诊后 8 个月内复发,明显高于成人。建议儿童血管炎损伤指数(PVDI)可作为儿童疾病监测指标,针对儿童人群,PVDI 优于 PVDS 及 FFS,英国学者分析结果是 PVDI 与死亡率($P=0.012$)和心肌病($P=0.012$)显著相关。通过症状随访、嗜酸性粒细胞计数、肺功能检查可以监测治疗反应及评估复发。通常影像学表现可随着激素治疗开始而迅速好转,这也是 EGPA 的特点。应定期监测尿液分析及血肌酐水平,评估肾功能变化。

【儿童 EGPA 的特点】

儿童 EGPA 的文献报道较少,2018 年法国的一项队列研究,收录 1980—2012 年法国罕见疾病数据库中的 14 例儿童 EGPA 患者,并将其与 383 例成人 EGPA 患者对比,儿童与成人 EGPA 病变同样可以累及全身任何器官,但儿童首发累及器官以呼吸系统为主,通常表现为哮喘及肺部浸润,且发现哮喘到确诊 EGPA 的时间更短,提示儿童 EGPA 病程更具有侵袭性。临床表现特征与成人不同处在于儿童 EGPA 心肺受累表现更为显著,以心脏、耳鼻喉、皮肤和胃肠道症状较多,如心包炎、鼻窦炎/鼻息肉、皮下结节和腹痛,较少出现神经系统症状,临床表现的多样性提示 EGPA 在不同年龄段可能有不同的临床表现。实验室检查方面,ANCA 阳性率约 30.7%,较成人患者低,且提示 ANCA 阳性的儿童更多伴有神经系统症状;在胸部影像学表现特点上,儿童更多表现为非固定性肺浸润和肺结节。活检样本中血管炎的发生率较低,肉芽肿或嗜酸性粒细胞浸润无差异,活检结果可能与取样部位相关。儿童 EGPA 患者对激素治疗敏感,但复发率高达 64%,与成人相比明显升高,儿童 EGPA 死亡率也明显高于成人,英国一项研究发现,儿童 EGPA 的死亡率高达 15%,此死亡率与较高的 PVDI 和心脏受累呈正相关($P<0.05$),提示心肌病和较高的 PVDI 是 EGPA 的不良预后指标。

本病例的患儿在 EGPA 诊断后,经过了激素治疗,症状缓解,EGPA 各项指标下降,肺部阴影明显吸收,其间积极控制心衰,但仍出现心衰加重,故改口服激素联合甲氨蝶呤免疫抑制剂治疗方案,同时期无明显喘息及肺部浸润影增加表现,复查胸部 CT 提示间质性肺疾病改变及纵隔淋巴结增大,需注意评估是否为继发性 EGPA 可能。经治疗后进入 EGPA 缓解期,病情稳定出院,门诊维持治疗,定期口服激素联合免疫抑制剂治疗。建议每月复查血嗜酸性粒细胞绝对值及比率、CRP、ESR 及尿常规,必要时行肺功能及复查 TIgE 水平,定期行 PVDI 评分以监测病情变化,另因长期服用激素,建议定期复查肝肾功能及血糖水平,积极预防激素相关性感染。

综上所述,系统性血管炎的临床表现复杂多样且无特异性,故我们在治疗儿童 EGPA 方面存在一定挑战,EGPA 在儿童中非常罕见,且目前没有针对儿童 EGPA 的诊断标准,起病隐匿,临床表现不典型,以哮喘首发,常被临床医师忽略而错失最佳治疗时机,缺乏特异性检测手段,EPGA 中 ANCA 阳性患儿仅占不到 40%,心脏受累是 EPGA 重要的死亡因素,表现无明显特异性,可造成各种心脏损害表现。血管炎的治疗原则是早期诊断、早期治疗,以防止出现不可逆的损伤,提高各级临床专科医师对 EGPA 疾病的认识进而及早干预疾病进展,是成功治愈的关键。

（涂巧雯　陈德晖　林育能　徐清云　张清玲）

专 家 评 析

钟南山院士:目前考虑诊断为儿童型 EGPA。患儿诊断过程时间长,病情发展快,从呼吸系统到心脏侵犯,作为临床医师诊断思路应从综合角度评估病情,综合多项异常表现,用一元论来解释问题。按 EGPA 诊断标准 6 条,该患儿实际上已经符合 4 条,肺部影像学表现符合诊断,如喘息样发作、肺游走性浸润阴影、嗜酸性粒细胞持续升高,以及最重要的血管壁嗜酸性粒细胞浸润病理。在开始 EGPA 治疗后,糖皮质激素治疗下,减量后出现病情变化,更多地考虑嗜酸性粒细胞对心肌损害所致的扩张型心肌病、全心衰病变,扩张型心肌病需要关注血管性疾病引起的免疫损伤。对于儿童患者我们要重视以下问题:①如何更好地维护心功能,EGPA 治疗及时且妥当后,心肌细胞能否再生? 家属反映治疗后病情好转,是否最后还需要心脏移植? ②谨慎评估是否需联合免疫治疗,若 TIgE 很高,适合 IL-5 或者 IL-5 受体抑制剂,用于抑制嗜酸性粒细胞,对疾病的发展可能有好处。用奥马珠单抗抗 IgE 是否有效仍需评估,目前数据显示奥马珠单抗治疗嗜酸性粒细胞增多疗效约为 50%,如一线及二线治疗效果欠佳可考虑使用。③根据心导管检查结果,肺动脉高压并非特别明显,解决血管炎才是关键。

参 考 文 献

1. LIE J T. Illustrated histopathologic classification criteria for selected vasculitis syndromes. American College of Rheumatology Subcommittee on classification of vasculitis[J]. Arthritis Rheum,1990,33(8):1074-1087.

2. FINA A,DUBUS J C,TRAN A,et al. Eosinophilic granulomatosis with polyangiitis in children: data from the French RespiRare® cohort[J]. Pediatr Pulmonol,2018,53(12):1640-1650.

3. OZEN S,PISTORIO A,IUSAN S M,et al. EULAR/PRINTO/PRES criteria for Henoch-Schönlein purpura,childhood polyarteritis nodosa,childhood Wegener granulomatosis and childhood Takayasu arteritis:Ankara 2008. Part Ⅱ:Final classification criteria[J]. Ann Rheum Dis,2010,69(5):798-806.

4. DOLEZALOVA P,PRICE-KUEHNE F E,ÖZEN S,et al. Disease activity assessment in childhood vasculitis:development and preliminary validation of the paediatric vasculitis activity score (PVAS)[J]. Ann Rheum Dis,2013,72(10):1628-1633.

5. 嗜酸性肉芽肿性多血管炎诊治规范多学科专家共识编写组. 嗜酸性肉芽肿性多血管炎诊治规范多学科专家共识[J]. 中华结核和呼吸杂志,2018,41(7):514-521.

6. 中华医学会血液学分会白血病淋巴瘤学组. 嗜酸粒细胞增多症诊断与治疗中国专家共识(2017 年版)[J]. 中华血液学杂志,2017,38(7):561-565.

7. NEUMANN T,MANGER B,SCHMID M,et al. Cardiac involvement in Churg-Strauss syndrome:

impact of endomyocarditis[J]. Medicine (Baltimore),2009,88(4):236-243.

8. DEMIRCIN G, BAYSUN S, BÜLBÜL M, et al. Mycophenolate mofetil therapy in a child with Churg-Strauss syndrome[J]. Pediatr Int,2010,52(3):e164-e166.

• 附3 儿童 EGPA 的诊断与鉴别诊断相关知识点

一、儿童 EGPA 的诊断

目前 EGPA 的诊断方法仍有局限性,1990 年美国 ACR 的 EGPA 分类标准中第 1、2 和 5 项也是难治性哮喘的常见临床特征,嗜酸性粒细胞升高可因用药而被掩盖,嗜酸性粒细胞升高及哮喘样表现不能真实反映机体是否为自身免疫性疾病,目前不能作为主要诊断依据,在临床上,哮喘常合并嗜酸性粒细胞升高,在对疑似 EGPA 患者诊断时,如患者有哮喘、血液嗜酸性粒细胞>1 500/ml 和/或占白细胞比率≥10%,但无确切的肺、鼻、鼻窦以外的血管炎证据,如何进一步评估是临床医师常需要面临的诊断问题。且 ACR 标准不包括儿童常见的 IgA 血管炎(IgA vasculitis,IgAV)即过敏性紫癜(Henoch-Schonlein purpura,HSP)和川崎病,用于儿科人群的评价有一定限制。EGPA 没有单一实验室检查可以诊断,需要取决于临床评估和其他检测,包括病理、胸部影像学、心脏彩超和实验室检查等。

诊断儿童 EGPA 存在挑战,鉴于目前小于 18 岁儿童 EGPA 案例罕见,目前尚无针对儿童人群制定的 EGPA 指南,根据成人指南诊断儿童 EGPA 应存在偏差可能。因儿童 EGPA 临床表现无特异性,外周血嗜酸性粒细胞增多虽不是特异性指标,但血嗜酸性粒细胞增多的患者伴有血管外器官损害,需考虑存在 EGPA 的可能;对于拟诊患者,难治性哮喘患者,伴有外周血嗜酸性粒细胞比率≥10%,且出现肺部浸润影,建议尽早行肺活检,排除 EGPA,同时完善心脏 MRI 评估心肌损害情况。虽然目前针对儿童 EGPA 诊断及治疗的循证依据相对不足,早期识别儿童 EGPA 特点,一旦确诊就开始积极治疗,可阻断病程进展,降低发病率和死亡率,改善预后,提高生活质量。

二、儿童 EGPA 的鉴别诊断

目前缺乏有效的 EGPA 诊断标准,在缺乏血管炎的临床或组织学证据的情况下,将 EGPA 与其他系统性嗜酸性粒细胞疾病区分开来通常是一项挑战。其他系统性血管炎性疾病也可伴有外周血嗜酸性粒细胞增多性疾病,如:过敏性疾病、药物超敏反应、肿瘤性疾病、炎性疾病等,应加以鉴别(附表 3-1)。尚需根据每位患者主要临床表现进行鉴别,如肺部为主要受累器官时,应与慢性嗜酸性粒细胞性肺炎、寄生虫或药物导致的肺组织嗜酸性粒细胞浸润、变应性支气管肺曲霉病等疾病相鉴别。

附表 3-1　儿童外周血嗜酸性粒细胞增多疾病分类

分类	疾病
过敏性疾病	支气管哮喘,变应性鼻炎,特应性皮炎,嗜酸性食管炎
药物超敏反应	药物反应伴嗜酸性粒细胞增多与全身症状综合征,其他各种药物反应
感染	以蠕虫感染多见,蛔虫病、部分原虫也可引起,慢性肺结核,猩红热,球孢子菌病,肺孢子虫病,变应性支气管肺曲霉病,HIV
肿瘤性疾病	原发性(或肿瘤性)嗜酸性粒细胞增多综合征(尤其与 FIP1L1-PDGFRα 突变相关),急性和慢性嗜酸性粒细胞白血病,其他骨髓增生性肿瘤(如与编码 JAK2 蛋白激酶基因突变相关的肿瘤),慢性髓细胞性白血病(与 BCR-ABL 融合基因突变相关),淋巴肿瘤(B 细胞淋巴瘤和 T 细胞淋巴瘤及成人 T 细胞白血病/淋巴瘤),塞扎里综合征(皮肤 T 细胞淋巴瘤),系统性肥大细胞增多症,实体器官腺癌
炎症性疾病	嗜酸性肉芽肿性多血管炎,GPA,皮肌炎,结节病,炎性肠病,进行性系统性硬化症,嗜酸性筋膜炎,系统性红斑狼疮,白塞综合征,IgG4 相关疾病,干燥综合征
其他	肾上腺功能不全,毒素诱导综合征,辐射暴露,胆固醇栓塞,原发性免疫缺陷综合征(STAT3 或 DOKK8 缺乏和奥文综合征所致的高 IgE 综合征),自身免疫性淋巴增殖综合征,造血干细胞移植后的移植物抗宿主病

在儿童嗜酸性粒细胞增多症中,最难鉴别的是特发性嗜酸性粒细胞增多综合征(HES),HES 与 EGPA 疾病特点有较多相似性,两者均是系统性疾病,均有组织器官嗜酸性粒细胞浸润和外周血嗜酸性粒细胞增多,HES 患者有咳嗽,但哮喘症状罕见,外周血嗜酸性粒细胞水平往往更高,组织活检没有肉芽肿形成及血管炎性改变,可通过检测是否有 *FIP1L1*、*PDGFRα* 基因突变作鉴别;变应性支气管肺曲霉病(ABPA),也是以哮喘为主要表现伴有肺部影像学阴影和外周血嗜酸性粒细胞升高,但不会累及肺及鼻窦以外的器官。本例患儿嗜酸性粒细胞性白血病相关基因,*FLT3* 基因 ITD 突变检测、*FLT3* 基因 TKD(D835)突变检测(RFLP)、*TEL/ABL1* 基因重排检测、*FGFR1* 基因(8p11)重排检测、*PDGFRβ* 基因重排检测、*PDGFRα* 基因重排检测、*JAK2* 基因 V617F 突变定量检测均阴性,病理活检未见淋巴瘤表现,基本排除 HES 或者淋巴瘤相关的继发性嗜酸性粒细胞增多;但患儿治疗后纵隔淋巴结进行性增大、心功能恶化、肺间质改变,与疾病恢复不同步,是否存在基础疾病或上述疾病,需考虑继发性 EGPA 可能,后期治疗中需密切追踪及评估。

三、儿童 EGPA 与其他血管炎的鉴别诊断

当血管炎症状出现后,还需要与其他系统性血管炎性疾病相鉴别:血管炎在儿童中非常罕见,最常见于儿童的血管炎有 IgAV 即 HSP,其次是川崎病,其他更罕见的儿童血管炎包括多发性大血管炎、肉芽肿性多血管炎、显微镜下多血管炎、原发性中枢神经系统血管炎和结节性多动脉炎。2012 年 Chapel Hill 共识会议修订版(CHCC),以 ACR 为框架根据受累血管主体大小发布血管炎的最新命名法,命名法是由成人数据发展而来,但它也被用于儿童血管炎,其小血管炎(small vessel vasculitis, SVV)分类中的 ANCA 相关性血管炎(ANCA-associated vasculitis, AAV)大致可见于以下三种疾病,显微镜下多血管炎(microscopic polyangiitis)、坏死性肉芽肿性多血管炎(granulomatosis with polyangiitis, Wegener's granulomatosis)及嗜酸性肉芽肿性多血管炎(eosinophilic granulomatosis with polyangiitis, EGPA)。欧洲抗风湿病联盟(EULAR)和欧洲儿童风湿病学会(PRES)针对儿童人群提出了儿科血管炎分类方案(附表 3-2),并联合儿童风湿国际试验组织(PRINTO)进行验证,为儿科血管炎提供明确鉴别方向。

附表 3-2 EULAR/PRINTO/PRES 2008 分类方案

大血管炎
  大动脉炎(Takayasu arteritis)

中血管炎
  儿童结节性多动脉炎(childhood polyarteritis nodosa)
  皮肤结节性多动脉炎(cutaneous polyarteritis nodosa)
  川崎病(Kawasaki disease)

小血管炎
  肉芽肿性
    嗜酸性肉芽肿性多血管炎(eosinophilic granulomatosis with polyangiitis, Churg-Strauss syndrome)
    坏死性肉芽肿性多血管炎(granulomatosis with polyangiitis)
  非肉芽肿性
    显微镜下多血管炎(microscopic polyangiitis)
    IgA 血管炎,过敏性紫癜(IgA vasculitis, Henoch-Schönlein purpura)
    孤立性皮肤白细胞增生性血管炎(isolated cutaneous leukocytoclastic vasculitis)
    低补体性荨麻疹性血管炎(hypocomplementemic urticarial vasculitis)

其他血管炎
  白塞综合征(Behcet syndrome)
  继发性血管炎,包括感染、恶性肿瘤或药物,以及过敏性血管炎
  中枢神经系统孤立性血管炎
  科根综合征(Cogan syndrome)
  未分类血管炎

四、儿童 EGPA 的临床特点

儿童 EGPA 病例报道数量极少,相较于成人,儿童临床表现最常累及的部位在肺部,其次为心脏,心脏累及也是 EGPA 导致早期死亡、复发及影响远期预后的主要原因。英国 2016 年 13 例儿童 EGPA 回顾性分析结果提示,儿童最常累及的部位肺部占 69%,心脏占 46%,但鼻窦累及率比成人低,成人达到 80% 以上,而儿童占 38%。法国 2018 年的一项队列研究也验证了这个结果,其评估罕见疾病数据库中的 14 例儿童 EGPA 患者,并将其与 383 例成人 EGPA 患者对比,儿童与成人不同之处在于主要累及器官为呼吸系统(85%),哮喘发作至 EGPA 确诊之间的时间较短,其病程更具有侵袭性,还有严重肺受累;其次是累及心血管,有皮下结节(71%)、腹痛(64%)和心包炎(57%),较少出现鼻窦炎/鼻息肉、神经和肾脏受累;14 例儿童中仅有 4 例 ANCA 阳性(30.7%),ANCA 阳性的儿童有更多的神经系统症状及肾脏受累的情况;在胸部 CT 的特点中,儿童更多表现为非固定性肺浸润和肺结节;活检样本中血管炎的特征较少,血管炎的发生率较低,肉芽肿或嗜酸性粒细胞浸润无差异,特别是儿童 EGPA 短时间内可发展为不可逆性心肌纤维化;复发率较高,治疗后 8 个月内复发率高达 64%。

(涂巧雯 陈德晖 林育能 徐清云 谢佳星)

参 考 文 献

1. LIE J T. Illustrated histopathologic classification criteria for selected vasculitis syndromes. American College of Rheumatology Subcommittee on classification of vasculitis[J]. Arthritis Rheum,1990,33(8):1074-1087.

2. FINA A,DUBUS J C,TRAN A,et al. Eosinophilic granulomatosis with polyangiitis in children:data from the French RespiRare® cohort[J]. Pediatr Pulmonol,2018,53(12):1640-1650.

3. DOLEZALOVA P,PRICE-KUEHNE F E,ÖZEN S,et al. Disease activity assessment in childhood vasculitis:development and preliminary validation of the paediatric vasculitis activity score(PVAS)[J]. Ann Rheum Dis,2013,72(10):1628-1633.

4. DEMIRCIN G, BAYSUN S, BÜLBÜL M, et al. Mycophenolate mofetil therapy in a child with Churg-Strauss syndrome[J]. Pediatr Int,2010,52(3):e164-e166.

5. GROH M, PAGNOUX C, BALDINI C, et al. Eosinophilic granulomatosis with polyangiitis(Churg-Strauss)(EGPA) Consensus Task Force recommendations for evaluation and management[J]. Eur J Intern Med,2015,26(7):545-553.

附录 英中文名词对照

A

activated partial thromboplastin time, APTT	活化部分凝血活酶时间
acute lymphoblastic leukemia, ALL	急性淋巴细胞白血病
adenosine deaminase, ADA	腺苷脱氨酶
airway hyperresponsiveness, AHR	气道高反应性
airway smooth muscles, ASM	气道平滑肌
allergic bronchopulmonary aspergillosis, ABPA	变应性支气管肺曲霉病
allergic bronchopulmonary mycosis, ABPM	变应性支气管肺真菌病
allergic granulomatous angiitis, AGA	变应性肉芽肿性血管炎
alveolar macrophage, AM	肺泡巨噬细胞
American College of Rheumatology, ACR	美国风湿病学会
American Thoracic Society, ATS	美国胸科协会
anapastic lymphoma kinase, ALK	变性淋巴瘤激酶
anti-neutrophil cytoplasmic antibodies, ANCA	抗中性粒细胞胞质抗体
antinuclear antibody, ANA	抗核抗体
aspartate aminotransferase, AST	谷草转氨酶
Aspergillus fumigatus, Af	烟曲霉
asthma	支气管哮喘
asthma control questionnaire, ACQ	哮喘控制问卷
asthma control test, ACT	哮喘控制测试
asthma quality of life questionnaire, AQLQ	哮喘生活质量问卷

B

brain natriuretic peptide, BNP	脑钠肽

bronchial thermoplasty, BT	支气管热成形术
bronchiectasis	支气管扩张
bronchoalveolar lavage fluid, BALF	支气管肺泡灌洗液

C

C-reactive protein, CRP	C 反应蛋白
carbohydrate antigen, CA	糖类抗原
carcinoembryonic antigen, CEA	癌胚抗原
chronic eosinophilic pneumonia, CEP	慢性嗜酸性粒细胞性肺炎
chronic lymphocytic leukemia, CLL	慢性淋巴细胞白血病
chronic obstructive pulmonary disease, COPD	慢性阻塞性肺疾病
Churg-Strauss syndrome, CSS	Churg-Strauss 综合征
connective tissue disease and interstitial lung disease, CTD-ILD	结缔组织病并间质性肺病
creatine kinase-MB, CK-MB	肌酸激酶 MB 亚单位
cryptogenic organizing pneumonia, COP	隐源性机化性肺炎
CT pulmonary angiography, CTPA	CT 肺动脉造影
cyclic citrullinated protein, CCP	环瓜氨酸肽
cytomegalovirus, CMV	巨细胞病毒

D

diffuse cystic lung disease, DCLD	弥漫性囊性肺疾病
diffuse large B cell lymphoma, DLBCL	弥漫大 B 细胞淋巴瘤
diffuse parenchymal lung disease, DPLD	弥漫性实质性肺疾病
diffusion capacity of carbon monoxide of lung, D_LCO	肺一氧化碳弥散量
disseminated intravascular coagulation, DIC	弥散性血管内凝血

E

ejection fraction, EF	射血分数
electrocardiogram, ECG	心电图
endobronchial ultrasonography, EBUS	经支气管镜腔内超声
enzyme linked immunosorbent assay, ELISA	酶联免疫吸附试验
eosinophil, Eos	嗜酸性粒细胞
eosinophil cationic protein, ECP	嗜酸性粒细胞阳离子蛋白
eosinophil peroxidase, EPO	嗜酸性粒细胞过氧化物酶
eosinophilic granuloma, EG	嗜酸细胞肉芽肿

eosinophilic granulomatosis with polyangiitis, EGPA	嗜酸性肉芽肿性多血管炎
eosinophilic pleural effusion, EPE	嗜酸性粒细胞性胸腔积液
eosinophilic pneumonia, EP	嗜酸性粒细胞性肺炎
Epstein-Barr virus, EBV	EB 病毒
estrogen receptor, ER	雌激素受体
European League Against Rheumatism, EULAR	欧洲抗风湿病联盟
European Respiratory Society, ERS	欧洲呼吸学会
extranodal NK/T cell lymphoma, nasal type, ENKL	结外 NK/T 细胞淋巴瘤, 鼻型

F

$FEV_1\%$ pred	第一秒用力呼气量占预计值百分比
five-factors score, FFS	5 因子评分
fluorescence in situ hybridization, FISH	荧光原位杂交
Food and Drug Administration, FDA	美国食品药品监督管理局
forced expiratory flow, FEF	用力呼气流量
forced expiratory volume in first second, FEV_1	第一秒用力呼气量
forced vital capacity, FVC	用力肺活量
fraction of exhaled nitric oxide, FeNO	呼出气一氧化氮
fraction of inspired oxygen, FiO_2	吸入气氧浓度
FVC% pred	用力肺活量占预计值百分比

G

glucocorticoid	糖皮质激素
granulocyte colony-stimulating factor, G-CSF	粒细胞集落刺激因子
granulocyte-macrophage colony stimulating factor, GM-CSF	粒细胞-巨噬细胞集落刺激因子
granulomatosis with polyangiitis, GPA	肉芽肿性多血管炎

H

high resolution CT, HRCT	高分辨率 CT
Hodgkin lymphoma, HL	霍奇金淋巴瘤
hypereosinophilia, HE	嗜酸性粒细胞增多症
hypereosinophilic syndrome, HES	嗜酸性粒细胞增多综合征

I

idiopathic chronic eosinophilic pneumonia, ICEP	特发性慢性嗜酸性粒细胞性肺炎

idiopathic hypereosinophilic syndrome,IHES	特发性嗜酸性粒细胞增多综合征
immunoglobulin,Ig	免疫球蛋白
indirect hemagglutination assay,IHA	间接血凝试验
indirect immunofluorescent antibody test,IFAT	间接免疫荧光抗体试验
Infectious Diseases Society of America,IDSA	美国感染病学会
inhaled corticosteroid,ICS	吸入性糖皮质激素
interferon,IFN	干扰素
interleukin,IL	白介素
International Society for Humanand Animal Mycology, ISHAM	国际人类和动物真菌协会
interstitial pneumonia with autoimmune features,IPAF	具有自身免疫特征的间质性肺炎

K

| krebs von den lungen-6,KL-6 | 涎液化糖链抗原 |

L

lactate dehydrogenase,LDH	乳酸脱氢酶
leukotriene receptor antagonist,LTRA	白三烯受体拮抗剂
long-acting antimuscarinic agent,LAMA	长效抗胆碱能药物
long-acting beta2-agonist,LABA	长效 β_2 受体激动剂
lymphangioleiomyomatosis,LAM	淋巴管平滑肌瘤病
lymphocytic interstitial pneumonia,LIP	淋巴细胞性间质性肺炎
lymphoepithelioma-like carcinoma,LELC	淋巴上皮瘤样癌

M

major basic protein,MBP	主要碱性蛋白
maximal expiratory flow,MEF	最大呼气流量
methicillin resistant Staphylococcus aureus,MRSA	抗甲氧西林金黄色葡萄球菌
methicillin-sensitive Staphylococcus aureus,MSSA	甲氧西林敏感金黄色葡萄球菌
mini asthma quality of life questionnaire,mini AQLQ	迷你哮喘生活质量调查问卷
mucosal-associated lymphoid tissue,MALT	黏膜相关淋巴组织
multi-system Langerhans cell histiocytosis,MS-LCH	多系统朗格汉斯细胞组织细胞增生症
myeloperoxidase,MPO	髓过氧化物酶

N

| National Asthma Education and Prevention Program, NAEPP | 美国国家哮喘教育和预防项目 |

natural killer cell, NK cell	自然杀伤细胞
neuron specific enolase, NSE	神经元特异性烯醇化酶
neutrophil, Neu	中性粒细胞
non-Hodgkin lymphoma, NHL	非霍奇金淋巴瘤
non-small cell lung cancer, NSCLC	非小细胞肺癌
nonspecific interstitial pneumonia, NSIP	非特异性间质性肺炎

O

| obstructive sleep apnea hypopnea syndrome, OSAHS | 阻塞型睡眠呼吸暂停低通气综合征 |
| osteoporosis, OP | 机化性肺炎 |

P

partial thromboplastin time, PTT	部分凝血激酶时间
peak expiratory flow, PEF	呼气流量峰值
percutaneous arterial oxygen saturation, SpO_2	经皮动脉血氧饱和度
periodic acid Schiff, PAS	过碘酸希夫
platelet, PLT	血小板
platelet activating factor, PAF	血小板活化因子
platelet-derived growth factor receptor, PDGFR	血小板衍生生长因子受体
polymerase chain reaction, PCR	聚合酶链反应
polysomnography, PSG	多导睡眠图
positron emission tomography and computed tomography, PET/CT	正电子发射计算机体层显像
procalcitonin, PCT	降钙素原
progesterone receptor, PR	孕激素受体
prostaglandin factors, PGF	前列腺素因子
pulmonary Langerhans cell histiocytosis, PLCH	肺朗格汉斯细胞组织细胞增生症
pulmonary lymphangioleiomyomatosis, PLAM	肺淋巴管平滑肌瘤病

R

residual volume, RV	残气量
reverse transcription PCR, RT-PCR	逆转录聚合酶链反应
rheumatoid factor, RF	类风湿因子

S

| specific IgE | 特异性 IgE |

T

the Global Initiative for Asthma, GINA	全球哮喘防治倡议
total IgE, TIgE	总免疫球蛋白 E
total lung capacity, TLC	肺总量
transbronchial lung biopsy, TBLB	经支气管镜肺活检术
transbronchial needle aspiration, TBNA	经支气管镜针吸活检术
tuberculin purified protein derivative, PPD	结核菌素纯蛋白衍生物
tuberculin test	结核菌素试验
tuberculosis deoxyribonucleic acid, TB-DNA	结核杆菌脱氧核糖核酸
tuberculosis spot, TB-SPOT	结核菌素斑点试验
tuberous sclerosis complex, TSC	结节性硬化复合症

U

undifferentiated connective tissue disease, UCTD	未分化结缔组织病
usual interstitial pneumonia, UIP	普通型间质性肺炎

V

vascular endothelial growth factor-D, VEGF-D	血管内皮生长因子 D
video-assisted thoracic surgery, VATS	电视胸腔镜外科手术

W

white blood cell, WBC	白细胞

X

X-pert	结核分枝杆菌及突变检测

69